系統看護学講座

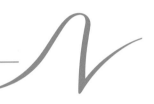

別巻

臨床放射線医学

尾尻　博也　東京慈恵会医科大学教授

福田　国彦　学校法人慈恵大学名誉教授

有泉　光子　東京慈恵会医科大学非常勤講師

岩楯　公晴　東京慈恵会医科大学教授

朝倉真奈美　東京慈恵会医科大学附属第三病院看護部管理師長

北　　素子　東京慈恵会医科大学教授

関谷　　透　東京慈恵会医科大学客員教授

氏田万寿夫　立川綜合病院放射線科主任医長

佐竹　澄子　東京慈恵会医科大学講師

青木　紀子　東京慈恵会医科大学講師

中田　典生　東京慈恵会医科大学教授

西岡真樹子　東京慈恵会医科大学非常勤診療医員

内山　眞幸　東京慈恵会医科大学教授

渡辺　　憲　東京慈恵会医科大学助教

貞岡　俊一　東京慈恵会医科大学客員教授

蘆田　浩一　東京慈恵会医科大学助教

兼平　千裕　東京慈恵会医科大学客員教授

望月　留加　東京慈恵会医科大学准教授

青木　　学　東京慈恵会医科大学教授

小林　雅夫　東京慈恵会医科大学准教授

天野香菜絵　埼玉県立小児医療センターチャイルド・ライフ・スペシャリスト

医学書院

系統看護学講座　別巻　臨床放射線医学

発　　行	1970 年 4 月 1 日	第 1 版第 1 刷
	1981 年 2 月 1 日	第 1 版第 14 刷
	1982 年 1 月 6 日	第 2 版第 1 刷
	1985 年 2 月 1 日	第 2 版第 6 刷
	1986 年 1 月 6 日	第 3 版第 1 刷
	1987 年 9 月 15 日	第 3 版第 3 刷
	1989 年 1 月 6 日	第 4 版第 1 刷
	1993 年 2 月 1 日	第 4 版第 5 刷
	1994 年 1 月 6 日	第 5 版第 1 刷
	1997 年 2 月 1 日	第 5 版第 5 刷
	1998 年 1 月 6 日	第 6 版第 1 刷
	2001 年 2 月 1 日	第 6 版第 4 刷
	2002 年 1 月 6 日	第 7 版第 1 刷
	2008 年 2 月 1 日	第 7 版第 9 刷
	2009 年 1 月 15 日	第 8 版第 1 刷
	2015 年 2 月 1 日	第 8 版第 9 刷
	2016 年 1 月 6 日	第 9 版第 1 刷
	2020 年 2 月 1 日	第 9 版第 5 刷
	2021 年 1 月 6 日	第 10 版第 1 刷 ⓒ
	2024 年 2 月 1 日	第 10 版第 4 刷

著者代表　尾尻博也（おじりひろや）

発 行 者　株式会社　医学書院
　　　　　代表取締役　金原　俊
　　　　　〒113-8719　東京都文京区本郷 1-28-23
　　　　　電話　03-3817-5600（社内案内）
　　　　　　　　03-3817-5657（販売部）

印刷・製本　横山印刷

はしがき

　1895年ドイツの物理学者ウィルヘルム・コンラッド・レントゲンがX線を発見し，この功績により1901年に第1回のノーベル物理学賞を受賞した。レントゲン博士はノーベル賞を除く全ての賞を断り，X線に関する一切の特許を取得しなかったが，これはX線が人類のために広く利用されることを望んだためである。

　X線は発見から125年が経過し，放射線医学の継続的な進歩により，画像による診断，癌に対する治療など，現代医療の重要かつ極めて大きな部分を占め必要不可欠なものとなっている。画像診断では単純X線写真，(放射線テレビ室での)X線透視，CT，PETを含む核医学検査に加えて，放射線を用いない超音波検査，MRIなどを含め，モダリティは多岐にわたる。さらにX線透視を利用した検査・治療であるIVR(インターベンショナル・ラジオロジー)が含まれる。一方，放射線治療も以前は根治可能な疾患は一部に限られ，根治不可能な疾患への姑息的治療としての適応も多かったが，化学療法との組み合わせ(化学放射線療法)やコンピューター技術による病変部位に絞ったきめ細やかな放射線照射などにより，適応疾患のはばも広がった。さらに低侵襲治療の傾向もあり，治療件数は急速に増加してきている。

　画像診断，放射線治療いずれにおいても医療の現場では看護師，医師，放射線技師，事務員等によるチーム医療が行われており，各スタッフが急速に進歩する放射線医学を十分に理解し，それぞれの役割を果たすことが重要である。看護師は各放射線検査，撮影の流れ，検査や治療に必要な薬品や資材，その使用手順，ワークフローを理解した上で，他スタッフと協働して検査を行い，造影剤使用による副作用歴，アレルギー歴などの確認，副作用発現時の対応，IVR治療などでの合併症対応なども求められる。放射線治療では各患者の状態を十分に把握し，受ける(受けている)治療内容および想定される治療効果や合併症などについて理解する必要がある。

　また医療法の改正により2020年度から患者の被ばく管理(被ばく軽減)が強化され，医療放射線安全管理責任者，医療放射線安全管理委員会の設置，放射線医療に関わるスタッフの講習会開催などが必要となった。(看護師を含む)医療従事者，患者に対しては最大限の放射線被ばく防護が図られるべきであり，基礎放射線に対する理解も必要となる。

　本書は，看護学生が現在の放射線医学の重要事項について基礎，臨床両方の側面から包括的に学習できるように編集されたものであり，看護学生諸氏が看

護師として医療の現場に出たときに必要となる知識を網羅している。ぜひ広く活用されることを望む。

2020 年 9 月

著者を代表して　尾尻博也

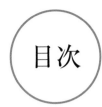

目次

第**2**章 **X線診断**　　　関谷透・朝倉真奈美・北素子

第5章 超音波検査　　　　　　中田典生・西岡真樹子・青木紀子

第2部｜放射線治療

第8章 放射線治療総論

兼平千裕・渡辺憲

第9章 放射線治療と看護

望月留加

第10章 放射線治療各論

兼平千裕・望月留加・青木学・
小林雅夫・天野香菜絵

第3部 放射線防護

第11章 放射線による障害と防護

青木学

※ QR コードは,㈱デンソーウェーブの登録商標です。

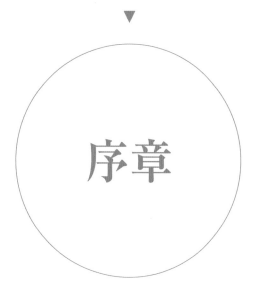

序章

放射線医学の
なりたちと意義

> **本章で学ぶこと**　□放射線医学の歴史は，1895 年にレントゲン博士が X 線を発見したことに始まる。その後，放射線医学の分野は目ざましく進歩し，現在では，診断・治療など，医療の多くの場面で用いられている。本章では，放射線とはなにか，その種類と性質，私たちの生活のなかでどのように利用されているかを概説し，放射線診断と放射線治療が医療において果たす役割について学ぶ。

A 医療における放射線医学の役割

① 放射線とは

1 電離放射線 ionizing radiation

　　一般に使われる放射線 radiation とは**電離放射線**のことをさす。電離とは，物質に衝突したときに原子の軌道電子を原子の外にはじき飛ばすことである（▶4 ページ）。広義の放射線にはすべての電磁波と粒子線が含まれる（▶表 1）。

電磁波▶　電磁波 electromagnetic wave は波動であると同時に粒子の性質ももち，光子ともよばれる（▶図 1）。電離性をもつ電磁波は，X 線と γ 線のみである（▶表 1）。

粒子線▶　粒子線 particle beam には電荷[1]をもつ荷電粒子線と，電荷をもたない中性子線がある（▶表 1）。荷電粒子線は原子との衝突により電離を生じるのに十分な運動エネルギーをもつため直接電離粒子とよばれ，中性子線と電離性をもつ電磁波（光子）は原子との衝突で荷電粒子線を生じたり，核反応をおこして間接的に電離を生じるため間接電離粒子とよばれる。

▶表 1　放射線

広義の放射線					
粒子線				電磁波（光子）〔短い←波長→長い〕	
荷電粒子線	非荷電粒子線	γ線	X線	光	電波
α線，β線，電子線，陽子線，重粒子線	中性子線			紫外線，可視光線，赤外線	マイクロ波，短波，長波
直接電離放射線	間接電離放射線			非電離放射線	
電離放射線（狭義の放射線）					

---

1) 電荷：物質が帯びている電気。電気を帯びていることを「電荷をもつ」と表現する。

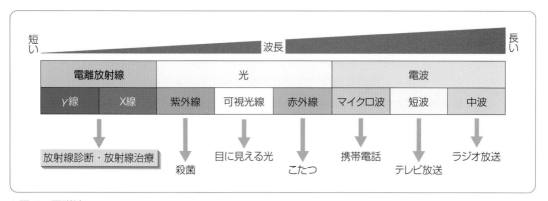

▶図1　電磁波

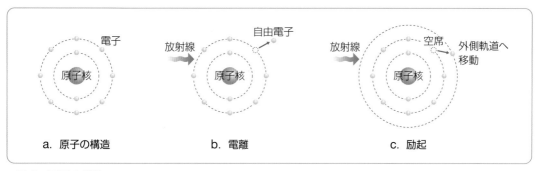

▶図2　原子の構造

2　自然放射線と人工放射線

放射線には自然放射線と人工放射線がある。

自然放射線▶　**自然放射線**は自然界に存在する放射線の総称で，宇宙線と天然放射性核種から放出されるものに分けられる。宇宙線は，地球外から地球に向かって降り注ぐ放射線である。天然放射性核種は地球誕生時から地殻中に存在してきたものが大部分で，地殻・岩石・海水などに含まれる。

人工放射線▶　**人工放射線**は人工的につくられた放射線で，医療では放射線診断や放射線治療に利用されている。放射線は医療や原子力発電への利用がよく知られているが，そのほかにも農業や工業・工業計測など，私たちの身近なところでも盛んに利用されている(▶4ページ，NOTE)。

3　放射線の性質

電離と励起▶　電離放射線は物質を通過するときに，その通路の原子に電離や励起をおこす。原子は，陽子と中性子からなる原子核と，原子核の周囲の定まった軌道をまわる電子で構成される(▶図2-a)。原子核のプラスの電荷と軌道電子のマイナスの電荷はつり合っており，原子は電気的に中性である。

　　　電離は，この原子に放射線が照射されて軌道電子が原子の外に放出され，原子がプラスの電荷をもつ陽イオンと自由電子とに分かれることである（▶図2-b）。**励起**は，原子に放射線が照射されたときに，内側軌道の電子が外側軌道に移り，内側軌道に空席ができることである（▶図2-c）。

透過・蛍光・感光▶　　電離放射線にはそのほかに，物質を透過する作用（**透過作用**）（▶図3），物質に特有な波長の蛍光を放出させる作用（**蛍光作用**），フィルムを感光させる作用（**感光作用**〔写真作用〕）がある。

📖 NOTE
医療以外での人工放射線の利用

　地球上の生命は自然界に存在する放射線（自然放射線）と共存しながら進化をとげてきた。一方，1895年に人工的につくり出された放射線（人工放射線）は，おもに医療分野で使われてきたが，現在では農業・食品，工業・工業計測，研究，エネルギーなどさまざまな分野で利用されている（▶表）。

　農業・食品では，植物に放射線を照射して，たとえば青くささを抑えた大豆の開発といった植物育種やジャガイモの発芽防止に利用されている。また，食品に放射線を照射して殺菌・殺虫することで長期貯蔵を可能にしている。害虫駆除のため，ハエなどの害虫に放射線を照射し，不妊化することも行われている。

　工業・工業計測では，放射線による化学変化を利用した加工が行われており，タイヤに放射線を照射して強度を高めるなどが行われている。また，検査や品質管理に活用されており，ジェットエンジンに放射線を照射して亀裂の有無を調べる，セロファンやアルミ箔の製造過程において放射線を照射して厚みを計測するといったことが行われている。

　研究分野では，考古学・天文学などの学問で活用されている。考古学では，出土遺物の内部構造の非破壊調査などに利用されている。また，天文学では，隕石など宇宙物質に放射線を照射して放射化分析を行い，含まれる元素の種類や量を調査している。

　放射線はエネルギー資源としても利用されており，それが原子力発電である。

▶表　人工放射線の利用

分野		内容
医療		放射線診断，放射線治療，移植片対宿主病予防のための血液照射，医療器具の滅菌など
医療以外	農業・食品	植物育種，食品照射による殺菌，害虫駆除など
	工業・工業計測	タイヤの強度強化，非破壊性内部構造検査，厚み計測による品質管理など
	研究分野	考古学の年代特定，宇宙物質の分析など
	エネルギー	原子力発電など

▶図3　放射線の種類と透過性

② 放射線科はなにをする診療科か

放射線医学の▶
なりたち
　放射線医学は，1895 年 11 月 8 日にレントゲン Röntgen, W. C. 博士（1845〜1923，▶11 ページ）が X 線を発見したことで生まれた学問で，放射線診断と放射線治療からなる。**放射線診断**は，X 線や γ 線のもつ直進性・透過作用・蛍光作用・写真作用を利用して臓器を写し出し，病気の診断をする。**放射線治療**は，放射線のもつ電離作用を利用して放射線感受性の高い悪性腫瘍細胞に死をもたらし，悪性腫瘍の治療をする。

放射線診断の発展▶
　放射線診断では，依然として X 線を使った**単純 X 線写真撮影**がまず行われる検査として重要である。しかし，放射線以外のエネルギーの利用やコンピュータ技術の進歩などが放射線診断に変化をもたらした。

　現在は，単に一方向から X 線を照射するだけでなく，多方向から X 線を照射してコンピュータ演算により断層画像を作成する CT（computed tomogra-

NOTE
放射線・放射能・放射性物質とは

　放射線・放射能・放射性物質は混同されやすい用語である。これらはしばしば懐中電灯と懐中電灯が発する光との関係で説明がなされる（▶図）。懐中電灯から出る光は放射線，光を出す懐中電灯は放射性物質，懐中電灯がもつ光を出す能力は放射能に相当する。

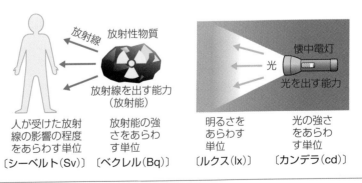

phy），磁場と電磁波で画像を得る**磁気共鳴画像** magnetic resonance imaging （MRI），**超音波検査**，生体の代謝状態を知る **PET**（陽電子放射断層撮影 positron emission tomography）を含む**核医学検査**なども行われるようになり，放射線診断ではなく**画像診断**という言葉が使われるようになってきた。

さらに，この画像診断部門には**インターベンショナルラジオロジー** interventional radiology（IVR）という領域も生まれた。IVR は画像下治療ともよばれ，血管撮影で用いる X 線透視や，CT および超音波などでからだの中を観察しながら，皮膚から挿入したカテーテルや針などを病巣部まで誘導して，悪性腫瘍や血管病変を治療する分野である。外科手術よりも侵襲性が少なく，症例によっては効果的な治療法として適応が広がっている。

放射線治療の ▶ 放射線治療の長所は，解剖的な形態や臓器の機能を保つことができることや，
長所と発展 治療自体には痛みはなく，からだへの負担が少ないことである。

放射線治療は悪性腫瘍の種類や部位によって照射方法が異なり，X 線，γ 線，粒子線を外から照射する**外部照射**，放射線を発する密封小線源をがん組織に刺入して内部から照射する**小線源治療**，密封されていない放射性医薬品を服用もしくは静注する**内部照射**がある。最近は，コンピュータ制御によって正常組織を避けてがん組織にのみ放射線を集中させる強度変調放射線治療 intensity modulated radiation therapy（IMRT）などの精度の高い治療法が開発されている。

欧米ではがん患者の 60％程度に放射線治療が行われているが，わが国ではわずか 30％程度に行われているにすぎない。1981 年以来，わが国において死因の第 1 位を占める悪性腫瘍は，急速な高齢化が進行するにつれ，ますます増加することが予想されている。2007（平成 19）年に施行された「がん対策基本法」においては，放射線治療の充実を推進することが確認された。

③ 画像診断の役割

1 診療における画像の役割

病気の診断は，病歴聴取，身体所見，検体検査，および画像診断によってなされる。私たち人間は，情報の 80％を視覚から得ているといわれる。X 線写真撮影，CT，MRI などの画像診断は，人体にエネルギーを与えて，そこを透過したエネルギーや内部から発生したエネルギーを画像化して臓器の形や病気の状態を写し出す。

画像技術の進歩により精度の高い画像が得られるようになった。いまや画像診断なくして現代の医療はなりたたないと言っても過言ではない。実際，アメリカの内科専門医に診療で不可欠な医療技術の進歩はなにかをアンケート調査したところ，MRI と CT が最も高得点を得た。画像検査で体内を可視化することによって，病気が存在するか否か，存在するとすればどのような病気か，

病気がどこまで広がっているか，治療効果が得られているか，病気の再発がないかなどについて，多くのことがわかるようになる。

利点と欠点▶ ひとくちに画像診断と言っても，検査によってそれぞれ利点や欠点がある。

単純X線撮影は，ほとんどどこの医療施設でも行える検査である。CTも比較的多くの医療施設で行うことができるうえに，1mm以下の細かな画像が得られるのが特徴である。核医学検査では，臓器や組織の機能や代謝を知ることができる。しかし，これらの検査はいずれも放射線被曝が伴う。

MRIは放射線被曝がなく，CTとは異なる画像情報が得られる利点があるが，強い磁場や電磁波にさらされるため，検査のできない患者の見きわめや検査方法の工夫がつねに必要である。超音波検査も放射線被曝がないが，見える範囲が制限されるという欠点がある。

画像診断ではそれぞれの検査の利点と欠点を知ったうえで，対象となる疾患の診断に適した検査のなかから，できるだけ身体に負担のかからない検査を優先して行うことが重要である。

2 ITの進歩による画像診断サービスの変化

これまでフィルムに記録していたX線写真，CT，MRIなどの画像はIT技術の進歩によってデジタルデータとして保存し管理することができるようになった。ちょうど，フィルムカメラで写した写真をアルバムにはりつけて保管

NOTE
画像診断報告書内容の見落とし

CTやMRIを代表とする画像検査により得られる情報は臨床上の有用性は高く，現在の診療のなかできわめて重要なものとなっている。しかし最近では画像診断報告書の内容が依頼医に見落とされ，重要な所見が放置されることが重大な結果となる例（「がんの疑い」などの所見が放置され，治癒困難な末期のがんとして見つかるなど）が複数報告され，大きな社会問題となっている。

報告書内容の見落としは大きく2つに分けられる。1つは報告書自体を依頼医が確認しない場合であり，これは未読の報告書に対して電子カルテ上にアラートを表示したり，事務的に拾い上げ依頼医に知らせること（既読管理）によって，多くが対応可能である。もう1つは主治医が報告書を読んだにもかかわらず，重要所見が臨床に反映されない場合である。これには

・依頼医が検査目的である関心領域の所見を集中して読み，関心領域以外の偶発的な重要所見の記述（腹部CTでの下肺の肺がん疑い，胸部CTでの肝臓の腫瘤

の疑い所見などの記述）を見落とす。
・依頼医は認識したが必要な対応をとらなかった（経過観察や精査のための検査予約をし忘れる，必要な他診療科へのコンサルテーションを忘れるなど）。
・依頼医から次の主治医（救急から入院，入院から外来，内科から外科など）に情報が伝わらなかった。
など，複数の複雑な状況が含まれる。画像検査の数，これに伴い扱うべき画像情報は継続的に増加し，報告書内容の記述も多岐にわたり，量的・質的な増加をまねいている。結果として，依頼医が多忙な外来や病棟業務のなかで報告書内容に含まれる全情報を処理しきれないことが大きな原因となっている。

現状では，重要所見を含む報告書を抽出して事務員が電子カルテ上で主治医が必要な対応をとっているかを確認するなど，人的な補助，あるいは重要所見に対するアラートなどの発信強化，さらに将来的には人工知能の関与による解決が望まれる。

するかわりに，デジタルカメラで撮影した画像データをコンピュータのハードディスクに保存して，必要なときにモニターで見ることができるようになったのと同じである。

　画像をデジタルデータとして扱うことによって，現像に出す手間が省け現像代がかからなくなったこと，家の本棚を占拠していたアルバムのスペースが不要になったこと，メールで配信すれば離れた人にも見せられること，ファイル管理をしておけば特定の写真を見つけ出すのが容易なことなど，便利なことが多くなった。医療用の画像についても，デジタルデータとして保存・管理することで同様の利点が得られている。

PACS・RIS・ ▶ 　病院における画像の保管・管理・配信システムを **PACS**（パックス，picture
HIS archiving and communication system）とよぶ。また，放射線科の情報管理システムは **RIS**（リス，radiology information system），病院の情報管理システムは **HIS**（ヒス，hospital information system）とよばれる。これらの PACS，RIS，HIS が有機的に連携することで，病院業務の流れが円滑になるとともに，患者情報を病院スタッフが共有することで医療の安全や質を高めることができるようになる（▶図4）。画像診断においては，画像診断医と臨床医が画像を共有できる，フィルムの保管や管理のコストが削減できる，などの利点がある。

　また，IT の進歩により遠隔画像診断サービスという新しい分野が開け，画像診断医のいない医療施設であっても，画像診断サービスが可能になった。たとえば，離島などの医療過疎地域や，CT や MRI などのハイテク装置をもち

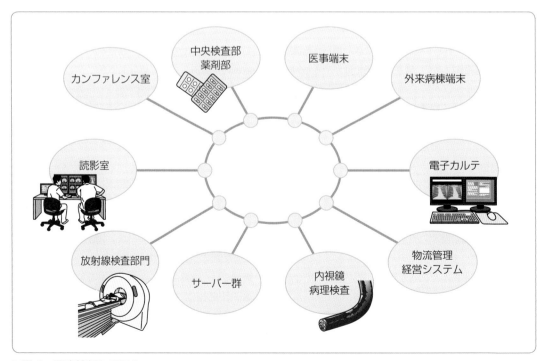

▶図4　医療情報システム

ながら画像診断医のいない都市部の医療施設であっても，画像データを画像診断医が勤務する基幹病院などに転送し，それを画像診断医が診断して依頼元に報告書を返送することで遠隔画像診断が可能になった。

いうまでもないことだが，IT化された環境では，個人情報の保護とITシステムに支障をきたした場合のバックアップシステムの構築が非常に重要である。

④ 放射線治療の役割

放射線治療の特徴▶ 悪性腫瘍の治療にはおもに手術療法，化学療法，および放射線治療がある。放射線治療は悪性腫瘍に照射範囲を定めて，正常組織の障害を最小にとどめつつ効率的に悪性腫瘍を死滅させる治療である。手術療法のように臓器を切除することはなく，また，化学療法のように全身の組織に影響が及ぶことはない。さらに，悪性腫瘍の種類や部位によっては外来治療も可能である。このように，身体的負担が軽く臓器の形態や機能を温存し，生活の質(QOL)の維持が期待できる治療法であることが特徴である。

放射線治療の▶ 役割の増大 現在，日本人において発生率の高い胃がんと肝細胞がんは，いずれも放射線治療のよい適応とはならない。しかし，前者はピロリ菌の除菌，後者は新たなC型肝炎患者の減少やC型肝炎のインターフェロン療法の普及により今後は罹患率の低下が予想される。一方で高齢社会への急速な移行に伴い，これら以外のがんの増加が予想されている。また，高齢で全身状態が手術や化学療法に耐えられないがん患者も増加するであろう。そのため，がん治療における放射線治療の役割が増大していくことが予想される。

放射線治療の役割▶ 放射線治療にはがん組織を撲滅させる**根治的放射線治療**と，疼痛除去などの症状緩和を目的とする**緩和的放射線治療**(姑息療法)がある。具体的な放射線治療の役割として，以下の4つがあげられる。

(1) 外科的に切除せずに根治的放射線治療を行う：舌がん，喉頭がん，子宮頸がん，前立腺がんなどが含まれる。

(2) 単一の治療法では十分な成績が望めない疾患に対する集学的治療の一環として根治的ないし緩和的放射線治療を行う：悪性リンパ腫，肺がん，乳がんなどが含まれる。

(3) 高齢や全身状態不良などの理由で手術に耐えられない患者に，根治的ないし緩和的放射線治療を行う。

(4) 治癒が望めないまでも，無症状期間の延長や症状の緩和を目ざして緩和的放射線治療を行う：骨転移(疼痛緩和や脊髄圧排症状の改善)や上大静脈症候群(腫瘍による上大静脈圧迫を解除し呼吸困難や顔面・上肢の浮腫を改善)などが含まれる。

B│放射線医学の歴史

① 放射線医学の黎明期

19世紀末の数年の間に放射線医学にかかわる最も重要な3つの発見がつぎ

▶表2　放射線医学の歴史

西暦	欧米〔開発者・社〕	日本〔開発者・社〕
1895	X線発見〔レントゲン〕	
1896	放射能（ウラン）発見〔ベクレル〕	
1898	ラジウム発見〔キュリー夫妻〕	
1909		国産医療用X線装置〔島津製作所〕
1910	消化管造影剤として硫酸バリウムが開発された	
1918	脳室撮影〔ダンディ〕，ヨード造影剤〔キャメロン〕	
1927	脳血管造影〔モニツ〕，経静脈性尿路造影〔リヒドヴィッツ〕	
1929	経腰部大動脈撮影〔ドスサントス〕	
1934	人工放射性同位元素の生成〔イレーヌ=キュリー夫妻〕	
1946	核磁気共鳴現象発見〔ブロッホ，パーセル〕	X線回転横断撮影法〔高橋信次〕
1951	X線テレビ装置，シンチレーションスキャナー〔カッセン〕，テレコバルト外部照射装置	
1952	直線加速装置（リニアアクセレレーター）〔カプラン〕	
1953	経皮的選択的血管撮影法〔セルディンガー〕，後装填法（アフターローディングシステム），心エコー〔エドラー〕	胃二重造影法〔白壁彦夫，市川平三郎ほか〕
1956		ドプラ法〔里村茂夫ほか〕
1957	シンチレーションカメラ〔アンガー〕	
1964	経皮血管形成術〔ドッター〕	
1972	CT〔ハンスフィールド〕，PET〔ホフマン〕	
1973	MRI画像化の提案〔マンスフィールド，ローターバー〕	
1974	バルーンカテーテルによる血管拡張術〔グルンツィヒ〕	
1978	DSA装置〔クルーガーほか〕	
1980		カラードプラ〔滑川孝六，小谷野明〕
1981		コンピューテッドラジオグラフィ（CR）〔富士写真フイルム〕
1982	PACSの概念〔ドワイヤー〕	
1984	ガドリニウム造影法〔ヴァイマン〕	
1986	ヘリカルCT〔カレンダー〕	ヘリカルCT〔東芝メディカルシステムズ〕
1994	IMRTの臨床応用	
1998	マルチスライスCT	

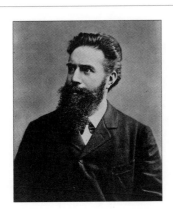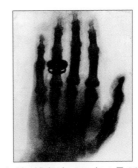

レントゲン博士が 1896 年 1 月 23 日に
行った講演において撮影した X 線写真

（写真提供：AKG/PPS）

▶図5　レントゲン博士

つぎになされた（▶10 ページ，表 2）。1895 年にレントゲン Röntgen, W.C.（▶図 5）が X 線を発見，1896 年にベクレル Becquerel, A. H. が放射能を発見，また，1898 年にキュリー夫妻 Pierre & Marie Curie（▶図 6）がラジウムを発見した。これらの発見により放射線医学が誕生し，放射線診断と放射線治療の発展へとつながった。また，放射線は医学領域のみならず，工業などさまざまな領域においても私たちの生活に貢献している。

② 放射線医学の発達

1 X 線診断と CT

X 線写真の普及 ▶　レントゲンが撮影した手の X 線写真（▶図 5）において骨が写し出されたことから，X 線写真の医学領域への利用はまず四肢の骨に始まり，胸部，腹部領域へと急速に広まった。

造影剤の開発 ▶　また，手の X 線写真において結婚指輪が骨や軟部組織よりも濃く写し出されたことから，原子番号の大きな物質は X 線が吸収されやすいことが推察された。このことにヒントを得て放射線造影剤が実験的に最初に使われたのは，1896 年 1 月のことである。死体の上腕動脈に炭酸カルシウムが注入され，上腕動脈撮影が行われた。その後，臨床的に使用できる造影剤が開発され，はじめて生体の頸動脈造影がなされたのは 1927 年 6 月のことである。

CT の開発 ▶　CT の開発には多くの研究者が関与しているが，現在使われている CT の原型は 1972 年にハンスフィールド Hounsfield, G. N.（▶図 7）によって発表された。これにより，CT によってはじめて人体の横断画像が得られるようになった。またこれは，アナログ画像をデジタル画像に変換した最初のできごとだった。横断画像が得られるようになったこととデジタル画像が臨床利用されるように

（写真提供：Granger/PPS）

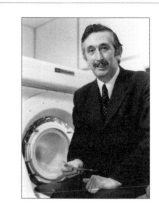

（写真提供：SPL/PPS）

▶図6　キュリー夫妻　　　　　　　　　　　▶図7　ハンスフィールド卿

なったことは，画像診断領域における新しい時代の幕開けとして，レントゲン
によるX線発見以来の画期的なできごととなった。1980年代にはデジタルX
線写真であるコンピューテッドラジオグラフィ computed radiography（CR）が開
発され，現在ではすべてのX線画像のデジタル化が可能となっている。

2 磁気共鳴画像（MRI）

　　MRIの基礎となる核磁気共鳴現象はブロッホ Bloch, F. とパーセル Purcell, E.
M. によってほとんど同時に発見され，1946年に報告された。この現象は，
もっぱら分子レベルの解析に使用されていたが，1973年にマンスフィールド
Mansfield, P. とローターバー Lauterbur, P. C. により水素原子の核磁気共鳴現象
を画像化する手法が開発された。その後，商業用のMRI装置が開発されて，
1980年代から広く臨床に利用されるようになった。MRIのもつ軟部組織のコ
ントラストは他の画像よりもすぐれていて，中枢神経，子宮・卵巣，脊椎・関
節領域では欠かせない画像診断法となっている。

　　また，MR装置と撮像技術の進歩によって，水の信号を強調した撮像法によ
るMR胆管膵管像 MR cholangio–pancreatography（MRCP），酸素飽和度の高い
脳血流の増加を画像化する脳機能 MRI（functional MRI），水素原子のブラウン
運動を画像化した拡散強調画像 diffusion weighted image（DWI）による超急性期
脳梗塞や悪性腫瘍の診断など，新しい画像技術が導入されている。

3 超音波検査

　　1912年のタイタニック号沈没事故や1914年に始まった第一次世界大戦にお
ける潜水艦探知がきっかけで，超音波の利用が海洋技術として発達した。この
超音波技術が医療用の超音波検査として利用されるようになったのは，1950
年代になってからである。このころ，エドラー Edler, I. は心エコーを開発し，

里村茂夫(大阪大学)は超音波ドプラ法を開発した。リニアアレイ装置が1974年に開発され，さらに探触子(プローブ)の開発と改良が続き，超音波検査は画像診断のルーチン検査として利用されるようになった。

1980年代初期に開発されたカラードプラ法は血流情報をリアルタイムで評価可能なため，心大血管領域において欠かせない検査となった。さらに，1990年代にはパワードプラ法が開発され，詳細な腫瘍血管の評価が可能になった。最近では，3次元超音波検査や時間軸を加えた4次元超音波検査も臨床利用されるようになった。

4 核医学検査

放射性物質は，ベクレルによる発見から約40年間はもっぱら放射線治療で利用されていた。1934年にキュリー夫妻の長女イレーヌ＝キュリー夫妻Joliot & Irene Curieが人工放射性同位元素の生成に成功したが，本格的に放射性同位元素が核医学検査で使われるようになったのは，1951年にカッセンCassen, B. がシンチレーションスキャナー(シンチスキャナー)を，1957年にアンガーAnger, H. O. がシンチレーションカメラ(シンチカメラ)を開発してからである。1970年代後半には回転型シンチカメラであるSPECT (single photon emission computed tomography)が開発され，またポジトロンを放出する放射性同位元素を用いたPETも開発された。

核医学検査の特徴は生体の機能や代謝状態を知ることができることだが，位置情報に乏しいという欠点があった。しかし，SPECT装置やPET装置の普及により，CTやMRIのように断層画像で標示できるようになった。とくにPETは，1980年後半に ^{18}F 標識フルオロデオキシグルコース(^{18}F-FDG)が悪性腫瘍診断に有用であることが証明され，2002年にFDG-PET検査が保険適用となったことを契機に，急速に普及した。最近では，PETとCTを組み合わせたPET-CTも臨床利用されるようになった。

5 インターベンショナルラジオロジー(IVR)

1929年にドスサントスdos Santos, R. C. が腹部大動脈を直接穿刺して経腰部大動脈造影を開発したのが，血管造影の始まりである。血管造影は，1953年にセルディンガーSeldinger, S. I. が経皮的にカテーテルを挿入するセルディンガー法を開発したことで，飛躍的な進歩がもたらされた。

インターベンショナルラジオロジーinterventional radiology (IVR)は，1964年にドッターDotter, C. T. が動脈狭窄で左足に進行性壊死をきたしていた患者に，カテーテルを使って動脈の拡張を行ったことに始まる。その後，1974年にグルンツィヒGrüntzig, A. R. が血管拡張のためのバルーンカテーテルを開発し，経皮的血管拡張術が広く受け入れられるようになった。1970年代には，出血源の止血や腫瘍血管の閉塞の目的で行われる経皮的血管閉塞術，血栓の融

解や抗がん薬の注入の目的で行われる経皮的薬剤注入療法が開発された。現在では，画像誘導下で血管内の異物除去や椎体圧迫骨折に対する椎体形成術なども行われている。また，大動脈瘤に対するステント留置や脳動脈瘤に対する塞栓術にも IVR の技術が導入され，血管外科や脳外科における外科的手技は大きく変化した。

6　IT による画像情報管理

CT の開発はデジタル画像時代の幕開けとなった。その後に開発された MRI もデジタル画像である。また，単純 X 線写真もデジタル化が進みコンピューテッドラジオグラフィ (CR) でおきかえられている。現在では，画像診断で用いられる画像情報はすべて IT 管理が可能となった。また，フィルムからデジタルデータに管理方法が変化することで，いつでも，どこでも画像を医療現場で共有することが可能になった。

PACS (パックス) は画像の保管，画像の閲覧，画像の管理を行い，RIS (リス) は放射線科の情報システム，HIS (ヒス) は病院の情報システムを管理する。PACS，RIS，HIS が有機的に連携することで，患者の過去の画像を含めて，いつでも，どこでも，画像診断医のみならず臨床医や患者も画像データを共有できる環境が構築できるようになる。これらは，診療の安全性や質の向上，患者サービスの向上，および病院業務の効率化やコスト削減にもつながる。

7　オートプシー・イメージング(Ai)

オートプシー・イメージング autopsy imaging (Ai：死亡時画像診断) は，死因判定のために行われる遺体の画像診断である。開腔を行わない非破壊検査で，全身のデータを保存することができるという利点がある。

遺体の X 線撮影は，1895 年のレントゲンによる X 線発見時にすでに行われている。遺体の画像診断は，法医学領域における死因判定や個人識別のために行われ，死後画像，法医画像診断とよばれてきた。わが国では 2000 年ころから Ai という名称で本格的に研究が始まった。以降，画像診断の発展と世界的に剖検率が低下していることを背景に，Ai の件数は増加している。

Ai で特定できる死因には，非外傷死因である致死的出血性病変として，脳出血，クモ膜下出血，大動脈解離，大動脈瘤破裂，心タンポナーデなどがある。一方，特定がむずかしい死因は，心筋梗塞，肺血栓塞栓症，薬物中毒，異常環境の死亡などがあげられる。死後所見は，死因，蘇生術後変化，死後変化に大別され，蘇生術後変化と死後変化は生体画像との大きな違いである。

死因究明の最も有効な方法は現在でも解剖であり，解剖前に行われる Ai では剖検精度を上げる利点がある。一方，遺族に遺体を傷つけてほしくないという意向があるなど，解剖の承諾が得られない遺体では Ai を行うことが推奨されている。また，2020 年 4 月 1 日より死因究明等推進基本法が施行され，法

律上も Ai の利用が推進されることになった。今後，現在最も行われている非造影 CT による Ai の知見が蓄積され，さらに MRI，造影 CT，超音波による Ai の研究も進むと考えられる。医療機関外での死亡はもちろん，医療機関においても，予期せぬ院内死亡，救急時心肺停止例，また，小児虐待の疑いがある例などへの，積極的な Ai 利用が望まれる。

8 放射線治療

レントゲンにより X 線が発見されて間もなく，放射線照射による皮膚の反応として放射線皮膚炎が発症することがわかり，X 線が皮膚病の治療に用いられるようになった。1898 年にキュリー夫妻によりラジウムが発見されると，取り扱いやすさからラジウムが放射線治療に用いられるようになった。このころは，悪性腫瘍に対する外科手術も確立されておらず，抗がん薬も開発されていなかったため，放射線治療ががん治療の主役であった。その後，1951 年にテレコバルト外部照射装置が，1952 年にカプラン Kaplan, H. S. により直線加速装置(リニアアクセレレーター)が開発され臨床利用されるようになった。

密封小線源治療も 1903 年にはすでに子宮頸がんの腔内照射の報告があり，1953 年には後装填法(アフターローディングシステム)が開発され，その後，現在の遠隔操作システムへと改良がはかられてきた。

CT の開発は放射線治療にも大きな影響を与えた。CT は，デジタル画像情報であるため，腫瘍の正確な位置情報を提供するとともに，治療計画のためのコンピュータソフトウエアと連動させることができる。その結果，平面的な 2 次元放射線治療から原体照射，定位放射線治療，強度変調放射線治療(IMRT) などの 3 次元放射線治療へと変化し，精度の高い放射線治療が可能になった。

高齢社会となりがん患者が増加しているなかで，臓器の形態や機能を維持することができ，全身への侵襲性が少ない放射線治療は，生活の質(QOL)に貢献するがん治療法として注目を浴びている。

参考文献
1) 大澤忠：内科診断学を変えた画像技術——X 線から CT，MRI までの歴史とトピックス．日本内科学会雑誌 91(1)：163-167，2002.
2) Thomas, A. M. K. (Ed.)：*The Invisible Light-100 Years of Medical Radiology*(*The Röntgen Centenary*). Wiley-Blackwell, 1995.

第 1 部

画像診断

臨床放射線医学

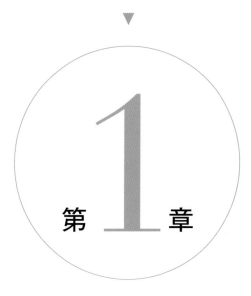

第 **1** 章

画像診断と看護

A 画像診断（検査）における看護師の役割

　　画像診断（検査）や画像を見ながら治療を行うインターベンショナルラジオロジー（IVR）は，近年，医療機器の進歩や画像診断の精密化により，飛躍的に発展している。また，画像診断（検査）における看護の対象は，新生児から高齢者まで，健康な者から重症患者までと幅広く，看護の場も検診，外来や入院とさまざまである。各種疾患に応じた診断や治療があり，対象臓器は脳・呼吸器・循環器・消化器・泌尿器・生殖器・運動器など全身に及ぶ。

　　このような背景から，画像診断（検査）や IVR における看護師の役割は多岐にわたる。以下に，その看護の特徴と留意点を述べる。

① 患者の理解と支援

患者の特徴▶　画像検査にはさまざまな種類があり，造影剤を使用するものや被曝するものもある。また，検査装置の狭い空間に入ったり，検査中に不快な音が続いたりする検査もある。検査に関する理解が不十分な患者は，被曝するのではないか，痛みや苦痛を感じる検査なのではないかといった不安をかかえやすい。

心理的な支援▶　看護師は，検査の目的や内容を十分把握したうえで，患者がそれらを理解できるよう，患者の特性に合わせた説明をする。検査室の様子や検査中の体位などについては，写真を見せるなどして視覚的に説明することも効果的である。また入院中であれば，検査前日に画像診断部門の看護師が患者のもとへ訪問し，不安をやわらげることもあげられる。

　　このような説明や配慮は，患者の不安軽減につながるだけでなく，患者に検査・治療への主体的な協力を促し，検査・治療の安全な実施にもつながる。患者自身が検査について十分に理解してのぞめるよう支援することが大切である。

個別性への対応▶　画像検査を受ける患者には，乳幼児や高齢者，認知症をもつ患者やせん妄の

ある患者なども含まれる。そのような患者では，理解力や判断力が十分でなく，自分の考えを言葉で的確に説明することがむずかしい。看護師は理解力や判断力を個別にアセスメントし，適切な介入を行うことが求められる。

② 安全性への配慮

画像検査は放射線被曝や磁場の発生，造影剤の副作用といった特有の危険を伴う。また，すべての診療科の患者が対象となることからも，さまざまな危険が生じる。看護師は検査の基本的原理や手技だけでなく，発生しうる危険についても十分な知識をもち，安全に検査が実施できるよう支援する。

1 患者の誤認防止

看護師は，画像検査を受ける患者を誤認しないように，施設の基準に従い確認することを怠ってはならない。感染症の有無，腎臓機能検査の結果，体内金属の有無，造影剤アレルギーの有無といった情報を，検査前に患者とともに確認する作業も患者誤認を防止する重要な手だてとなる。

2 患者・医療従事者の被曝防護

看護師は，患者と医療従事者への不必要な被曝を防止するための知識を身につけ，放射線を防護する行動を習得する必要がある。被曝防護の3原則（①距離，②時間，③遮蔽）にのっとって行動する（▶271ページ）。

3 副作用のリスクへの対応

画像検査では，目的に応じてさまざまな造影剤が用いられる場合があり，副作用が生じることがある（▶表1-1）。副作用の症状には，くしゃみなどの軽微なものからアナフィラキシーショックや腎障害など死亡にいたる重篤なものまである（▶23ページ，NOTE）。発現時期により即時性副作用と遅発性副作用に分けられる。

一般的に，MRI造影剤による副作用の出現頻度は約1%，CT造影剤の経静脈投与の場合は約3%である。しかし，造影剤副作用歴がある患者は，副作用が出現する確率がその数倍高くなる。検査中に患者の状態が急変するリスクを最小限にするために，検査前に造影剤副作用歴や薬剤アレルギーの既往歴を確認する。造影剤副作用歴がある場合は，同じ種類の造影剤を避け，ほかの画像検査法を検討することもある。

重篤な副作用をおこしやすい患者は，心疾患，重篤な甲状腺疾患，アレルギー性疾患をもつ患者である。また，腎障害をおこしやすい患者として腎機能障害，糖尿病，うっ血性心不全，脱水状態，高齢者に注意が必要である。検査中は患者の様子を観察し，早期発見・対応につなげる。さらに，造影剤が血管

外漏出した場合の対応も理解しておく。

▶表1-1 画像診断で用いられる造影剤の種類とおもな副作用

分類	種類			薬品名	商品名(後発医薬品名)	おもな副作用
X線造影剤	注射剤	水溶性	イオン性	アミドトリゾ酸ナトリウムメグルミン	ウログラフイン®	吐きけ, 熱感, アナフィラキシーショックなど
				イオキサグル酸		
			非イオン性	イオパミドール	イオパミロン®(イオパミドール注)	
				イオヘキソール	オムニパーク®(イオヘキソール)	
				イオベルソール	オプチレイ®	
				イオメプロール	イオメロン®	
				イオプロミド	プロスコープ®(イオプロミド注)	
			非イオン性(脊髄造影)	イオトロラン	イソビスト®	
			胆道造影剤	イオトロクス酸メグルミン	ビリスコピン®	
		油性	子宮卵管造影剤	ヨード化ケシ油脂肪酸エチルエステル	リピオドール®	腹痛・胸痛
	経口剤		消化管造影剤	硫酸バリウム	バリトゲン® HD	腸閉塞, 消化管穿孔
				アミドトリゾ酸ナトリウムメグルミン	ガストログラフイン®	下痢
MRI造影剤	注射剤		細胞外液性ガドリニウム造影剤	ガドテル酸メグルミン	マグネスコープ®(ガドテル酸メグルミン)	吐きけ, 熱感, かゆみ, 蕁麻疹, 嘔吐, くしゃみ, 咳嗽, アナフィラキシーショックなど
				ガドブトロール	ガドビスト®	
				ガドテリドール	プロハンス®(ガドテリドール)	
			肝特異性造影剤	フェルカルボトラン	リゾビスト®	
				ガドキセト酸ナトリウム	EOB・プリモビスト®	
	経口剤		消化管造影剤	塩化マンガン四水化物	ボースデル®	下痢・腹痛
超音波造影剤				ペルフルブタン	ソナゾイド®	下痢・腹痛

4 転倒・転落のリスクと対応

　　　　検査を受ける患者は，検査台の上で体位を保持する必要がある。しかし，筋力低下や起立性低血圧などのある患者では，検査台へ移る際や検査台から車椅子への移乗の際に，転倒・転落の危険がある。また，高齢者で円背のある患者などは，検査台の上で仰臥位をとることが苦痛でありむずかしい。看護師は患者の状態を把握して移乗の援助をするとともに，必要時はクッションなどを用いて患者が安楽に体位を保持できるよう調整し，転倒・転落を防止する。

5 磁場を発生する検査におけるリスクと対応

　　　　MRI 検査など磁場を発生する検査では，検査室内への金属類の持ち込みは，患者・医療者の生命をおびやかす重大な事故につながる危険がある。ヘアピン・下着の金具・義歯など，患者・医療者が身につけている金属類は必ず外して入室する。また，ペースメーカーなど体内金属類について事前に確認を行う。

6 感染の予防と管理

　　　　画像診断部門ではさまざまな診療科の患者が検査室に集まり，つぎつぎと入れかわりながら検査が行われるため，感染予防対策を十分に行う必要がある。感染症の有無にかかわらず，すべての患者に標準予防策（スタンダードプリ

NOTE

造影剤腎症と腎性全身性線維症

　造影剤を用いた画像検査は診断や治療に有用である一方，すでに腎機能が低下した患者に投与する際には注意が必要である。

　造影剤腎症 Contrast Induced Nephropathy（CIN）は，腎機能が低下した患者にヨード造影剤を使用することで発症する腎障害である。予防として，腎障害患者にはヨード造影剤を使用しない検査法を検討すること，使用する場合には必要最小限の量とすること，利尿薬・ビグアナイド系糖尿病薬・非ステロイド性抗炎症薬の使用を中止すること，造影剤投与前後に輸液を行うことなどが推奨されている。

　腎性全身性線維症 Nephrogenic Systemic Fibrosis（NSF）は，高度に腎機能が低下した患者にガドリニウム造影剤を投与することで，数日〜数か月が経過してから皮膚の腫脹・硬化・疼痛などで発症し，やがて四肢関節拘縮をきたし，死にいたることもある重篤な合併症である。造影 MRI 検査にあたっては，腎機能を評価すること，原則として長期透析患者・慢性腎不全患者・急性腎不全患者にはガドリニウム造影剤を使用せず他の検査法で代替することなどが推奨されている。

　なお，これらの造影剤使用に関するガイドラインが作成されているので参照されたい[1, 2]。

---

1) 日本腎臓学会・日本医学放射線学会・日本循環器学会編：腎障害患者におけるヨード造影剤使用に関するガイドライン 2018. 日本腎臓学会誌 61（7）：933-1081, 2019.（https://cdn.jsn.or.jp/data/guideline-201911.pdf）（参照 2020-06-08）

2) NSF とガドリニウム造影剤使用に関する合同委員会：腎障害患者におけるガドリニウム造影剤使用に関するガイドライン，第 2 版, 2009.（http://www.radiology.jp/content/files/649.pdf）（参照 2020-06-08）

コーション）を適用する。また，たとえば，結核や麻疹のような空気感染の感染症を有する患者が検査を受けたあとは，一定時間の換気を実施してから次の患者の検査を行う。

また，血管造影や IVR では，無菌操作が必要である。

③ チーム医療の推進

画像検査は，医師，看護師，診療放射線技師などの多職種がチームとなって連携して実施する。チーム内で看護師は，メンバー間で円滑なコミュニケーションがとれるよう調整役を担う。また，患者にもチームの一員として協力と参加を促す。そのためには，患者の検査に対する思いや考えを把握し，不安や緊張に十分配慮することが必要である。また，患者が遠慮して医療者に言えないことがないか留意する。場合によっては看護師が患者の代弁者となり，患者の意見や気持ちを多職種に伝えてチームとして対応できるようにしていく。

B 安全性の確保

① 入室前の準備

あらかじめ依頼伝票やモニター上で患者の年齢・性別，どのような目的でなんの検査を行うかを確認する。同時に，基礎疾患と合併症の有無，感染症の有無，および患者の精神状態についても把握する。これらを画像診断医や診療放射線技師にも伝達して情報を共有するとともに，検査にあたって必要な観察事項と看護の項目だてを行う。

また，検査に必要な器材のセット，局所麻酔薬や造影剤など検査で使用する薬剤，および検査中に予測される患者の変化に合わせた準備をあらかじめ行う。

② 検査中の安全性の管理

1 入室時

患者確認▶　患者確認は，患者自身にフルネームで名前を言ってもらう。入院患者ではさらにネームバンドの確認を行う。乳幼児や意思伝達不能な高齢者などでは，付き添いの家族の協力を得ることも重要である。

MRI 検査▶　MRI 検査にあたっては，あらかじめ担当医から安全性についての説明はあるが，検査室への入室前にあらためて，脳動脈瘤クリッピングの既往がないこと，心臓ペースメーカを装着していないこと，人工内耳の手術の既往がないこ

とを確認する。入院患者の場合には，患者のための酸素ボンベ，通常の点滴台・ストレッチャー・車椅子を検査室内に入れて MRI 検査を行うと，いずれも MRI 装置の磁場に向かって飛んで衝突する（ミサイル効果）。そのため，これらは入室前に取り外すか，MRI 室専用の非磁性体でできた点滴台やストレッチャーに取りかえる。

妊娠の確認 ▶ また，子宮が直接照射野に含まれる骨盤 CT やバリウム注腸造影，および MRI 検査を女性が受ける場合には，あらためて妊娠していないことを確認する。ただし，妊娠しているからという理由でこれらの検査をすべて行わないというわけではない。いずれも検査を受けることのリスクと利益とのバランスを考慮して判断がなされる。

入室時の説明 ▶ 入室時には患者はこれからなにがなされるのか，検査に痛みが伴うのか，どのくらい時間がかかるのかなどの不安がある。あらかじめこれから行われる検査のイメージが描けるように説明をする。

2 検査中

看護の知識と画像診断の知識を統合して，患者の不安，疼痛，患者の基礎疾患（消化管出血，肺塞栓，心臓疾患，尿路閉塞など）についての評価を行い，検査中に必要とされるケアを予知し，早期に対処する。

検査にあたっては患者がらくに検査を受けられる肢位や環境がつくれるように工夫し，つねに声をかけて患者に孤独であると感じさせないようにする。また，患者は検査中のスタッフ間の会話に耳を傾けているので，スタッフ間の会話にも十分に注意をはらい，不安を与えることのないように気をつける。乳幼児や高齢者，聴覚障害者や視覚障害者は術者の指示に従えないことがあるため，このような患者では患者のかたわらでの介助が必要となる。X 線テレビ寝台からの転落事故防止にも十分な注意が必要である。

また，放射線防護の基本にそって，画像診断医や診療放射線技師と連携をとり，患者と医療スタッフの放射線被曝防護に努める。

3 検査終了後

患者の全身を観察し，発赤や皮膚の異常などがあれば，適切な処置を行う。また，観察した内容と処置を記録に残し，外来看護師や病棟看護師に申し送りを行い，継続したケアができるようにする。検査後に安静が必要な場合には，安静の程度と時間を具体的に病棟看護師に伝える。

C セーフティマネジメントの原則

① 安全管理教育

放射線科に配属となり，業務を開始する前に，画像診断を安全に遂行するための教育訓練を受ける。この教育訓練では，放射線防護や MRI 検査を安全に行うために必要な知識を勉強する。しっかりと安全管理の勉強をして，画像診断医や診療放射線技師と協力して画像診断が安全に遂行できるようにする。

② インフォームドコンセント

画像診断における造影剤投与や IVR を施行するにあたり，担当医から検査の内容，造影剤を使用することやその検査を行うことの利点と危険性，検査の同意をいつでも撤回できることを説明したうえで，文書により患者の同意を得ることが必要である（▶図 1-1）。

なお，同意を得られた場合でも，患者は検査を受けるまで不安をかかえている。そのため，検査直前に看護師に検査の必要性や危険性についてたずねることもある。患者からの質問については，基本的に現場の画像診断医が説明を行うが，看護師も患者に安心が与えられるように対応することが大切である。

③ インシデント・アクシデントレポート

医療の安全性の向上は，おきてしまった事故やヒヤリ・ハットした状況などをまとめたインシデント・アクシデントレポートを現場からいかに多く提出するかにかかっていると言っても過言ではない。

レポートを書くのはたいへんな手間で，ややもすると提出した本人が攻撃されるのではないかという不安もある。しかし，誰もがインシデント・アクシデントをおこしうる。インシデント・アクシデントレポートが提出されることによって，病院のセーフティマネジメント委員会において，綿密な分析が可能となり，1 つひとつに改善策がたてられて現場にフィードバックされる。

④ 安全管理マニュアル

スタッフ全員が診療の理念に基づいた適切な対応ができるように，安全管理マニュアルを作成することが重要である。とくに緊急事態への対応マニュアルについては，スタッフが適正に初期治療に参加できるよう，ふだんからマニュアルにそった定期訓練を行うことが大切である。

CTにおける造影剤投与に関する同意書

説明実施日： 令和　　年　　月　　日
説明医師：＿＿＿＿＿＿＿＿＿＿＿＿＿
同席者：＿＿＿＿＿＿＿＿＿＿＿＿＿

□1. 造影剤とはなにか
□2. 造影剤使用の利点について
□3. 副作用の危険因子について
□4. 造影剤使用の危険性について
□5. 造影剤を使用しないことの診断や治療法への影響について
□6. 造影剤を使用しない他の検査法の選択について
□7. 緊急時の対応について
□8. 同意書の撤回がいつでもできることについて
□9. 質問の機会について
□10. その他

私は，今回の造影剤使用に関して，造影剤の必要性とこれに伴う危険性について十分な説明を受け，理解いたしました。検査に際し造影剤を使うことに

　　　　　□　同意します　　　　□　同意しません

○○病院院長殿

令和　　年　　月　　日

住所：＿＿＿＿＿＿＿＿＿＿＿＿＿＿＿＿＿
署名または捺印：＿＿＿＿＿＿＿＿＿＿＿＿
（代諾者の場合は本人との続柄：＿＿＿＿＿＿＿）

(注)本人が未成年であるなど判断能力が十分でない場合，もしくは心身障害や重篤な病状などのため，署名不能の場合は，代諾者(配偶者，親権者または扶養義務者など)が署名または捺印をしてください。

▶図 1-1　同意書

　また，放射線科内に医師・看護師・診療放射線技師からなる放射線診療安全管理委員会を設置して，ふだんから安全管理に関する検討を行うとともに，インシデント・アクシデントレポートに対するセーフティマネジメント委員会からのフィードバックをいかした定期的なマニュアルの見直しを行っていくことが重要である。

NOTE
画像の表現に用いられる言葉

　画像診断では，腫瘍や炎症などの病変を表現するときに用いる決まった言葉がある。

　病変の辺縁については，「平滑」「不整」「不明瞭」などと表現する。辺縁が「平滑」は，病変の辺縁を鉛筆で円や円弧などで平滑に描けるものをさす。辺縁が「不整」は，病変の辺縁をジグザグや曲がりくねった線で描けるものをさす。辺縁が「不明瞭」は病変と正常組織の境界が不鮮明で，鉛筆で病変の辺縁を描けないものをさす。

　病変の内部については，病変内部のコントラスト(X線吸収，MR信号強度，エコー強度)が「均一」「不均一」などと表現する。内部が「均一」は病変内部が均質なもの，「不均一」は病変内部が多彩なものをさす。

　ガングリオンのような囊胞性病変は，辺縁が平滑で内部は均一である。充実性腫瘤であっても，良性腫瘍では辺縁が平滑で内部が不均一なことが多く，悪性腫瘍では辺縁が不整で内部が不均一なことが多い。

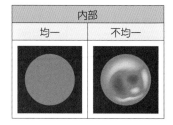

辺縁		
平滑	不整	不明瞭

内部	
均一	不均一

参考文献　1) 福田国彦ほか監修：ナースのための画像診断(ナース専科BOOKS)．アンファミエ，2007．
2) 独立行政法人放射線医学総合研究所監修：ナースのための放射線医療．朝倉書店，2002．
3) American Nurses Association : *Radiologic and Imaging Nursing*(*Scope and Standards of Practice*). American Nurses Association, 2013.

臨床放射線医学

第**2**章

X線診断

□X線を用いた診断法は，1895年にレントゲン博士によってX線が発見された直後から臨床に応用されてきた。とくに，肺にある空気によってコントラストがつきやすい胸部や，X線の吸収率が高いために白く写る骨の診断には，早くからその有用性がみとめられていた。

□本章では，X線診断のなりたちを理解するために，X線の原理およびX線検査の装置や種類を学び，検査を受ける患者の看護や指導について考える。最後に，おもな臓器の正常像と代表的な疾患のX線像を提示する。

A｜X線診断の特徴

　X線写真は，一種の影絵である（▶図2-1）。外部から人体にX線をあて，透過してきたX線をフィルム（▶35ページ）に投影する。この操作によってできた濃淡に差のある画像を診断に役だてる。光による影絵では，光は人体を透過しないため写し出される人体は均一な黒一色であるのに対し，X線写真では濃淡が4段階（骨・水・脂肪・空気）に分かれる（▶表2-1）。

　一般的に用いられる胸部や腹部の単純X線撮影では，X線発生装置であるX線管と受容装置であるフィルムや検出器の間に人体を置いてX線を照射し，人体を通過するX線の吸収の差を濃淡の影として表現する（▶図2-2）。人体のなかでX線の吸収が最も高く真っ白に写るのが骨，次にX線の吸収が高くやや白めに写るのが人体のほとんどを占める水（心臓・肝臓・腎臓などの臓器や筋肉などはここに含まれる），やや黒く写るのが脂肪，最も黒く写るのがほとんどX線を吸収しない肺や腸管の中にある空気である。

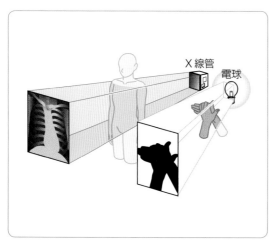

▶図2-1　X線撮影

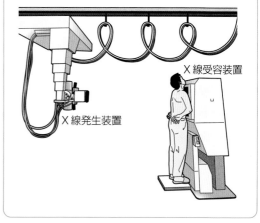

▶図2-2　X線撮影の様子

▶表2-1　人体各部位のX線写真の濃度

白(高吸収) ←			→ 黒(低吸収)
骨 石灰化 造影剤	**水** 実質臓器(肝臓・腎臓・ 脾臓・膵臓など) 筋肉 心臓・血管 血液	**脂肪**	**空気** (肺や腸管の中の空気)

人体各部位の濃度は，骨・水・脂肪・空気の4段階に分かれる。胸部(▶45ページ，図2-8)および腹部(▶46ページ，図2-9)の写真などでそれぞれ確認してみるとよい。

① X線撮影でなにがわかるか

　X線写真では，人体を透過してきたX線量の違いによって濃淡ができる。これによって，人体の正常解剖や病変の有無および形を知ることができる。

　感光板であるX線フィルムには白い乳剤が塗ってあり，X線はこれを黒く変色させる作用がある。前述したように，単純X線撮影では，X線をほとんど吸収しない空気は黒く描出され，X線吸収度の高いカルシウムを多く含む骨は白く描出される。したがって，胸部疾患や骨病変の診断には，最初にX線撮影が行われることが多く，得られる情報量も多い。さらに，硫酸バリウムやヨード造影剤などの造影剤を用いることにより，消化管や尿路系の病変を診断することができる。

② X線撮影の長所と短所

長所▶　X線撮影の長所としては，①簡便であること，②侵襲性が低いこと，③空間分解能が高い(形が詳細にわかる)こと，④装置が比較的安価であること，などがあげられ，臨床の場で広く使用されている。

短所▶　短所としては，①X線の被曝があること，②2次元画像なので前後の臓器が重なること，③濃度が4段階に分かれるものの，濃度分解能が十分ではないこと，④X線フィルムを使用した場合は，アナログデータなので濃度が数値化されていないこと，などがあげられる(現在はデジタル撮影が主流になっている，▶37ページ)。

③ 適応と禁忌

適応▶　日常診療においてX線検査の適応は広い。①胸部においては，肺炎・肺腫瘍・胸水・気胸・縦隔腫瘍など，また心疾患による心拡大の有無などの診断に用いられる。②腹部においては，腸閉塞やイレウスなどによる腸管拡張の有無，消化管穿孔による腹腔内遊離ガスの有無，腎結石や胆石などによる異常な石灰

化の有無などの診断に用いられる。③骨・関節においては，骨折・関節炎・骨腫瘍の画像診断で第一選択の検査法になっている。

　①～③のほか，造影剤を利用した各種の造影検査にも広く使用されている（▶39ページ）。硫酸バリウムを用いることによって，食道・胃・十二指腸・大腸の病変の診断にも大きな役割を果たしている。

禁忌▶　放射線の管理および防護に関しては，**線量限度(許容線量)**といわれるものがある。放射線の被曝量に関してある一定の限度をこえてはいけないという，放射線利用の安全を確保するための基本的な数値である。大きく分けて，放射線作業に従事する人を対象とした職業被曝の線量限度と，その他，すなわち公衆を対象とした公衆被曝の線量限度がある（▶272ページ）。

　しかし，患者を対象とした医療被曝に関しては線量限度が定められていない。これは，放射線管理者は放射線安全利用について十分な知識をもっており，患者の被曝を軽減するためにつねに努力しているという根拠からで，その結果，X線検査を受けた人には被曝した以上の利益があると考えられているからである。したがってX線を診療に使用する場合には，絶対的な禁忌というものはない。

B｜X線診断のなりたち

　レントゲンはX線を発見した直後に，その透過性が高いこと，蛍光作用や写真作用があることを指摘していた。これらの性質はすべて，現在，われわれが診断に応用しているものである。X線は，光線としての性質と粒子としての性質の両方をもつと考えると理解しやすい。

① X線撮影の基本的原理

1 直進性

　X線は波動運動の性質を有し，ラジオ波・赤外線・紫外線などと同様に直進する性質がある。

2 透過作用

　X線は可視光線と違って物質を透過する力が強い。そのため体内の正常解剖や病理学的変化の描出が可能となっている。

　X線の透過性は，次の3つの因子の影響を受ける。

[1] **X線の線質**　波長の長いX線ほど減弱されやすく，透過性が低い。

[2] **X線が透過する物質の原子番号と密度**　透過する物質の原子番号が大きい

ほど，また同じような物質なら密度が高いほど減弱されやすい。

[3] **X線が透過する物質の厚さ**　透過する物質が厚いほど減弱されやすい。

　胸部X線写真を例にとれば，肺は密度が低く，原子番号の小さな空気を含んでいるので，X線の透過性が高く，黒く写る。椎体骨・肋骨・鎖骨などの骨は，原子番号の大きなカルシウムなどを多く含んでいるので，X線の透過性が低く，白く写る。心縦隔陰影はこれらの中間の濃度に描出される。

3　蛍光作用

　X線が，蛍光物質(シアン化白金バリウム，タングステン酸カルシウム，希土類元素，硫化亜鉛カドミウム–銀など)にあたると蛍光を発する。X線撮影では，大部分のX線はフィルムを素通りしてしまうので，蛍光物質を塗った増感紙をフィルムの前後に密着させておいて写真効果を高め，少量のX線でよい写真がとれるように工夫されている。X線透視装置でも蛍光作用が利用されている。

4　写真作用

　X線は感光乳剤を感光させる。感光板であるX線フィルムはもともとは白いが，X線があたると黒く変色する。人体の部位により異なるX線の透過度を，フィルム上に白黒のコントラストとしてあらわしたものがX線写真である。

　日常診療に役だつよいX線写真の条件は，適度な黒化度とすぐれた対比度や鮮鋭度を有することである。

[1] **黒化度**　X線像をつくりだす濃度，つまり黒さの度合いをいう。X線量，フィルムや増感紙の感度，現像時間などに左右される。

[2] **対比度(コントラスト)**　X線写真上で互いに接して存在する2点の黒化度の差をいう。対比度がよいほど2点の識別が容易となり，診断に有利になる。臓器のX線透過度の差，X線の線質，散乱X線(▶40ページ)，フィルム，増感紙，現像の仕方などが関与する。

[3] **鮮鋭度**　X線像の輪郭の鮮鋭さの度合いをいう。鮮鋭度が低いと不明瞭な画像になる。原因としては，①X線管の焦点の大きさによるもの(半影)，②散乱X線によるもの，③フィルムや増感紙などの感光材料の粒子性や厚さによるもの，④患者の動き(体動・呼吸・拍動・蠕動など)によるものなどがある。

[4] **解像度**　隣り合った2点を分離し，識別できる尺度をいう。黒化度・コントラスト・鮮鋭度などを総合的に加味したものが解像度である。

②X線装置の概略

　X線撮影の基本は，X線管から発生したX線が人体を透過する際，人体の各臓器や病変によるX線吸収度の違いによってできた濃淡の差を画像上に表現

することである。ここでは，X線を発生する装置と，それを受け取って画像にする装置の概略を述べる。

1　X線発生装置

　真空管内で，陰極のフィラメントを電気的に加熱すると電子が放出される。この電子を高電圧で加速し，陽極のターゲットに衝突させるとX線が発生する（▶図2-3）。この真空管がX線発生装置であり，**X線管**とよばれる。電子が陽極のターゲットに衝突した際に生じるエネルギーの0.8%がX線になり，残りの99%強は熱エネルギーになる。言いかえれば，ほとんどのエネルギーは熱になってしまい，X線になるのはほんの1%弱にすぎないのである。そのためフィラメントやターゲットには熱に強いタングステンが用いられている。

焦点▶　電子が高速であたるターゲットは焦点とよばれ，これがX線源である。X線管の焦点は，画像の鮮鋭度をよくするためになるべく小さいほうが望ましい。また，患者の動きなどによる画像のボケを少なくするためには，短時間での撮影が必要となる。そのためには大きなX線の出力が必須となる。焦点から発生したX線は放射窓とよばれる四角形の窓からX線管の外に放出される。

管電流と管電圧▶　X線管内を流れる電流を管電流（単位はmA〔ミリアンペア〕），陰陽両極間にかける電圧を管電圧（単位はkV〔キロボルト〕）という。管電流が増加すると，発生するX線量もそれに比例して増加する。また，電圧の高低によってX線の線質がかわり，電圧が高いほど透過性の高い短波長のX線が発生する。

　実際のX線検査では，撮影しようとする目的の部位によって適切な管電圧・管電流・照射時間を正しく決定しなくてはならないが，最近では自動化が進み，最適な撮影条件が自動的に決定されるような装置が装着されている。

2　X線受容装置

　X線を臨床的に応用するためには，X線透過量の差を目に見えるかたちで表現する必要がある。1つはX線のもつ写真作用と蛍光作用を利用してフィルム

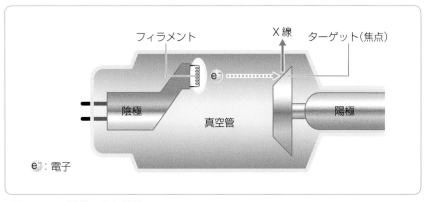

▶図2-3　X線管の内部構造

に静止画像として記録する写真法であり，もう1つはX線のもつ蛍光作用を利用し，X線を連続照射することによって蛍光板上あるいはTVモニター上に動画をつくる蛍光法である。

● X線写真

X線フィルム▶　透明なポリエステルのフィルムの両面または片面に，白色の臭化銀とゼラチンの混合感光乳剤を塗布したものがX線フィルムである（▶図2-4）。X線に照射されたフィルムを現像すると，感光部（X線が多くあたった部分）は黒色の銀に還元され，未感光部の臭化銀は定着操作によって洗い流される。X線量に比例して残存する還元された黒色銀粒子の量が，フィルム上に濃淡として表現される。つまりX線が多くあたった部位は黒く，少ししかあたらなかった部位は白くなる。薬剤を水洗し，乾燥を行えば，X線写真が完成する。

　このように一般的に現像とよばれる操作は，現像・定着・水洗・乾燥の4つの行程で行われるが，自動現像機ではこれらの全行程が30〜90秒で行われて，X線フィルムが暗室から明室に送り出されてくる。最近では，水処理のいらないドライタイプの現像機も使用されるようになった。

増感紙▶　増感紙は，X線の写真作用を増強する目的で使用される。X線は，フィルムに塗布された感光乳剤を感光させるが，直接この写真作用に役だつのは到達したX線の1〜2％で，大部分は透過してしまう。このX線を有効に利用するため，蛍光物質を塗布した増感紙とよばれる厚紙をフィルムの前後に密着させ，後述するカセットの中に装填する。到達したX線は，フィルムに塗布された感光乳剤を感光させると同時に増感紙の蛍光物質を発光させ，その可視光線がさらにフィルムを感光させるというしくみである。これによって，少ないX線量で写真作用を高め，この結果，患者のX線被曝量を少なくし，撮影時間を短縮することができる。

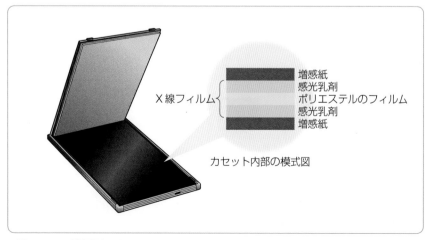

X線フィルム

増感紙
感光乳剤
ポリエステルのフィルム
感光乳剤
増感紙

カセット内部の模式図

▶図2-4　X線撮影用カセット

カセット▶　カセットは，X線フィルムと増感紙を内蔵する特殊なフィルム容器で，X線フィルムを可視光線による感光からまもるため，内部は完全に遮光されている（▶図2-4）。この中にフィルムをはさむように2枚の増感紙が入れられており，フィルムと増感紙の全面が均等に密着するようにつくられている。

　X線フィルム・増感紙・カセットの傷やよごれは，X線写真上に描出され，診断の妨げになるので，これらの取り扱いには細心の注意が必要である。

● X線透視

　X線のもつ蛍光作用を利用した方法で，人体を透過してきたX線を蛍光物質にあてて可視光線を発生させ，蛍光板上やテレビモニター上で観察する方法である。X線を連続して照射すれば動画像が得られる。X線強度と蛍光板の発光量は比例するが，その光量は弱く，肉眼で観察するのには検査室を暗くする必要があった。蛍光増倍管 image intensifier（I.I.）が開発され，蛍光板の発光量を光電子にかえ，機械的に数千倍にすることによって，明るい部屋でもテレビモニター上で観察できるようになった（▶図2-5）。さらに最近では，フラットパネルディテクター（平面検出器）を用いた透視装置が開発され，低線量で高分解能の画像が得られるようになった（▶37ページ）。

　X線テレビでは，遠隔操作法を用いることによって検査を施行する術者のX線被曝をなくすと同時に，蛍光増倍管やフラットパネルディテクターを用いることによって患者の被曝量も軽減できるようになった。現在では，消化管造影やインターベンショナルラジオロジー（IVR）に広く使用されている。

注意点▶　時間あたりのX線量が少なくなった反面，安易に透視時間が長くなる傾向があり，かえって患者1件あたりのX線被曝量が増加することもある。①X線透視時間を短くする，②こまめに透視を切る，③照射野をしぼる，などの対処が必要である。

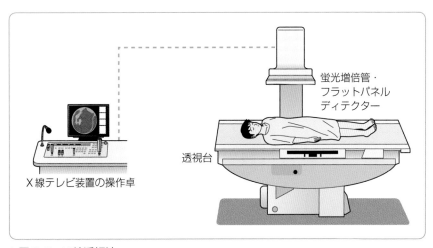

蛍光増倍管・
フラットパネル
ディテクター

透視台

X線テレビ装置の操作卓

▶図2-5　X線透視法

防護▶ 　医療に放射線を用いる場合には，医療従事者の放射線被曝を最小限にする工夫が必要である。放射線による外部被曝を減らすための3原則は，①時間，②距離，③遮蔽である。すなわち，医療従事者が放射線にさらされる時間をなるべく短くすること，放射線源と医療従事者との距離をできるだけ離すこと，放射線源と医療従事者の間に遮蔽物を置くこと，が重要である。

　看護師がX線検査中に透視室に入る場合は，防護服（プロテクター）を着用することが必須である。X線発生装置の近くで介助を担当する場合には，防護眼鏡や防護手袋が必要となることもある。

●デジタルラジオグラフィ

　人体を透過したX線を，従来のX線フィルムのかわりに，より感度の高い検出器で受け，これをデジタル信号にかえ，さまざまな画像処理を施し，再構成してフィルムやモニター上に表示する方法がデジタルラジオグラフィである。

　この方法は，X線量に対する許容範囲が広いため，撮影時のX線量が最適でなくとも，一定の濃度の画像を得ることができる。このため，撮影の失敗が減り，再撮影の必要がほとんどなくなった。また，撮影時のX線被曝量を軽減できると期待されている。周波数処理や階調処理といったデジタル処理を行うことにより，モニター上で画像をさらに見やすくすることもできる。

　さらに画像情報がデジタル化されているので，データの保管と検索が容易になった。デジタルデータでの保管により，従来のような広いX線フィルム保管室は必要がなくなり，それに従事する人員や労力も節約できるようになった。また検索が容易になり，比較読影に必要な前回のX線画像データも瞬時に取り出すことができる。

コンピューテッド▶
ラジオグラフィ
　コンピューテッドラジオグラフィ computed radiography（CR）は，X線フィルムのかわりに**イメージングプレート** imaging plate（IP）とよばれる高感度のX線受容板を使用する。IP上の像をレーザー光線で走査し，このとき生じる蛍光を電気信号としてデジタル化する。さらに目的に応じた画像処理を行い，フィルムあるいはモニター上に表示する。この方法は，従来のX線撮影装置をそのまま利用できるため，一般撮影に広く応用されるようになった。

フラットパネル▶
ディテクター
による撮影
　最近では，IPを用いないでX線撮影情報を直接デジタル化する方法が主流になってきた。IPを用いる方法は以前のフィルムを使った撮影法の延長であり，1回ごとにカセットを取り出し画像データを読みとる必要があったが，近年開発された**フラットパネルディテクター** flat panel detector（FPD，平面検出器）は，IPに相当する部分がX線検出器になっているため，画像データを直接デジタル化することが可能になった。カセットの交換が不要になり，撮影処理時間が大幅に短縮されたうえ，低被曝で連続撮影や動画撮影も可能である。患者および医療施設双方へのメリットが多いため現在急速に普及し，大規模な施設や健診施設ではほとんどのX線機器がこれに置きかわっている。

デジタル透視法 ▶ 　デジタル透視法 digital fluorography（DF）は，X 線透視時に得られる画像信号をデジタル化し，画像処理する方法である。従来の透視法と同様に，消化管造影に応用されており，被曝の軽減が期待されている。さらには，血管造影にも応用され，造影剤注入前後の画像情報を引き算（サブトラクション）することにより，骨などの周囲臓器の陰影を消去し，血管だけを浮き上がらせるように撮影する**デジタルサブトラクション血管造影（DSA）**が広く用いられるようになった（▶160 ページ）。近年，この分野においてもフラットパネルディテクターの応用が広まっている。

③ X 線検査の種類

　人体の各臓器のもつ固有の X 線吸収度の差だけを利用し，造影剤を使用しないで撮影する方法を**単純 X 線撮影**といい，胸部や骨などの検査では第一選択の画像診断法である。一方，周囲組織との X 線吸収度の差が小さく，単純撮影では診断に必要なコントラストが得られない臓器に対しては，造影剤を用いて撮影をする。これが**造影 X 線撮影**である。

1　単純 X 線撮影

[1] **軟部撮影**　乳房撮影（マンモグラフィ mammography）などの軟部組織の撮影に利用される。一般の X 線撮影に用いられる 50〜70 kV の管電圧では X 線の透過性が高すぎて，正常の軟部組織と腫瘍とのコントラストがつきにくいので，30 kV 前後の低電圧で撮影を行う。フィルムおよび増感紙の進歩に伴って，さらに鮮鋭度の高い画像が得られるようになった。

[2] **高圧撮影**　通常よりも高い 100〜150 kV の管電圧を用いて撮影するものを一般に高圧撮影とよんでいる。代表的なものは胸部 X 線撮影である。利点は，骨や縦隔陰影に重なった肺病変を識別しやすくなることである。また，X 線発生効率がよくなり，小焦点を用いて短時間で撮影ができるため，被曝量も減少する。欠点は，得られる画像のコントラストが低下し，骨病変や石灰化が見えにくくなることである。

[3] **間接撮影**　前述のように X 線の写真作用によってフィルムを直接感光させる方法（▶35 ページ）を直接撮影とよぶのに対し，X 線をあてて得られた蛍光像をカメラで撮影して画像を作成する方法が間接撮影である。蛍光増倍管を用いる方法も開発され，100×100 mm の画像が多く使用されてきた。直接撮影のように撮影のたびに 1 枚ずつフィルムを交換する必要がなく，ロールフィルムを用いて連続して撮影ができるため，短時間に多くの撮影ができる。現在も集団検診の X 線撮影に使用されているが，しだいにデジタル撮影法に取ってかわられつつある。

▶表 2-2　造影 X 線撮影の種類

撮影部位	種類
消化器系	(1) 消化管造影 (2) 胆道系造影 　・経口胆嚢造影 　・経静脈性胆道造影 drip infusion cholecystocholangiography（DIC） 　・内視鏡的逆行性胆管膵管造影 endoscopic retrograde cholangiopancreatography（ERCP） 　・経皮経肝胆道造影 percutaneous transhepatic cholangiography（PTC）
尿路系	(1) 静脈性尿路造影 　・静脈性腎盂造影 intravenous pyelography（IVP） 　・点滴〔静注〕腎盂造影 drip infusion pyelography（DIP） (2) 逆行性膀胱尿管造影 retrograde pyelography（RP） (3) 排泄性尿道造影
その他	(1) 子宮卵管造影 hysterosalpingography（HSG） (2) リンパ管造影 (3) 関節造影 (4) 脊髄腔造影（ミエログラフィ myelography） (5) 椎間板造影（ディスコグラフィ discography）

2　造影 X 線撮影

　　　　　　　　造影 X 線撮影には，撮影部位により**表 2-2** に示す種類がある。通常の消化管造影ではおもに硫酸バリウムが，それ以外の検査ではおもにヨード造影剤が使用される。血管造影の詳細は第 7 章「IVR・血管造影」で扱う（▶157 ページ）。

造影剤の使用に ▶
際しての注意点と
副作用

　　　消化管造影で最もよく用いられる硫酸バリウムは，消化管穿孔や腸閉塞，ショックなどの副作用を生じる場合があるため，0.1％未満ではあるが，検査中・検査後の観察を十分に行い，適切な処置ができるように用意しておくことが大切である。なお，消化管穿孔・閉塞の疑いのある患者や硫酸バリウムに対する過敏症の既往がある患者では，硫酸バリウムは禁忌である。消化管穿孔が疑われる場合は，アミドトリゾ酸ナトリウムメグルミン（ガストログラフイン®）を使用する。また，高齢者では消化管運動機能が低下していることが多く，硫酸バリウムの停留により腸閉塞などの重篤な副作用をきたす可能性があるので，慎重に投与し，より十分な観察が必要である。

　　　造影剤の種類と副作用の概要については**表 1-1**（▶22 ページ）を，ヨード造影剤の副作用と対処については「造影 CT 検査」（▶61 ページ）を参照されたい。

C｜X 線検査の実際

① よい X 線写真を撮影するために

　　　　　　　　画質のよい X 線写真を得るために，さまざまな工夫がなされている。ここ

では，日常的に使われている代表的なものを2つあげる。

1 自動光学タイマー

　　よいX線写真を撮影するためには，患者の体格に応じたX線量で撮影する必要がある。このため，体格に応じてX線照射時間が自動的に調節できる光学タイマーが使用されることが多い。

2 散乱X線の除去

　　X線は直進性を有するが，被写体を通過する際に被写体の原子との相互作用によって，あらゆる方向に散乱X線を出す。この散乱X線を除去することは，よいX線写真を撮影するために必須である。散乱X線は，X線写真の画質の低下をきたすだけでなく，患者の被曝を増加させる原因にもなる。散乱X線の除去のために次の方法をとる。

照射野をしぼる▶　散乱X線は照射野が広くなると，それに応じて増加する。照射野をしぼって，不必要な部位にX線をあてないようにすることが大切である（▶図2-6）。

グリッドの使用▶　人体を透過する際に発生した散乱X線を除去する方法として，グリッドが用いられている（▶図2-6）。高さ数ミリで平行した細隙を多数有する鉛板をグリッドといい，これをX線フィルムの前面に密着させて撮影することにより，直進する一次X線のみを通過させる。斜めに走る散乱X線はほとんどが鉛板で吸収される。

3 よいX線写真の備えるべき条件

　　よいX線写真を撮影するためには，よいX線写真が備えるべき条件を知っていなければならない。その条件としては次のような項目があげられる。

(1) 解像度がすぐれていること（黒化度が適度なこと，コントラストがよいこと，鮮鋭度が高いこと）。

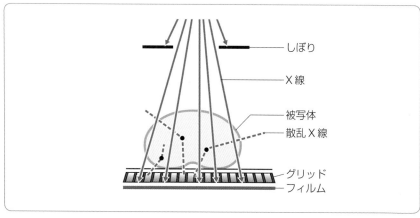

しぼり
X線
被写体
散乱X線
グリッド
フィルム

▶図2-6　X線撮影のしぼりとグリッド

(2) 目的とする部位がフィルム内に十分含まれていること。

(3) 目的とする部位がX線束の中心でとらえられ，フィルムの中央に写っていること。

(4) 正しいタイミングで撮影されていること：消化管造影や血管造影などでは，造影剤の流れに対して適切なタイミングで撮影する必要がある。

(5) 被検者の装身具や装飾金属製品などを外して撮影されていること：頭頸部ではピアス，胸部ではネックレス，手では指輪などを外して撮影する。

(6) フィルム上のマーカーは，必要なものだけが適切な場所につけられていること。

(7) 傷やよごれがないこと：X線フィルムは傷つきやすくよごれやすいので，大切にいつくしむように扱わなければならない。また，水にぬれると使用できなくなるので注意が必要である。

②X線検査の準備

検査に際しては，撮影場所・撮影法・開始時間・撮影時の服装などについて説明しておく。小児，高齢者，全身状態のわるい患者などでは，安全に患者を移動させるために撮影場所まで同行することや，撮影時に介助が必要となることもある。

前処置▶ 前処置は，X線検査を安全かつ円滑に実施するためのものである。なんのために行うのか，目的をよく理解しておくことが大切である。

[1] 食事制限 消化管内の空気を少なくする。

[2] 絶食 上部消化管撮影などの際に胃を空にしておく。患者が嘔吐をする可能性のある検査の場合に備える。

[3] 浣腸 注腸造影などの際に結腸を空にしておく。腹部の穿刺を行う検査に際し合併症に備える。

[4] 清拭・剃毛 穿刺や切開をしやすくする。

[5] アトロピン硫酸塩の筋注 分泌物を少なくし造影効果をよくする。迷走神経反射を抑え，合併症に備える。

[6] 副交感神経遮断薬(ブチルスコポラミン臭化物など)の投与 消化管造影に際し，消化管の動きを抑制し造影効果をよくする。

[7] 鎮痛・鎮静薬，麻薬の投与 精神的・肉体的苦痛を軽減する。反応に対する閾値を上昇させる。

[8] 検査着への更衣 患者の衣服をよごさない。X線写真に写りにくい素材を使用し，よい画像を得る。合併症がおきたときの対処を容易にする。

検査器具・造影剤・薬剤などの準備▶ X線検査では，事前の準備が非常に重要である。目的にかなった準備が整えられていなければ，期待する情報を得ることがむずかしくなる。

検査項目を確認し，その目的・方法・合併症などを復習する。用意すべき検

査セットや薬剤を確かめ，特殊な準備を必要とする場合は，事前に担当医師とよく相談をしておく。合併症に備え，救急カート内の器具や薬剤の確認も必要である。また，検査を受ける患者を確認し，全身状態を把握しておく。年齢・性別のみならず合併疾患や心理状態も知っておく必要がある。

③ X 線検査を受ける患者の看護

1 単純 X 線撮影

単純 X 線撮影では診療放射線技師の指示のもと，立位など必要な体位を保持する。必要な体位を自分でとることができない患者や小児の場合は，看護師が検査に立ち会い介助する。介助するときは，放射線の被曝を防護するためにプロテクターを装着し，放射線被曝量を管理するためにガラスバッジを着用する。

2 造影 X 線撮影

造影剤を使用することについて，患者に十分な説明を行い，同意を得ることが必要である。患者が，検査の目的，造影剤の使用方法，穿刺が行われる場合にはその部位やカテーテル挿入の方法などの検査・処置内容，おこりえる副作用や合併症などについて，医師から十分な説明を受けているか確認する。看護師は，患者の個別性に合わせて補足説明を行い，患者の理解を促す。また，それらを理解したうえで同意するかを，患者とともに同意書を用いて確認する。認知症など本人の同意の確認がむずかしい患者や，小児，未成年の場合は，保護者やキーパーソンなどの代諾者に確認を行う。

造影 X 線撮影の場合は，撮影部位や使用する造影剤によって前処置が異なる。看護師はオリエンテーションを行い，患者自身が検査までの準備と当日の流れを理解し，検査前後の安静や食事制限などを守れるようにする。

また，事前に既往歴や，アレルギーの有無，腎機能，義歯や体内金属の有無を確認しておく。

● 血管造影検査

検査前▶　シャワー浴や入浴により，皮膚を清潔にしておく。検査前の食事や飲水を制限するかは，検査により異なる。患者が内服薬を服用中の場合では，薬剤によっては服薬を中止する指示がある。患者が指示を守っているかに注意し，検査前に患者に確認する。また，前処置として食事制限を行う場合，糖尿病の治療のためのインスリン注射を要する患者では，注射の実施時間を変更する必要があるため，注意を要する。

また，穿刺部位に事前にマーキングをしておくこともある。

検査中▶　検査中は患者の安全と安楽を支援する。身体に滅菌ドレープがかかること，

安全のためにできる限り動かないようにすること，不快や苦痛な症状があれば
すぐに知らせることなどを説明する。

検査台からの転落を防止する。検査室の室温を調整し，必要があれば掛け物
の調整をする。患者の緊張や不安をやわらげるように声をかけ，苦痛や不安な
ことがないか確認する。また，検査中の進行状況がわかるような声かけをする。

造影剤注入時に灼熱感（しゃくねつ）を感じることや体動の制限による苦痛があることが
予測される。患者のバイタルサインや表情，体動，訴えなどを十分観察し，異
常の早期発見に努める。

検査後 ▶ バイタルサインを確認し，穿刺した部位を圧迫止血をする。帰室後は，穿刺部
位，循環障害，胸部の違和感，造影剤の副作用などを観察する。水分摂取を促
し，指示された補液を実施する。指示された安静時間の経過後，医師が圧迫固
定を外し穿刺部を消毒する。初回歩行時はふらつきに注意し，付き添い介助する。

● 消化管造影検査

検査前 ▶ 胃透視の場合は，前日夜からの禁食，注腸検査の場合は低残渣食や注腸食の
摂食，下剤の服用，水分摂取の指示がある。患者がそれらの指示を守っている
かを確認する。また，禁食や下剤の服用により患者が脱水になっていないかに
注意する。

検査中 ▶ 消化管造影検査では，患者の体位をかえながら，造影剤を消化管内で移行さ
せて撮影する。体位変換に伴う苦痛の有無に注意し，声かけと対処を行う。

胃透視で発泡剤を服用するときは，検査中に噯気（あいき）（げっぷ）を出さないように
説明する。注腸検査では，造影剤が肛門からあふれる場合は速やかにふきとり，
患者の不快や羞恥心（しゅうち）に配慮する。また，便意を造影終了までがまんしてもら
うなど，協力を得られるように随時声をかける。

検査後 ▶ 造影剤による白色便の排泄を確認すること，水分を十分にとり指示された下
剤を服用することで造影剤使用による便秘を予防することを説明する。腹痛，
腹部膨満感，気分不快がないか観察する。

D | X線診断

単純X線撮影は，前後の臓器が重なって写る，濃度分解能が十分ではない
などの欠点もあるが，簡便に身体内部の構造を見ることができ，かつ撮影装置
も安価であるため，多くの医療施設で行われている。X線診断は，撮影された
X線写真上に写し出された形態的な異常を発見し，診断を行うことである。周
囲組織との濃度差がない臓器の診断には，造影剤が用いられる。ここでは，ま
ず身体各部位の正常像を理解したのちに，代表的疾患の画像をみる。

　　　看護師がX線診断を行うことはないが，X線写真上にあらわれる異常を知っておくことは，患者の疾患や病態をより深く理解し，充実した看護を行うために大切である。

① 正常X線像

1 頭部（正面・側面）

　　　頭部の単純X線撮影では，通常，正面・側面の2枚のX線写真を撮影する（▶図2-7）。撮影する際には，あらかじめヘアピンや義歯を外しておく。単純X線撮影では脳実質を描出することができないので，脳血管性病変や脳腫瘍などの診断に関しては，CTやMRIと比べてあまり情報を得られないが，骨折・骨破壊・石灰化の有無などを知るには適している。

2 胸部（正面・側面）

　　　立位正面像が胸部単純X線撮影の基本である（▶図2-8-a）。深く息を吸った状態で，背腹方向に撮影をする。すなわち，フィルムをからだの前面に置き，X線を背側から照射する。病態によっては側面像（▶図2-8-b），さらに必要な場合は斜位像を追加することもある。

　　　正常像では，両側の肺は，肺胞内の空気が陰性造影剤のはたらきをするので黒く写し出される。左右の肺に囲まれた中央の白い部分は心臓・大血管・食道などが含まれる縦隔である。

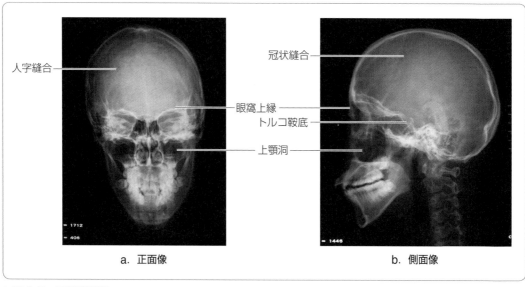

人字縫合

冠状縫合

眼窩上縁
トルコ鞍底
上顎洞

a. 正面像　　　　　　　　　　　　　　　b. 側面像

▶図2-7　正常頭部像

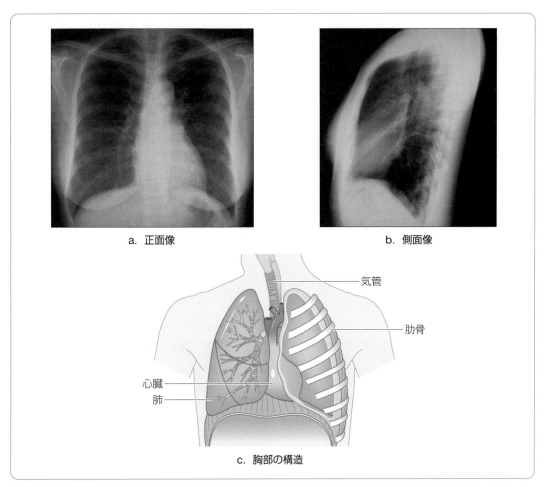

a. 正面像　　　　　　　　　　　　b. 側面像

気管

肋骨

心臓

肺

c. 胸部の構造

▶図2-8　正常胸部像

3 腹部（臥位正面）

　　仰臥位正面像が腹部単純X線撮影の基本である（▶図2-9）。呼気の状態で，腹背方向に撮影をする。消化管穿孔で腹腔内遊離ガスが疑われる場合，あるいは腸閉塞やイレウスで腸管内ガスを観察する場合などには，立位正面像や側臥位正面像を追加する。腹部単純X線像では，骨は濃い白色に，充実性臓器はやや灰色がかった白色に，消化管内のガスは黒く見える。脂肪は充実性臓器よりもやや黒く見える。

4 骨

　　骨はカルシウムを含むため，人体のなかで最もX線の吸収が高く濃い白色に写し出される。そのため単純X線撮影によって，診断に必要な多くの情報を得ることができる。撮影は原則的には2方向から行う。手部（▶図2-10），膝関節（▶図2-11），腰椎（▶図2-12）の正常像を示す。

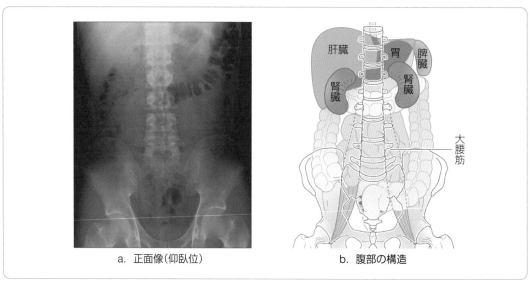

a．正面像（仰臥位）　　　　　　b．腹部の構造

▶図2-9　正常腹部像

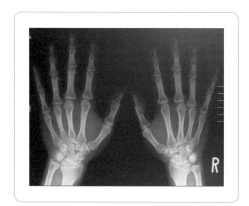

▶図2-10　正常手部像

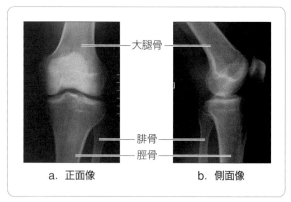

a．正面像　　　　　　b．側面像

▶図2-11　正常膝関節像

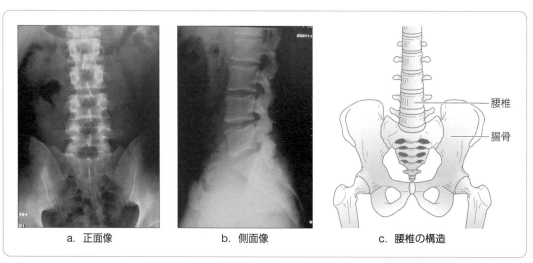

a．正面像　　　　　b．側面像　　　　　c．腰椎の構造

▶図2-12　正常腰椎像

5 乳房撮影（マンモグラフィ）

　　乳房を均一な薄さになるように，圧迫しながら撮影する。内外斜位方向 mediolateral oblique（MLO）撮影（▶図2-13）と頭尾方向 craniocaudal（CC）撮影が基本である。圧迫の意義は，乳腺を薄くすることによって被曝量を軽減することと，乳腺を押し広げることによって重なりを少なくすることである。また，よい乳腺撮影の条件は，①左右の乳房が対称に撮影されていること，②乳頭が側面を向いていること，③乳腺後隙が撮影範囲に入っていることである。

6 消化管造影

　　バリウムを使用した消化管造影は，以下の3種類を組み合わせて行い，患者の体位をかえながらいろいろな方向から撮影する。

　[1] **充満法（充盈法）**　十分な量の造影剤によって消化管が満たされた状態で撮影する方法で，消化管のふくらみぐあいや辺縁部の形態的な異常を検出するのに適している（▶図2-14-a）。

　[2] **二重造影法**　陽性造影剤（硫酸バリウム：白）と陰性造影剤（空気：黒）の2種類の造影剤を用いて撮影する方法で，粘膜表面の細かい病変を診断するのに適している（▶図2-14-b）。

　[3] **圧迫撮影法**　消化管を外部から圧迫し，前壁と後壁を密着させることによって隆起・陥凹病変を見つける方法である。

　　消化管内に入ったバリウムは白く，空気は黒く描出されるので，消化管壁に付着したバリウムの白と消化管内にある空気の黒がつくるコントラストによっ

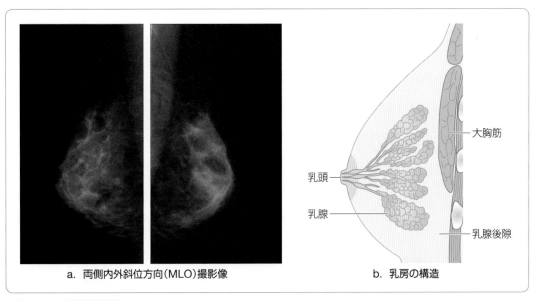

a. 両側内外斜位方向（MLO）撮影像　　　　　b. 乳房の構造

▶図2-13　正常乳腺像

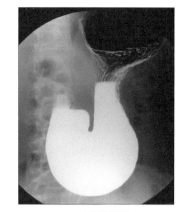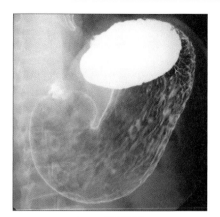

a. 立位充満像   b. 二重造影像

▶図 2-14　正常胃バリウム造影像

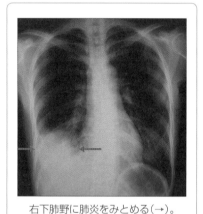

右下肺野に肺炎をみとめる（→）。

▶図 2-15　肺炎

右上葉に大きな肺がんをみとめる（→）。

▶図 2-16　肺がん

て，粘膜表面の異常についての情報を得ることができる。

② 代表的疾患の X 線像

1 胸部

　　正常な肺は，肺胞内に空気があるため黒く写し出されるが，そのなかに病変があると白く描出される。胸部単純 X 線写真では，肺だけでなく，心臓・大血管・食道などの含まれる縦隔に発生した病変も診断することができる。

　　肺炎（▶図 2-15），肺がん（▶図 2-16），縦隔腫瘍（▶図 2-17）の X 線写真を示す。肺炎では，炎症によって肺胞内に滲出液が貯留し，その水分が X 線写真で白

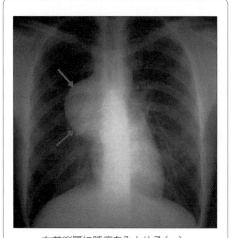

右前縦隔に腫瘤をみとめる(→)。

▶図 2-17　縦隔腫瘍

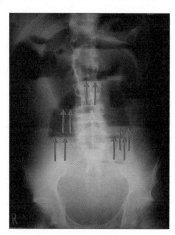

拡張した小腸と鏡面形成(ニボー)を
みとめる(→)。

▶図 2-18　腸閉塞(立位像)

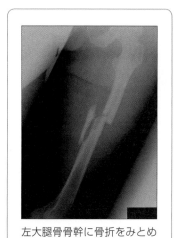

左大腿骨骨幹に骨折をみとめ
る。

▶図 2-19　骨折

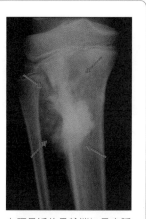

右脛骨近位骨幹端に骨肉腫
による造骨性変化をみとめ
る(→)。

▶図 2-20　骨腫瘍

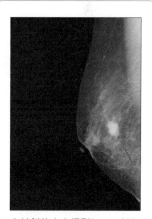

内外斜位方向撮影にて,細か
いスピキュラを伴うがんをみ
とめる(→)。

▶図 2-21　乳がん

く描出される。肺がんや縦隔腫瘍も水と同等の濃度であるため白く描出される。

2　腹部

　　腸閉塞の立位像を示す(▶図 2-18)。腸管の通過障害により腸管は拡張し,腸
管にたまったガスと液体の境目に鏡面形成(ニボー)がみられる。

3　骨

　　X線撮影は,骨折などの整形外科的疾患では,第一選択の検査法である(▶

49ページ，図2-19）。骨・関節病変は，整形外科的疾患のほか，自己免疫疾患である関節リウマチ，代謝性疾患や血液疾患などによっても引きおこされる。また，骨腫瘍では，骨破壊性変化や造骨性変化が描出されるため，X線撮影は有用である（▶49ページ，図2-20）。

4 乳房

　乳がんは，辺縁が不整な腫瘍として描出されることが多い（▶49ページ，図2-21）。なかには，腫瘍内に微細な石灰化を伴うこともある。図2-21は，細かいスピキュラ（棘状の突起）が見られる典型的な乳がんの症例である。

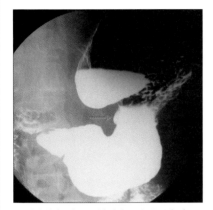

胃小彎側に大きな潰瘍をみとめる（→）。

▶図2-22　胃潰瘍

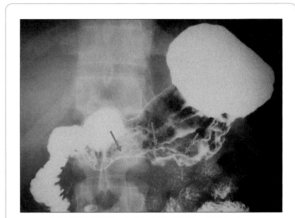

胃体部大彎側に大きながんをみとめる（→）。

▶図2-23　胃がん

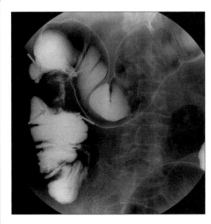

上行結腸にアップルコアサインを伴う全周性のがんをみとめる（→）。

▶図2-24　大腸がん

5 消化管造影

　消化管造影は，食道がん，胃潰瘍(▶50ページ，図2-22)，胃がん(▶50ページ，図2-23)，十二指腸潰瘍，大腸炎症性疾患(潰瘍性大腸炎，クローン病など)や大腸がん(▶50ページ，図2-24)の診断に適応される。図2-24の症例は，アップルコアサイン(食べ残したリンゴの芯のように見える)とよばれる全周性に発育したがんに典型的な特徴を示している。

第**3**章

CT

A CTの特徴

① CT でなにがわかるか

X線写真とCT ▶ 　単純 X 線写真は，3 次元構造である人体に 1 方向から X 線を照射し，透過した X 線吸収度の差異を空気，脂肪，水，骨の 4 つの濃度に分けて 2 次元表示する，言ってみれば影絵のようなものである(▶30 ページ，図2-1)。X 線写真では同じ水濃度の臓器や組織，たとえば心筋と血液，肝臓と腎臓などを識別できず，1 枚の正面写真のみでは前後方向(奥行き)の情報は得られない。

　一方，**コンピュータ断層撮影** computed tomography(**CT**)は人体を囲んで装備された X 線管と検出器により，多方向(360°)から X 線を照射して得られるデータをコンピュータ解析して表示する，断層(輪切り)画像機器である。連続する異なる断層像から人体内部を 3 次元的に観察できる。

ボクセルとピクセル ▶ 　CT 画像は，図 3-1 のような多数のブロックから構成されている。このブ

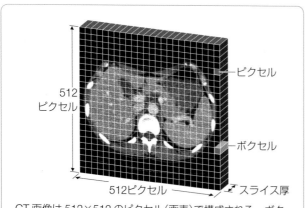

512
ピクセル

ピクセル

ボクセル

512ピクセル　　スライス厚

CT 画像は 512×512 のピクセル(画素)で構成される。ボクセルは正方形のピクセルにスライス厚を加味した立方体のことである。CT とは各ボクセル内の線吸収係数を計算して得られたおのおののピクセルの CT 値を表示したものである。

▶図 3-1　ピクセルとボクセル

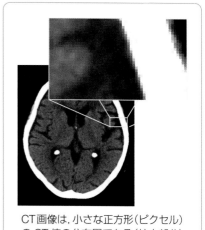

CT 画像は，小さな正方形(ピクセル)の CT 値の分布図である(拡大部分)。

▶図 3-2　ピクセルの集合としての CT 画像

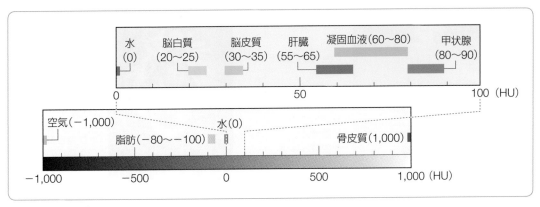

▶図3-3　CT値

ロックをボクセル voxel とよび，奥行き(厚み)がスライス厚である。ピクセル pixel(画素)とは，デジタル画像を構成する最小の正方形の単位のことで，CT画像は 512×512 の多数のピクセル(マトリックスという)により構成される(▶図3-1, 2)。CTでは，人体を通過するX線の線減弱係数[1] から算出したボクセル内のCT値から得られる各ピクセルのCT値が画像表示される。

CT値▶　CT値とは，透過したX線の減弱により算出された線減弱係数に比例する数値で，個々の物質で特有の値を示す。CT値の単位はハンスフィールドユニット Hounsfield Unit (HU)で，水を0として，なにもない状態(空気)を−1,000 HU，骨皮質を +1,000 HU と設定している。人体の各組織のCT値を図3-3に示す。このように空気・脂肪・骨を除く多くの組織は 0〜100 HU 内の狭い範囲に密集している。CT画像は，高いCT値ほど白く，低いほど黒く表示される。つまりCT画像は，ある断面における各ピクセルのCT値の分布図であり(▶図3-2)，さまざまなCT値を示す組織や病変を識別することで診断を行う。

② CT の長所と短所

長所▶　現在の CT では，得られた画像データから，横断像のみでなく非常に細かい(空間分解能の高い)任意の断面像が作成可能で，臓器や病変の3次元的な観察が容易である。全身を 10 秒以下で撮像可能であり(時間分解能が高い)，造影剤を用いることで病変の血流や血管構造を正確に評価できる。

　また，最近の CT 装置には画像をリアルタイムに表示する機能が装備されており，術者は CT 画像を観察しながら安全かつ正確に生検や膿瘍ドレナージなどのインターベンショナルラジオロジーが施行できる(▶図3-4)。

短所▶　CT の短所として，①放射線(X線)被曝がある，②血管の描出や血流評価には造影剤が必要である，③ MRI に比べ組織特異性が劣る(濃度分解能が低い)，

---

1) 線減弱係数：透過した X 線の減弱により算出された数値。

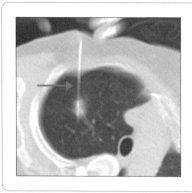

リアルタイム
に生検針(→)
を観察しなが
ら組織を採取
できる。

▶図 3-4　CT ガイド下生検

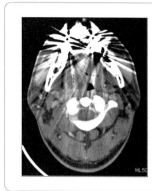

歯科治療の金属
により、本来存
在しないすじ状
のアーチファク
トが見られ、右
口蓋扁桃の膿瘍
(＊)が観察しづ
らい。

▶図 3-5　メタルアーチファクト

④アーチファクト(虚像、人工産物)がある、ことなどがあげられる。

　しばしば観察されるアーチファクトには、金属など高吸収値の物体のまわり
に生じるメタルアーチファクト(▶図 3-5)や体動や息どめ不良によるモーショ
ンアーチファクトがあり、ときに診断の妨げになる。

③ 適応と禁忌

適応▶　CT 検査の適応は、あらゆる年齢の、全身のさまざまな部位や疾患に及ぶ。
外傷、脳血管障害や急性腹症など、救急医療において CT の有用性は高く、救
急室に隣接して CT が設置されている施設も少なくない。

　画像診断を行ううえで、患者の年齢、症状や臨床所見などから、診断に最適
な検査を選択することが重要である。たとえば、肺は多量の空気により MRI
や超音波検査では内部を詳細に観察できないため、呼吸器疾患が疑われる患者
には胸部単純 X 線や CT が施行される。また小児では、X 線被曝による発がん
リスクの観点から、CT 検査の適応は成人以上に慎重に決定される。

　MRI は CT 以上に呼吸や体動の影響を受けやすいが、CT と比べ組織(濃度)
分解能が高いことが最大の利点である。したがって、呼吸の影響を受けにくい

NOTE
CT の医療被曝低減技術

　CT の被曝線量は、CT 装置、患者の体格、検査部位
や範囲、検査法などで異なるが、およそ 5〜30 mSv で
ある。低線量での検査は画質の低下(ノイズ増加)をもた
らすため、診断に必要な画質を確保するためにはある程
度の被曝線量が必要である。CT 装置の発展と普及、
CT 診断の有用性を背景に、1 検査あたりの撮像範囲は

拡大し、CT 検査数は増加傾向であり、結果として CT
は医療被曝の最大の要因となっている。このため、被検
者の解剖学的形状や部位によって管電流が変化する自
動照射制御や逐次近似法による画像再構成などの被曝
低減技術が開発されており、CT 装置に装備されている。

部位，すなわち中枢神経(脳や脊髄)，骨軟部や関節，子宮，卵巣，前立腺などの骨盤内臓器の画像検査は，CTよりもMRIが選択されることが多い(▶95ページ)。

禁忌▶　CT検査にはMRIのような絶対的禁忌はない(▶84ページ，「MRI検査の安全性」)。ただし，心臓ペースメーカや植込み型除細動器を有する患者へのX線照射が誤作動をまねいたとの報告があるため，これらの心臓ペーシング機器装着患者には，心電図モニターを装着して検査を行うなどの対策が必要となる。また，CTはX線を用いた検査であるため，妊娠の可能性がある女性に対しては他のX線検査と同様の留意が必要である。

B | CT 装置と画像のなりたち

① CT 装置の構成

CT装置の基本構成は，検査室内にある大きな輪状のガントリー(架台)および患者が横たわる寝台と，操作室内のCTの操作や画像の処理，記録を行うコンソールからなる。検査室と操作室は，鉛入りガラスで遮蔽されている。(▶図3-6)。ガントリーには高電圧発生装置と80〜140 kVの高圧X線を照射するX線管，体内を透過したX線を計測する検出器と，検出器からのアナログ信号を瞬時にコンピュータ処理用のデジタル信号へ変換するデータ収集システムが装備されている。操作室には，作成された画像をもとにさまざまな画像処理を行えるワークステーションが併設されていることも多い。

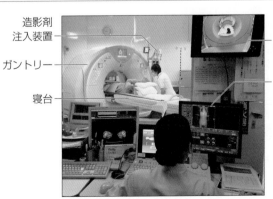

造影剤注入装置

ガントリー

寝台

患者観察用モニター

コンソール

CTが設置される検査室とコンソールとよばれるコンピュータのある操作室とは，X線を遮蔽する鉛入りガラスで仕切られる。

▶図3-6　CT室

② CT の変遷

1 CT の誕生

　　CT は，イギリス EMI 社の技術者であったハンスフィールド Hounsfield, G. N.
(1919〜2004)によって開発された(CT 値の HU とは彼の名前に由来する)。臨
床用第 1 号機(▶図 3-7-a)がロンドンの神経疾患専門病院であるアトキンソン-
モーリー Atkinson Morley 病院に設置されたのは，1971 年秋のことである。

　　現在の CT からみれば，撮像時間は驚くほど長く，画像はざらざらしている
が(▶図 3-7-b)，非侵襲的な手法によって頭蓋内の解剖学的構造や病変が描出さ
れたことはきわめて画期的なことであり，画像診断学，ひいては医学の発展に
大きな一歩をふみ出したといえる。ハンスフィールドは，その業績により
1979 年にノーベル生理学・医学賞を授与されている。

2 ヘリカル CT およびマルチスライス CT の登場

　　1980 年代までの CT は，静止した 1 断面をスキャンしたのちに寝台が移動
し，次の断面の撮像を繰り返す方式であった(▶図 3-8-a)。1986 年に登場した
ヘリカル CT は，X 線管が回転するガントリーの中を寝台(患者)が移動しなが
ら連続的なデータ収集を行う方式であり，患者からみれば X 線管がらせん状
helical にからだのまわりを移動することになる(▶図 3-8-b)。ヘリカル CT の
登場により，より短い時間で広範囲が撮像でき，断片的な画像データでなく連
続したデータ(ボリュームデータ)を収集できるようになったことで画像精度が
向上した。

　　さらに 1998 年には，検出器が 4 列装備されたマルチスライス CT が開発さ

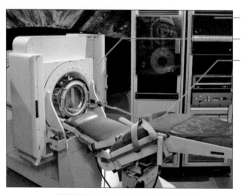

a.　頭部専用の臨床用 CT 第 1 号機
患者の頭部はガントリー中央部のリング部分に固
定され，ガントリーの外側部分が回転する。

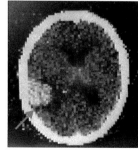

b.　第 1 世代の CT 画像
画像マトリックス 80×80 ピクセル，スキャ
ン・画像再構成時間 7 分。右側頭葉の出血
(→)と診断できる。
(写真提供：シーメンス・ジャパン株式会社)

▶図 3-7　第 1 世代 CT

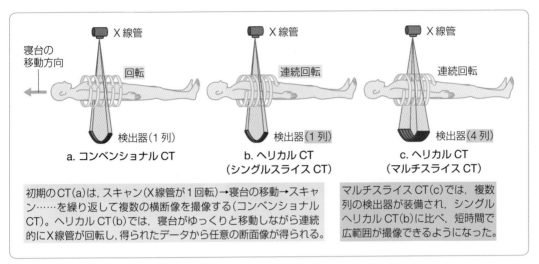

▶図3-8　コンベンショナルCTとヘリカルCT(シングルスライス/マルチスライス)

れた(▶図3-8-c)。ヘリカルスキャンに加え多検出器(現在のCTでは最大320列)になったことで，スライス面方向(XY軸方向)と体軸方向(Z軸方向)の空間分解能が同等になり，横断像のみでなく任意の断面の精査な画像表示や，後述する3次元表示などが可能となり，病態の把握や診断に非常に有用な画像情報を得られるようになった。

3 dual energy CT

　管電圧が異なると物質を通過する際のX線減弱の程度が異なる。CT値はX線減弱の程度を反映しており，ある物質に対して2つの異なるエネルギーのX線を照射した場合，2種類のCT値のデータが得られる。CT値の変化は物質固有であるため物質の弁別が可能となる。この原理を応用し，2種類の管電圧で撮像する方式がdual energy CTであり，物質弁別画像，仮想単純CT画像や仮想単色X線画像などが臨床応用されている。

③ 画像再構成

　CTでは，X線投影によって計測された線減弱係数から512×512の画像マトリックスの投影データが計算され，画像再構成が行われる。再構成法には逆投影法，逐次近似法，フーリエ変換法などがある。再構成に際しては部位や目的に合わせ，診断するうえで適切なフィルタ関数が用いられる(▶図3-9)。

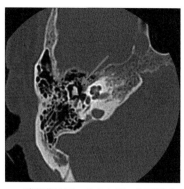 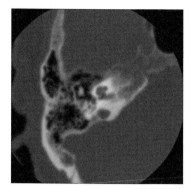

a. 高解像度フィルタを用いた再構成   b. 脳観察用関数による再構成

骨や肺の観察には，高解像度フィルタを用いて再構成を行う（a，→は耳小骨）。脳観察用関数による再構成では，鮮鋭度が低下し観察に適さない（b）。

▶図 3-9 　再構成フィルタの違い（正常右側頭骨，1 mm スライス）

④ 画像表示

1 ウインドウ機能

前述したように，CT 画像は細かなピクセル内の CT 値の分布図，すなわち −1,000〜1,000 HU の 2,000 段階の濃淡画像であるが，すべてを表示してはコントラスト不足となり，CT の特性である組織の X 線吸収差をいかせない。そこでウインドウ機能を用いて，目的とする CT 値の範囲のみを画像として表示する（▶70 ページ，図 3-16）。

ウインドウの設定には CT 値幅を示すウインドウ幅 window width（WW）とウインドウの中央値を示すウインドウレベル window level（WL）があり，観察する部位や所見に合わせ適切なウインドウ表示が必要である。ウインドウはモニター上で任意に調節可能である。

2 3次元(3D)画像表示

連続したスキャンデータ（ボリュームデータ）から得られる画像情報を立体構造に構築することで，3 次元画像が得られる。種々の臓器や病変を立体的に表示し，多方向から観察することで形態の把握が容易となる。さらに，不要な臓器を除去して，関心領域のみを観察することも可能であり，種々の臓器をおのおののパーツに色分けして表示することもできる。

3 次元画像には以下のものがある。

(1) 立体感(奥行き感)あり

①ボリュームレンダリング法 volume rendering（VR，　▶図 3-10-a）

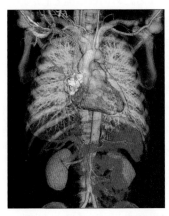
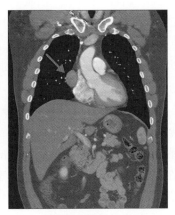
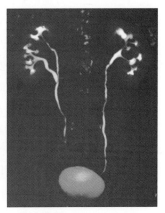

a．ボリュームレンダリング法（VR）
胸腺腫（→）と心臓，肺，血管など
の臓器の3次元的な位置関係の把
握が容易である。

b．多断面再構成法（MPR）
（a）と同一症例。腫瘍（→）の位置，
大きさや内部性状はわかるが（a）の
ような立体感はない。

c．最大値投影法（MIP），CTU
両側の腎杯，腎盂と尿管へ排泄
された高吸収値の造影剤により，
尿路の形態が把握しやすい。

▶図 3-10　3次元画像

　　②表面表示法 shaded surface rendering（SSD）
　　③仮想内視鏡 virtual endoscopy（VE）
（2）立体感なし
　　①多断面再構成法 multi-planar reconstruction（MPR，　▶図 3-10-b）
　　②最大値投影法 maximum intensity projection（MIP，　▶図 3-10-c）
　　③最小値投影法 minimum intensity projection（MinIP）

C CT 検査の実際

① 前処置

　　CT 検査前の前処置は通常不要である。ただし，胆嚢・胆管の精査を目的と
した場合，胆嚢の収縮を避けるために検査数時間前から患者に絶食を指示する
ことがある。この場合，過度の絶飲食は脱水をまねきかねず，造影剤の副作用
を助長する可能性があることに注意する。また，義歯，ネックレスやベルトの
バックルなどの金属類はメタルアーチファクトの原因となるため，検査部位に
応じ可能な限り外してもらう。上半身のみ検査着を着用してもらうこともある。

② 造影 CT 検査

　　CT 検査では造影剤を使用しない単純 CT と，造影剤を静脈内に投与して行

う造影CTがある。結石・石灰化・出血を評価するためには単純CTが必要である。造影CTは，多くの場合単純CTに引きつづいて行われる。医療安全や看護の点で，造影CTに関する知識は非常に重要である。

目的 ▶ 　造影CTのおもな目的は，①臓器・組織間のコントラストを向上させ，病変の検出や診断を行うこと，②血管を描出し，病変の血行動態を把握すること，である。例として，①では肝臓や膵臓の腫瘍の有無や病変の診断，腹膜炎や膿瘍などの有無や範囲の同定，腸管の虚血の有無の判定など，②では冠動脈や頸動脈狭窄の評価や，腹部大動脈瘤や脳動脈瘤の描出など，である。

造影CT検査前に 行うこと ▶ 　[1] **問診**　造影剤使用歴や副作用の有無，重篤な副作用をまねきやすい疾患(気管支喘息，重度の心疾患や腎疾患，糖尿病など)の有無の聴取と全身状態の把握を行う。糖尿病患者では，内服中の薬剤を確認する。ビグアナイド系の薬剤は乳酸アシドーシスをきたしうるため，検査前後の休薬が必要である。チェックポイントが列挙された問診票を用いると確認しやすい。

　[2] **腎機能の評価**　造影剤腎症(造影剤による腎機能低下)を防ぐために，血清クレアチニンや推定糸球体濾過量(eGFR)を指標とした腎機能評価を行う。eGFRが30 mL/分/1.73 m^{2}未満の患者には，原則として造影剤は禁忌である。低腎機能(30≦eGFR<45)の患者には，検査前後の生理食塩水による補液や造影剤量の低減などの予防措置を講じることが推奨されている。

　[3] **説明と同意(インフォームドコンセント)**　患者には，造影検査の目的，造影検査によって患者が得る利益や副作用などの不利益，同意の撤回の権利などを説明したうえで，その内容が記載された同意書に，本人または代理人に日付と氏名を記載してもらう。

1　薬剤(造影剤)

　水溶性の非イオン性ヨード造影剤を用いる。ヨウ素(ヨード)はX線吸収度が高く，造影剤は生体内で高吸収に(白く)描出される。一般にCTで使用される造影剤は，240〜370 mg/mLのヨウ素を含んだ無色無臭で粘稠な液体で，50〜150 mLのシリンジに封入されて製品化されている。使用する造影剤の濃度と容量は，患者の体重や検査目的に応じて使い分けられる。

　注入された造影剤は，心臓から各組織の細胞外液腔を循環し，投与後6時間で約90%が腎から尿中へ排泄され，24時間後にはほぼ全量が体外へ排泄される。このため造影剤排泄を促す目的で，検査後は水分摂取が推奨される。造影剤の化学的特徴は，血液の約3倍の浸透圧を有することで，投与中に患者は熱感・ほてり感を感じることが多く，後述する副作用発生の一要因でもある。

造影剤の禁忌 ▶ 　①ヨウ素またはヨード造影剤に過敏症の既往歴がある患者：ショックなど重篤な副作用の危険性が高い，②重篤な甲状腺疾患を有する患者：コントロール不良の甲状腺機能亢進症の患者では甲状腺クリーゼをまねきかねない，に対しては造影剤は投与すべきでない。

造影剤の副作用 ▶ [1] **副作用の種類と発生頻度**　表 3-1 に造影剤の副作用と重症度分類を示す。頻度が高い副作用は，吐きけや嘔吐，蕁麻疹（じんましん）や皮膚瘙痒感（そうよう）だが，その多くは一過性で特別な処置を要することは少ない。一方で，呼吸困難・意識消失・血圧低下・心停止などの重篤な副作用の発生も知られている。非イオン性ヨード造影剤では，約 3 ％になんらかの副作用がみられ，重篤な副作用は 0.04〜0.004 ％におこるとされる。死亡例も報告されている。

　これらの副作用は，造影剤注入中または投与開始から 5 分以内に発現することがほとんどだが（即時性副作用），検査終了 1 時間後〜3 日後に発現することもある（遅発性副作用）。遅発性副作用に対処するため，外来患者に検査終了後も一定時間，病院内にとどまるよう指示する施設もある。

[2] **重篤な副作用が発現しやすい患者**　過去に造影剤で副作用がみられた患者，アレルギー体質や気管支喘息の患者では，副作用発現リスクが 3〜10 倍高いとされる。したがって，検査前の問診が副作用の予防と対策に重要である。このような患者では造影 CT の適応を十分に検討すべきであり，単純 CT で終了するか，MRI や超音波検査などの他の画像検査に切りかえる必要性が生じる。

　また，副作用発現の機序の 1 つに心因的要因が知られており，検査に対する精神的な不安を取り除くことは副作用予防に大切である。

　造影剤による重篤な副作用は少ないものの一定の頻度で出現し，しかも発症を予測することは困難である。したがって検査を担当する医師，看護師や診療放射線技師は，副作用に対するリスクマネジメントを心がけておく必要がある。

[3] **アナフィラキシー様反応への対応と処置**　造影剤副作用のなかでも，早急な対応が必要となる副作用にアナフィラキシー様反応がある。アナフィラキシー様反応の初期症状として，かゆみ，蕁麻疹や血管性浮腫（▶図 3-11）があり，これらの早期発見には検査直後の患者の観察と問いかけが肝要である。このような症状を呈する患者に対しては，引きつづきおこりうる急激な血圧低下・心停止と，喉頭や気道の浮腫による呼吸困難に対処すべく，視診による顔面蒼白

▶表 3-1　造影剤副作用の重症度分類

重症度	軽症	中等	重症
副作用	・吐きけ ・嘔吐（1 回） ・蕁麻疹 　（一過性） ・かゆみ ・紅潮 ・発汗	・一過性意識消失 ・嘔吐（遷延） ・蕁麻疹（遷延） ・顔面浮腫 ・喉頭浮腫 ・気管支攣縮	・低血圧性 　ショック ・肺水腫 ・呼吸停止 ・心停止 ・痙攣

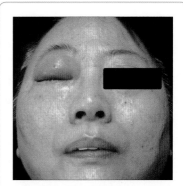

右眼瞼の発赤と腫脹が見られる。

▶図 3-11　血管性浮腫（クインケ浮腫）

や冷汗の有無の確認や触診による脈の強さと速さの測定を行いつつ慎重に対応する。生あくびや便意は血圧低下のサインであり, 橈骨動脈で脈を触知できない場合, 血圧は80mmHg以下に低下していると考える。

重篤な症状を察知した際には, 初期治療として乳酸加リンゲル液の輸液とアドレナリン(エピペン®)筋注による循環管理, 気道確保と酸素投与を行いつつ, エマージェンシーコールによって院内の他の医師や看護師に救援を求める。

2　検査法

検査前の飲食制限は, とくに高齢者や糖尿病患者では脱水を助長し腎機能に悪影響を与え, かつ副作用の一因となるため, 通常行わない。

静脈内への造影剤の投与は, 原則的に肘静脈(右肘静脈が望ましい)に留置針(プラスチックカニューレ)を用いて行う。留置針を用いるのは, 確実に血管内へ針を留置・固定するためと, 上肢を挙上する際にも肘関節の屈曲が容易なためであり, 翼状針は使用すべきでない。針の太さは, 造影剤の注入速度によりさまざまであり, 通常は22〜19Gが用いられる。穿刺針は耐圧性チューブを介して自動注入器に装着された造影剤に接続する。

実際の造影検査前に2〜3mLの造影剤を注入し, 造影剤に対する過敏反応の有無をチェックする。

通常の造影検査以外の特殊な造影CT検査には以下のようなものがある。

[1] **ダイナミックCT**　造影剤を急速静注しながら, 関心領域の異なる時相の画像を複数回取得する方法である(▶図3-12)。肝胆膵や腎など上腹部臓器の腫瘤性病変がよい適応である。病変と臓器の血流や血行動態の違いによる画像コントラストを強調させることで, 病変の検出や性状の評価を行う。

通常は, 造影剤を3mL/秒程度で注入し, 動脈相(注入開始35〜40秒後), 門脈優位相(60〜70秒後), 平衡相(180〜300秒後)を撮像する。複数回の撮像を行うため, 被曝の増加は避けられない。

[2] **CT血管造影** CT angiography(CTA)　造影剤を急速に注入し, 関心領域の

NOTE
造影剤の血管外漏出

注入された造影剤が血管外へ漏出する合併症であり, 頻度は0.3〜0.9%とされる。末梢の細い静脈に穿刺した場合や造影剤を急速注入(>3mL/秒)した際に見られることが多い。発生時に患者は穿刺部の疼痛を訴える。多くは少量の造影剤の皮下への漏出で問題となることは少ないが, まれに皮膚の水疱・潰瘍形成や, 大量の造影剤により血管や神経が圧迫され, 血流や神経障害(コンパートメント症候群)などの重篤な合併症をきたすこと

もある。

予防法は, 針を肘静脈内腔に確実に穿刺, 留置することと, 造影剤注入開始後の数秒間はもれがないことを患者のかたわらで目視することである。血管外漏出が見られた際には, 軽症であれば氷嚢などで患部を冷やし, 疼痛があれば消炎鎮痛薬を処方する。皮膚症状やコンパートメント症候群に対しては, すみやかに皮膚科や形成外科医を受診させる。

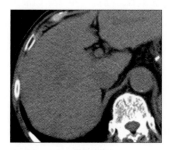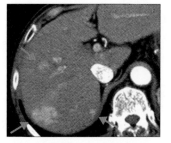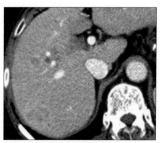

| a. 単純 CT | b. ダイナミック CT 動脈相 | c. ダイナミック CT 門脈優位相 |

肝細胞がん(→)は動脈血流に富むため，動脈相(b)は，単純 CT(a)や門脈優位相(c)では不明瞭な腫瘍の検出に有用である。

▶図 3-12　ダイナミック CT(肝細胞がん)

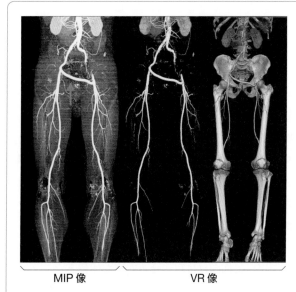

腎レベルの大動脈から下腿の動脈までが鮮明に描出されている。左右の大腿動脈を結ぶ人工血管(→)により，左下肢の動脈血流が保たれていることがわかる。

MIP 像　　VR 像

▶図 3-13　CTA(閉塞性動脈硬化症，FF バイパス術後)

造影剤の初回循環(ファーストパス)を撮像することで，目的とする動脈内の高濃度の造影剤による血管画像を作成する方法である(▶図3-13)。血管のみを抽出した VR や MIP などの 3 次元画像表示(▶60 ページ)を行う。冠動脈 CT においては，心電図同期や β 遮断薬投与による心拍コントロールが必要である。

[3] **CT 尿路造影** CT urography(CTU)　造影剤が尿路へ排泄される造影剤投与後 10 分以降に両腎から膀胱を撮像し，MIP 画像にて 3 次元的に尿路の形態を観察する方法である(▶61 ページ，図3-10-c)。通常の造影 CT と併用して施行される。

[4] **DIC-CT(点滴静注胆嚢胆管造影** CT drip infusion cholangiography-CT)
胆汁から排泄されるヨード造影剤(ビリスコピン® 100 mL)を点滴静注後に上

腹部 CT を撮像し，高吸収の胆管を立体的に観察する。高ビリルビン血症では造影剤排泄能が低下するため適応外である。MRI が進歩した現在では，MRCP(▶84 ページ)にとってかわられている。

③ CT 検査を受ける患者の看護

CT 検査は，多方向から X 線を照射し人体内部を観察する。そのため，単純 X 線撮影と比較すると放射線被曝量が多い。また，造影 CT 検査では造影剤による副作用のリスクがある。看護師はこれらのリスクをふまえ，患者が安全に検査を受けられるように支援する役割を担う。

検査前▶　患者が検査の目的，検査から受けられる利益，リスクを理解しているかをていねいに確認する。患者によっては思いを表出できない場合もあることから，検査前の説明や準備を通して表情や動作などを観察し，随時声をかけるなどの配慮を行う。

患者の氏名，ID と検査の内容を確認し，食事制限がある場合は制限が守られているかを確認する。身につけた金属類や付属する医療機器は撮影に影響するため，医療者が確認のうえ，外す。検査時間は約 10〜30 分であり，検査中は医療者の指示により体の位置や呼吸の調整を行うことを説明する。検査中にも，操作室にいる医療者とマイクを通して話せることを伝える。

造影剤を使用する場合は診療録を参照し，過去の造影剤副作用歴，アレルギー，既往歴，血液データ(とくに腎機能)，妊娠の有無を再度確認する。造影剤注入時に感じる熱感に問題はないことを伝え，冷汗やあくび，吐きけなどの症状が出現した場合は，検査中でもすぐに知らせるように説明する。検査中の知らせかたは，起き上がらず手をあげるなどの具体的な方法を指示しておく。

検査中▶　患者を寝台に仰向けに寝かせ，安楽な体位となるよう介助する。転落防止のため安全ベルトをつけ，体位を保つよう説明する。意識障害患者や小児など自ら体位を保つことが困難な場合は，枕や補助ベルトなどで調節する。

造影剤投与のためルート確保が必要な場合は，注入速度に応じて針の太さを選ぶ。原則留置針を用いることが望ましい。刺入部の観察を行い，血管外漏出がないよう注意する。また，緊急時に対応できるよう，救急カートに薬剤，酸素吸入や吸引に必要な機器を用意し，整備と管理を行っておく。

検査中は，患者が安心できる声かけをする。また，造影剤を投与した場合は顔色の変化や咳・くしゃみ・あくびの有無などを観察し，副作用の発現に注意する。

検査後▶　患者の状態を観察する。検査終了後，安全ベルトを外しもとの状態に整え，ふだんどおりの生活をしてよいことを伝える。造影剤のルートは必要に応じて抜針し止血する。留置する場合は，生理食塩水などを注入し，刺入部の確認を行う。また，造影剤を使用した場合は，尿からの排泄を促すため水分を多めに

とるよう伝える。水分制限がある場合は，医師と相談する。

造影剤による副作用の出現があった場合は，ただちに一般状態を観察し医師の診察のもと対処する。今後の検査時に対応できるよう患者と情報共有をするとともに，診療録に記録する。

D | CT 診断

撮像された画像は，検査部位や目的に適したスライス厚，再構成フィルタやウインドウにて表示される。CT 診断の基本は横断像であり，冠状断や矢状断などの MPR 像が適宜追加される。横断像は仰臥位の患者を足側から，冠状断像は正面から観察したかたちで表示され，向かって左側が患者の右側となる。

以下に，部位別の正常の CT 解剖と代表的疾患の画像所見を示す。

① 頭部

適応▶ 意識障害，麻痺，急な頭痛や嘔吐などの急性の脳血管障害が疑われる患者や頭部外傷がおもな適応である。血腫の CT 値は脳実質より高く，浮腫や梗塞巣は低吸収を示す。脳動脈の CTA を除き造影 CT の施行はきわめて少ない。

1 正常像

大脳白質は，皮質(灰白質)に比べわずかに CT 値が低く，黒く描出される。脳室などの脳脊髄液は CT 値がほぼ 0 の水成分のため，さらに黒く描出される。眼窩内の脂肪や鼻副鼻腔内の空気は真っ黒に描出される(▶図 3-14)。

成人では松果体や脳室内の脈絡叢に生理的石灰化を見る。

2 代表的疾患

[1] **脳出血**(▶図 3-15-a)　動脈硬化や高血圧がリスクファクターで，大脳基底核(被殻，尾状核)や視床が好発部位である。出血部が白く描出される。

[2] **クモ膜下出血**(▶図 3-15-b)　突然の頭痛や嘔吐，意識障害で発症する。原因の多くは脳動脈瘤の破裂であるため，クモ膜下出血の患者には引き続いてCTA による脳動脈瘤の検索が行われる。

[3] **慢性硬膜下血腫**(▶図 3-15-c)　脳表面の硬膜と脳の間の出血であり，軽微な頭部外傷が原因のことが多い。脳表にやや高吸収値の三日月状の血腫が見られる。大量の血腫に対してはドレナージを行う。

[4] **脳梗塞**(▶図 3-15-d)　脳血管の閉塞または高度狭窄により，その血流支配領域が壊死をきたす。動脈硬化による血栓形成や心臓や大動脈などからの血栓

塞栓がおもな原因である。梗塞部位が浮腫により低吸収域としてみとめられる。CT よりも MRI のほうが早期の脳梗塞を診断できるため，臨床的に脳梗塞が

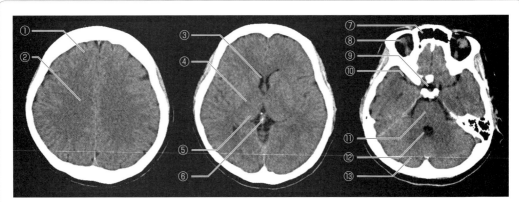

①大脳皮質　②大脳白質　③側脳室　④レンズ核　⑤視床　⑥松果体　⑦副鼻腔（前頭洞）　⑧眼窩
⑨トルコ鞍　⑩脳槽（クモ膜下腔）　⑪橋　⑫第四脳室　⑬小脳

▶図 3-14　頭部 CT（正常）

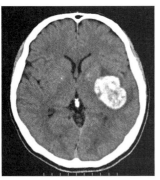

a．脳出血（46 歳男性）
左被殻を中心に高吸収の血腫が見られる。被殻は高血圧性脳出血の好発部位である。

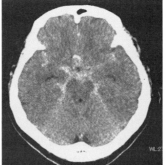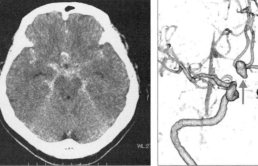

b．クモ膜下出血（60 歳女性，右は CTA）
脳脊髄液で満たされる脳槽（クモ膜下腔）に高吸収の血腫が見られる（左図）。CTA では前交通動脈瘤（→）が見られ，その破裂が原因と考えられる（右図）。

c．慢性硬膜下血腫（49 歳女性）
左大脳脳表に三日月状の血腫が見られ，大脳を圧排している。

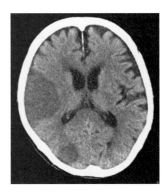

d．脳梗塞（73 歳男性）
右大脳に多発性の低吸収域が見られる。脳浮腫のため脳溝が不明瞭化している。

▶図 3-15　頭部疾患の CT 画像

疑われる場合には MRI が施行されることが多い。

② 胸部

適応▶ 呼吸困難や咳嗽・喀痰（がいそう）・血痰などの呼吸器症状を訴える患者に，最初に施行される画像検査は胸部単純 X 線撮影であり，通常，肺炎・心不全・自然気胸などの診断に CT は不要である。CT の適応は，理学所見や単純 X 線写真で診断困難な場合，健診などの胸部単純 X 線写真で肺がんや縦隔腫瘍などの異常が疑われた場合や悪性腫瘍の転移精査などである。造影 CT は，肺疾患の精査には基本的に不要であるが，大動脈解離や肺血栓塞栓症など血管病変の評価には必須であり，肺門部肺がんや縦隔腫瘍，肺門・縦隔リンパ節腫大の診断に有用である。

　胸部 CT では，気道・肺と縦隔臓器を観察するため，異なる 2 つの再構成フィルタとウインドウ（肺野条件・縦隔条件）がセットで画像表示される。

1 正常像

[1] **肺野条件**（▶図 3-16-a〜d）　空気を多量に含む肺と肺血管や気管支壁など非常に細かな構造を観察するため，高解像度関数で再構成され，広いウインドウ幅（1,300〜1,700 HU）で画像表示される。肺や気道内の空気は黒く，肺血管や縦隔などの臓器は白く描出される。ルーチン検査のスライス厚は 5〜7 mm であるが，びまん性肺疾患の診断には，1〜1.5 mm 厚の高分解能 high-resolution CT（HRCT）を追加表示する。

[2] **縦隔条件**（▶図 3-16-e〜h）　縦隔や胸壁など，肺野以外の臓器を観察するため，腹部と同じ軟部用フィルタを用い，ウインドウ幅は肺野条件よりもかなり狭く表示して各組織間のコントラストをつける。肺は全体が黒く描出される。

2 代表的疾患

[1] **肺気腫**（▶図 3-17-a）　慢性閉塞性肺疾患（COPD）の 1 つで，原因のほとんどが喫煙である。肺胞が破壊されて嚢胞状になり，肺の容積が増加する。破壊された肺胞が低吸収域として描出される。

[2] **特発性肺線維症**（▶図 3-17-b）　原因不明の肺の線維化をきたす疾患で，肺の容積減少と肺底部の小さな嚢胞の配列（蜂窩肺）を特徴とする。CT により蜂の巣状の嚢胞が観察される。

[3] **原発性肺がん**（▶図 3-18-a）　肺がんは，肺門部に発生する中枢型と肺野の末梢型に分けられる。中枢型肺がんでは，肺門構造や大動脈への浸潤の有無を評価するために造影 CT が施行される。

[4] **縦隔腫瘍**（▶図 3-18-b）　縦隔腫瘍は，部位によって発生する腫瘍に特徴がある。胸腺腫は前縦隔腫瘍のうち最も頻度が高い。

[5] **サルコイドーシス**(▶図3-18-c)　サルコイドーシスでは，肺門・縦隔リンパ節をおかす頻度が高く，無症状の患者に見られる境界明瞭な両側肺門・縦隔リンパ節腫大が特徴的である。

[6] **急性肺血栓塞栓症**(▶図3-18-d)　長期の臥床などが原因で下肢の深部静脈に形成された血栓が，肺動脈に詰まることで，突然の呼吸困難や胸痛をきたす。造影CTは非侵襲的で感度，特異度とも高く，診断に有用である。

[7] **急性大動脈解離**(▶図3-18-e)　大動脈の中膜内に血流が入り込み，大動脈が真腔と偽腔とに分離される。急激に発症する背部痛，胸痛の原因として重要な疾患であり，診断には造影CTが施行される。

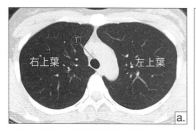
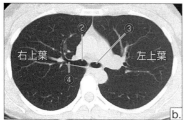
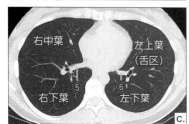
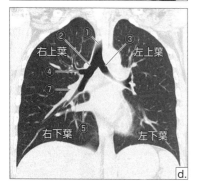

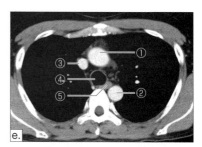
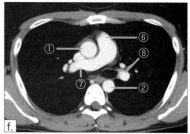
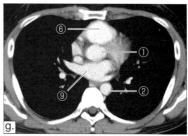
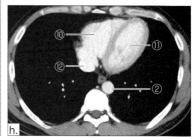

a〜d：肺野条件
a. 大動脈弓レベル
b. 気管分岐部レベル
c. 下肺静脈レベル
d. 冠状断MPR像
①気管
②右主気管支
③左主気管支
④右上葉気管支
⑤右下肺静脈
⑥左下肺静脈
⑦右下肺動脈

a.	e.
b.	f.
c.	g.
d.	h.

e〜h：縦隔条件
　　　（造影CT）
e. 大動脈弓下レベル
f. 肺動脈分岐レベル
g. 左心房レベル
h. 左心室レベル
①上行大動脈
②下行大動脈
③上大静脈
④気管
⑤食道
⑥肺動脈幹
⑦右肺動脈
⑧左肺動脈
⑨左心房
⑩右心房
⑪左心室
⑫下大静脈

▶図3-16　胸部CT（正常）

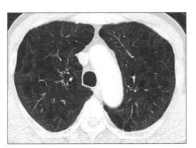

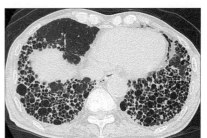

a. 肺気腫（71 歳男性）

上葉には肺胞破壊による低吸収域が見られ，末梢肺の肺血管は狭小化している。

b. 特発性肺線維症（82 歳男性）

肺底部に蜂の巣状の多数の囊胞をみとめる。

▶図 3-17　胸部疾患の CT 画像（肺野条件）

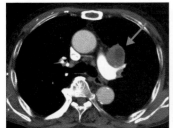

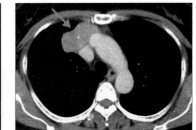

a. 原発性肺がん（79 歳男性，右は VR 像）

左肺門部の腫瘍（→）は，上肺動脈へ浸潤している。VR 像では，肺動脈（赤），肺静脈（青），気道（薄緑）と腫瘍（緑）との関係が立体的に把握できる。

b. 胸腺腫（71 歳女性）

前縦隔に分葉状の腫瘤（→）をみとめる。

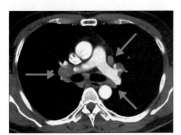

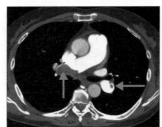

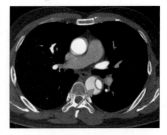

c. サルコイドーシス（47 歳男性）

両側肺門，縦隔リンパ節の腫大が見られる（→）。

d. 急性肺血栓塞栓症（56 歳女性）

造影剤で満たされた肺動脈内に血栓による造影欠損が見られる（→）。

e. 急性大動脈解離（51 歳男性）

下行大動脈内に，解離により内方へ変位した内膜（→）が見られ，血管腔は左側の小さな真腔と右側の偽腔に分かれている。

▶図 3-18　胸部疾患の CT 画像（縦隔条件，造影 CT）

③ 腹部

適応▶　腹部にある器官は，消化器，泌尿器や生殖器など多様であり，検査目的や適応はさまざまである。すべての臓器が検査対象となるが，CT の有用性がとく

に高いのは，消化管穿孔や腸閉塞などの急性腹症の患者で，外科的治療の適応を判断するうえでも CT が重要である。子宮や卵巣，前立腺や膀胱などの骨盤内疾患の診断には，CT よりも超音波や MRI 検査が選択されることが多い。

　造影 CT が行われる頻度は高く，肝胆膵や腎腫瘍の精査にはダイナミック CT が施行される。単純 CT は，胆石や尿路結石などの石灰化を検出するためには必須である。横断像に加え，冠状断 MPR も作成される。

1 正常像

　正常の上腹部臓器の CT 値は，肝臓が最も高く約 60 HU，脾臓は約 50 HU，膵臓は約 45 HU，腎臓や血管が約 35 HU と近似しているため，やや狭いウインドウ幅(200 HU 前後)で画像表示される。腹腔内に多く存在する脂肪組織の CT 値は－100～－50 HU であるため，黒く描出される(▶図3-19)。実質臓器を観察するウインドウでは脂肪と消化管内のガスとが区別できないため，消化管穿孔による腸管外ガスを観察するには，ウインドウ幅を広げる必要がある。

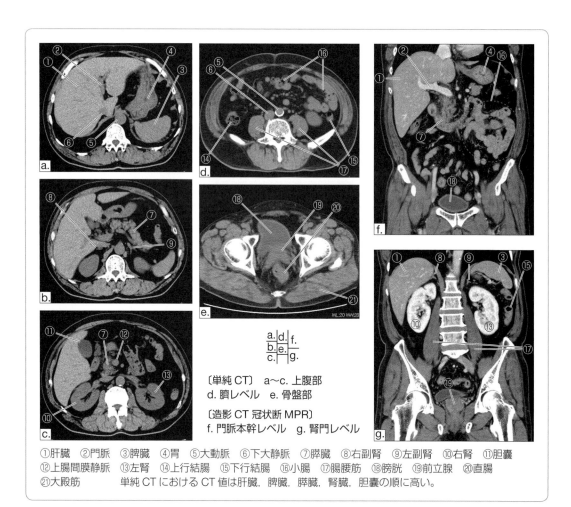

〔単純 CT〕　a～c. 上腹部
d. 臍レベル　e. 骨盤部

〔造影 CT 冠状断 MPR〕
f. 門脈本幹レベル　g. 腎門レベル

①肝臓　②門脈　③脾臓　④胃　⑤大動脈　⑥下大静脈　⑦膵臓　⑧右副腎　⑨左副腎　⑩右腎　⑪胆囊
⑫上腸間膜静脈　⑬左腎　⑭上行結腸　⑮下行結腸　⑯小腸　⑰腸腰筋　⑱膀胱　⑲前立腺　⑳直腸
㉑大殿筋　　　　単純 CT における CT 値は肝臓，脾臓，膵臓，腎臓，胆囊の順に高い。

▶図 3-19　腹部 CT(正常)

2 代表的疾患

肝胆膵▶ **[1] 脂肪肝**(▶図3-20-a)　肝細胞に過剰な中性脂肪が蓄積された状態で，単純CTでは肝実質の吸収値が著明に低下する。高度な脂肪肝では脈管が肝実質よりも高吸収に(白く)見える。

[2] 肝硬変(▶図3-20-b)　長期のアルコール過剰摂取や肝炎ウイルスなどにより肝細胞の傷害が持続し，線維瘢痕組織に置換される非可逆性の慢性肝疾患である。合併症として食道静脈瘤や肝細胞がん(▶65ページ，図3-12)が重要である。進行例では，肝実質の粗造・変形や萎縮と肝表面の凹凸不整が見られる。

[3] 転移性肝腫瘍(▶図3-20-c)　肝臓以外に発生した腫瘍細胞が，血行性に肝臓へ運ばれ増殖する。原発巣は，胃，大腸，膵臓などの消化器がんが多いが，乳がんや肺がんの頻度も高い。多発することが多いが単発のこともある。消化器がんでは，ダイナミックCTの動脈相で腫瘍辺縁がリング状に造影される。

[4] 肝血管腫(▶図3-20-d)　最も頻度が高い肝腫瘍で，健診などの超音波検査で発見されることもまれではない。単発例が多いが多発することもある。ダイナミックCTでは，腫瘍の辺縁から中心に向かって徐々に造影され，平衡相ま

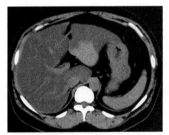
a. 脂肪肝(48歳女性)
肝実質の吸収値が著明に低下し，門脈(→)の方が高吸収に見える(正常の▶図3-19-aと対比せよ)。

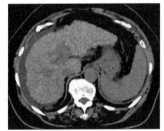
b. 肝硬変(67歳女性)
肝が萎縮し，表面は凹凸不整で内部は不均一である。少量の腹水(*)をみとめる。

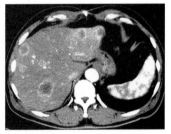
c. 転移性肝腫瘍(60歳男性，胃がん，ダイナミックCT)
動脈相でリング状に造影される腫瘤が肝内に多発している。

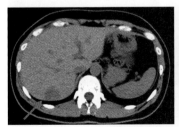
d. 肝血管腫(40歳女性，右は造影CT)
肝右葉後区域に，単純CTで肝内血管と等吸収の腫瘤が見られる(左図→)。造影開始150秒後の平衡相で，造影効果が持続している(右図→)。

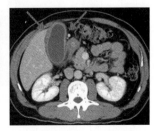
e. 急性胆嚢炎(58歳男性，造影CT)
胆嚢の腫大と胆嚢壁肥厚(→)をみとめる。

▶図3-20　肝臓疾患，胆嚢・胆道疾患のCT画像

で造影効果が遷延する。

[5] **急性胆囊炎**(▶図3-20-e)　胆囊や胆管内の胆石が胆汁の流れを停滞させ，細菌感染をきたす。おもな症状は，発熱と右季肋部痛である。CTでは，胆囊の腫大，胆囊壁肥厚や胆囊周囲の脂肪層の濃度上昇(炎症波及)が見られる。

[6] **急性膵炎**(▶図3-21-a)　タンパク質分解酵素などの膵酵素による膵臓の自己融解をきたす疾患で，原因としてはアルコールや胆石が重要である。上腹部痛(とくに心窩部の激痛)，背部痛，吐きけ・嘔吐を呈する。CTでは膵臓の腫大や輪郭の不鮮明化，膵周囲の液体貯留をみとめる。重症例では，壊死により膵実質の造影欠損を示す。

[7] **膵がん**(▶図3-21-b)　消化器系悪性腫瘍のうちで最も予後がわるく，リンパ節や肝転移の頻度が高い。膵頭部がんでは総胆管狭窄による閉塞性黄疸で発症することが多い。造影CTでは血流に乏しい不整形腫瘤として描出される。

消化管▶[1] **大腸憩室炎**(▶図3-22-a)　便秘などにより腸管内圧の上昇によって発生する憩室に炎症をきたす疾患で，腹痛や発熱がおもな症状である。わが国では右側結腸の頻度が高い。CTでは，憩室を有する大腸壁の肥厚と腸管周囲の脂肪層の濃度上昇をみとめる。

[2] **消化管穿孔**(▶図3-22-b)　急性腹症の1つで，若年者では胃・十二指腸潰瘍，中高年では消化性潰瘍に加えて悪性腫瘍も原因となる。消化液や食物残渣などが腹腔内に漏出し腹膜炎をもたらす。CTは腹腔内遊離ガスの検出感度が高く，穿孔部位の同定にも有用である。

[3] **腸閉塞**(▶図3-22-c)　腸閉塞は大腸がんなど閉塞機転を有する単純性腸閉塞と腸管の血行障害を伴う複雑性(絞扼性)腸閉塞に大別され，後者は緊急手術の適応である。CTは腸閉塞の原因や絞扼性腸閉塞の診断に不可欠である。また，イレウス[1]との鑑別を行うことも重要である。

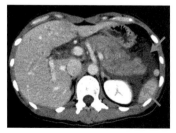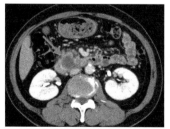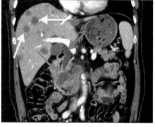

a．急性膵炎(33歳女性，造影CT)
膵臓は著明に腫大し造影効果が低下している(＊)。膵周囲に滲出液貯留が見られる(→)。

b．膵がん(68歳男性，造影CT，右は冠状断MPR)
膵頭部に4cm大の造影効果の乏しい腫瘤(→)が見られる(左図)。冠状断MPR(右図)では，腫瘤により下部総胆管の狭窄と上中部総胆管の拡張(→)，肝内の多発転移(⇒)がみとめられる。

▶図3-21　膵臓疾患のCT画像

1) イレウスという名称は，術後や腹膜炎など閉塞機転のない通過障害にのみ用いられる。

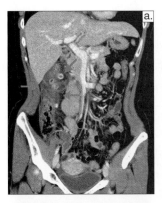

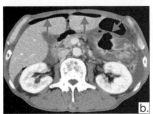

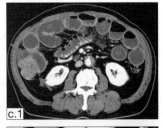

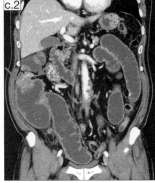

a.
b. c.

a. 大腸憩室炎（38 歳女性，造影 CT，冠状断 MPR）

上行結腸壁の肥厚と腸管周囲の脂肪層混濁をみとめる（→）。憩室（→）も散見される。

b. 消化管穿孔（67 歳男性，造影 CT）

肥厚した胃壁の一部が断裂し（→），腹腔内遊離ガス（→）や腹水をみとめる。手術で進行胃がんの穿孔と診断された。

c. 大腸がんによる腸閉塞（71 歳男性，造影 CT，下は冠状断 MPR）

小腸（＊）の異常拡張がほぼ全域でみとめられ，上行結腸の腫瘍（→）による閉塞性（機械性）腸閉塞と診断できる。C：盲腸。

▶図 3-22　消化管疾患の CT 画像

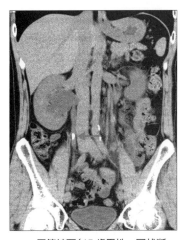

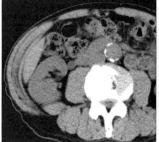

b. 淡明細胞型腎細胞がん（73 歳男性，右はダイナミック CT）

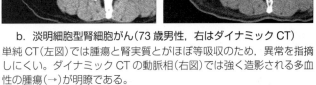

単純 CT（左図）では腫瘍と腎実質とがほぼ等吸収のため，異常を指摘しにくい。ダイナミック CT の動脈相（右図）では強く造影される多血性の腫瘍（→）が明瞭である。

a. 尿管結石（45 歳男性，冠状断 MPR）

右腎盂（＊）や近位尿管は拡張し，尿管内に高吸収の結石（→）がみとめられる。

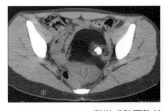

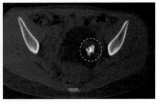

c. 卵巣成熟嚢胞性奇形腫（14 歳女性）

子宮（U）の腹側に境界明瞭な腫瘤（→）がみとめられる。内部は皮下脂肪（＊）と同等の低い吸収値で脂肪組織である。内部にある石灰化は，骨条件（右図）で歯牙であることがわかる（○内）。

▶図 3-23　泌尿器・生殖器疾患の CT 画像

［4］**大腸がん**（▶75ページ，図3-22-c）　食生活の欧米化によりわが国でも増加傾向である。直腸やＳ状結腸に好発する。進行がんでは内腔の狭窄により腸閉塞の原因となる。進行がんは大腸壁の肥厚や腫瘤として描出される。

泌尿器・生殖器▶［1］**尿路結石**（▶75ページ，図3-23-a）　腎臓から尿管の尿路に結石が生じる疾患で，泌尿器科疾患で最も多い。腎結石が尿管内に落下すると，仙痛発作といわれる突然の激しい腰背部痛を呈する。単純CTで診断する。

［2］**腎細胞がん**（▶75ページ，図3-23-b）　腎臓の悪性腫瘍で最も頻度が高く，画像診断の進歩により無症候性の小さな腫瘍が見つかることも多い。腎細胞がんの70〜80％を占める淡明細胞型は多血性のため，ダイナミックCTの動脈相(皮髄相)で強く造影される。

［3］**卵巣成熟囊胞性奇形腫**（▶75ページ，図3-23-c）　生殖可能な若年女性に好発する。組織学的に3胚葉成分を含み，脂肪が貯留し，毛髪，歯牙や骨を含有する。合併症として捻転や破裂による急性腹症がある。画像診断はCTで非常に黒い脂肪成分の同定が決め手である。

参考文献
1) 日本放射線技術学会監修：CT撮影技術学(放射線技術学シリーズ)，改訂2版．オーム社，2011.
2) 早川克己ほか監修：造影剤の適正使用推進ガイドFAQ．メジカルビュー社，2010.
3) 山下康行：ジェネラリストを目指す人のための 画像診断パワフルガイド．メディカル・サイエンス・インターナショナル，2014.

臨床放射線医学

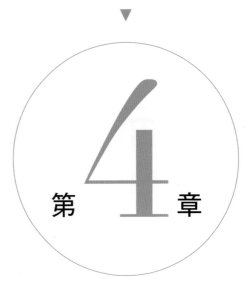

第 4 章

MRI

本章で学ぶこと　□MRI において，有用な画像情報を得ることを目的として，安全に検査を施行するためには，MRI 検査の特徴・適応の理解が必要となる。さらに本章では，代表的な対象領域の MRI 画像とともにおもな疾患の MRI 所見を示し，学ぶ。

A MRI の特徴

① MRI とは

　　MRI（磁気共鳴画像 magnetic resonance imaging）とは，核磁気共鳴現象 nuclear magnetic resonance（NMR）を用いた画像検査である。CT と同様に身体の断面画像を得ることができるが，CT では X 線を使って物質（人体組織）の X 線吸収を利用して画像を作成するのに対して，MRI では体内のプロトンから発生する NMR 信号によって画像を得る点が異なる。

　　当初，この画像検査は NMR（核磁気共鳴画像）とよばれていたが，"核"という用語の使用に対する抵抗感（MRI では放射線被曝がない）や，核医学（アイソトープ検査）ではなく放射線診断の領域に属する，などの理由からしだいに MRI（磁気共鳴画像）とよばれるようになった。

② MRI の長所と短所（CT との比較）

長所▶　CT と比較した際の MRI の長所として，放射線被曝がないことと，高い濃度分解能を示すことがあげられる。濃度分解能とは，画像において異なる組織を区別する能力である。すなわち，濃度分解能が高ければ，病気の部分と健常部との画像上の区別（コントラスト）が明瞭となり，病変部位の指摘が容易になると同時に，病変内部をより詳しく観察することができる。

短所▶　短所としては，1 検査あたり，より長い時間を要するため検査効率が低いこと，強い磁気を使用するため安全性において多くの注意点があること（▶84 ページ）があげられる。

　　MRI には T1 強調像や T2 強調像を代表とする多くの撮像法（パルスシークエンス，単にシークエンスともよぶ）がある。高速撮像が可能なシークエンスもあるが，通常，1 つの検査部位に対して複数の異なる撮像法を行うため，全体として検査時間が長くなる。また，一般的な T1 強調像，T2 強調像（▶82 ページ）なども CT と比較して撮像時間が長いため，呼吸や嚥下などの生理的な動きを含む検査中のからだの動きによる画質の劣化という問題につながることも少なくない。MRI 検査の適応や評価に関しては，これらの長所や短所を理解したうえで判断されるべきである。

またCTと異なり，MRIでは，ある程度撮像領域を限定することが必要となる（一部の最新の機器では全身MRIの撮像が可能であるが，検査時間は45分程度と非常に長くなる）。

③ MRI でわかること

身体の任意の断層画像を得ることにより，MRIはその断面に含まれる臓器の解剖学的構造や病変を描出することができる。そのなかには，CTで指摘困難な病変や，CTで指摘できてもMRIでより明瞭に描出可能な病態がある。このような病態ではMRIの有用性が高くなるが，逆にCTが有用な病態もあり，検査の特性，適応を十分に理解して，評価する必要がある。

MRIの有用性が高いと考えられている代表的な病態として，中枢神経系疾患がある。転移性脳腫瘍や脳梗塞，とくにCTで指摘困難な急性期脳梗塞ではMRIが有用である（▶図4-1）。そのほか，腹部・骨盤部では，転移性肝腫瘍や婦人科系疾患（卵巣・子宮病変），前立腺がん，整形外科領域においては頸椎・腰椎領域の脊椎病変（椎間板ヘルニアや脊柱管狭窄），肩や膝の靱帯・腱の損傷などがあげられる。また，CTでは造影剤を必要とする血管や胆管などの管腔臓器の画像が，MRIでは造影剤を用いることなく得られるため，とくにCTで用いられるヨード造影剤が禁忌の患者において有用な画像検査法となる。

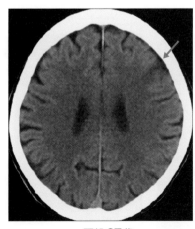 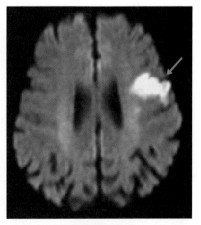

| a. 頭部 CT 像 | b. 頭部 MRI 像 |

頭部CT像（a）では，左前頭葉の一部にわずかに低吸収値領域がみとめられるが，やや不明瞭である（→）。CTの1時間後に撮像された頭部MRI（拡散強調像，b）で，脳梗塞は明瞭な高信号としてみとめられる（→）。

▶図4-1　急性期脳梗塞

B MRI 画像のなりたち

① MRI 装置の構成

ガントリー▶ 　一般的な MRI 装置の外観は CT に類似しており，患者用の寝台とこれを囲むガントリーとよばれる中空の機械より構成されている（▶図 4-2-a）。ガントリー内部には，核磁気共鳴現象を引きおこす磁場の発生源として磁石が装備されており，可動性の寝台により患者はガントリー内部で検査される。

コイル▶ 　CT と大きく異なるのは，患者が撮像する部位に合わせた**コイル**を装着することである（▶図 4-2-b）。頭部用のコイルなどは，顔をおおうようにかぶせて使用する。したがって閉所恐怖症の患者では，MRI 装置の圧迫感のために，たとえ数分であっても安静が困難となり，検査を中止せざるをえないこともある。

操作室▶ 　強力な磁場を有する検査室と，装置を作動させる操作室とは，特殊な壁やガラスで遮蔽され，操作室にはコンソールとよばれるコンピュータの操作盤やモニターなどが設置されている（▶図 4-3）。

② MRI の基本的原理

　MRI では，体内の**プロトン**（陽子）から出される NMR 信号に位置情報（身体のどの部分から出ている信号か）を与えることにより，断層画像が作成される。実際には体内の水分と脂肪がおもな信号源となる。

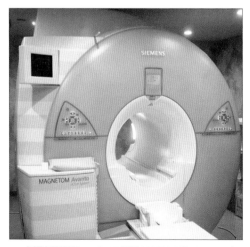

a. MRI 装置（シーメンス社製 MAGNETOM Avanto）

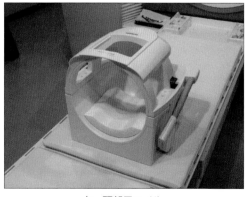

b. 頭部用コイル
患者は写真手前の寝台に横たわり，ガントリーとよばれる円筒状構造物の中に入る。

▶図 4-2　MRI 装置とコイル

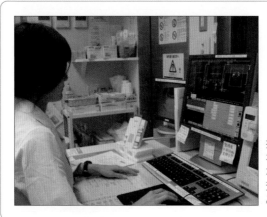

操作室は，MRI 装置と遮蔽されており，磁場の影響を受けない。操作室において MRI 検査はコンピュータを用いて組みたてられ，施行される。

▶図 4-3　MRI 操作室

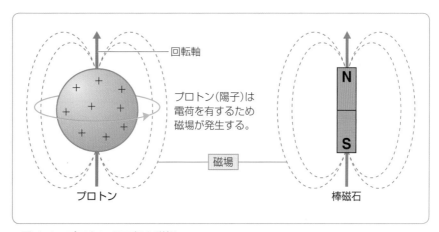

回転軸

プロトン（陽子）は電荷を有するため磁場が発生する。

磁場

プロトン

棒磁石

▶図 4-4　プロトンの回転と磁場

プロトンの▶ 回転と磁場	プロトンはプラスの電荷をもって回転しており，小さな棒磁石と考えられ，この回転軸に沿った磁場が生じる（▶図 4-4）。ただ，このままの状態では体内のプロトンの回転軸はさまざまな方向に向いており，まとまった信号としてとらえられない（▶図 4-5-①）。
縦磁化と歳差運動▶	バラバラな各プロトンの回転軸は，MRI 装置のような静磁場の中に入ると，静磁場の方向にそろって並ぶ。このことにより大きな力（磁化）が生じ，これを**縦磁化**とよぶ。さらに，プロトンは静磁場の強さにより定まる周波数で静磁場の方向を軸として，倒れかけているコマのような回転運動（**歳差運動**）を始める（▶図 4-5-②）。
位相の一致と▶ 　　　横磁化	このとき，おのおののプロトンの回転周波数は同じだが，方向（**位相**）はバラバラである。ここに同じ周波数のラジオ波（電磁波，RF）を与えることにより，原子核がこのエネルギーを吸収し励起状態となる（**共鳴現象**）。このときプロトンの磁化は，回転数とともに方向もそろう（**位相の一致**）。それとともに，横方

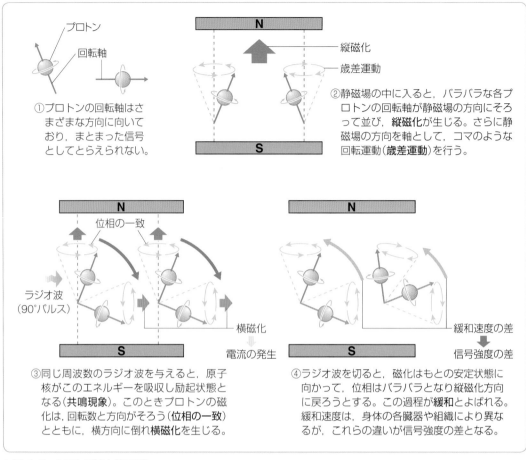

①プロトンの回転軸はさまざまな方向に向いており，まとまった信号としてとらえられない。

②静磁場の中に入ると，バラバラな各プロトンの回転軸が静磁場の方向にそろって並び，**縦磁化**が生じる。さらに静磁場の方向を軸として，コマのような回転運動(**歳差運動**)を行う。

③同じ周波数のラジオ波を与えると，原子核がこのエネルギーを吸収し励起状態となる(**共鳴現象**)。このときプロトンの磁化は，回転数と方向がそろう(**位相の一致**)とともに，横方向に倒れ**横磁化**を生じる。

④ラジオ波を切ると，磁化はもとの安定状態に向かって，位相はバラバラとなり縦磁化方向に戻ろうとする。この過程が**緩和**とよばれる。緩和速度は，身体の各臓器や組織により異なるが，これらの違いが信号強度の差となる。

▶図4-5　MRIの基本的原理

向に倒れ横方向の磁化(**横磁化**)を生じる。90°，すなわち真横に倒れるようなラジオ波は90°パルス，180°，すなわち正反対方向まで倒れるようなラジオ波は180°パルスとよばれる。横磁化が発生することにより電流が生じ，外部におかれたアンテナに信号として受信可能となる(▶図4-5-③)。

緩和▶　ラジオ波を切ったあと，磁化はもとの安定状態に向かって，位相は再びバラバラになるとともに，静磁場の方向(縦磁化方向)に戻ろうとする。この過程が**緩和 relaxation** とよばれ，縦磁化方向が**縦緩和(T1)**，横磁化方向が**横緩和(T2)**となる。これらの緩和速度は，身体の各臓器や組織により異なるが，これらの違いが信号強度の差となる(▶図4-5-④)。こうして各領域から出された信号に位置情報を与えることにより MRI 画像ができあがる(▶図4-6)。

③ MRI の撮像法(パルスシークエンス)

T1 強調像・▶
T2 強調像

MRIで用いられるさまざまな撮像法はパルスシークエンス(シークエンス)とよばれ，一般的には，各組織間での縦緩和(T1)の速度による信号強度の差

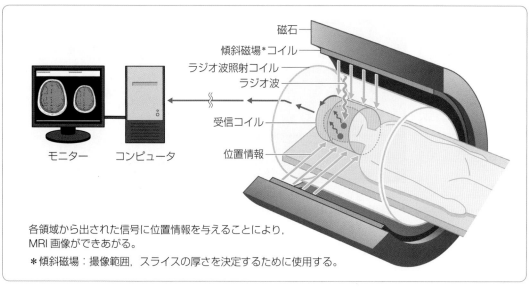

各領域から出された信号に位置情報を与えることにより，
MRI 画像ができあがる。

＊傾斜磁場：撮像範囲，スライスの厚さを決定するために使用する。

▶図 4-6　MRI 装置の概略（模式図）

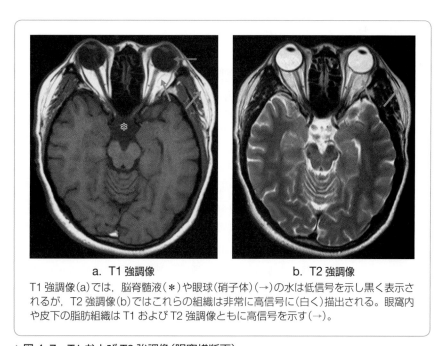

a. T1 強調像　　　　　　　　b. T2 強調像

T1 強調像（a）では，脳脊髄液（＊）や眼球（硝子体）（→）の水は低信号を示し黒く表示されるが，T2 強調像（b）ではこれらの組織は非常に高信号に（白く）描出される。眼窩内や皮下の脂肪組織は T1 および T2 強調像ともに高信号を示す（→）。

▶図 4-7　T1 および T2 強調像（眼窩横断面）

を画像にした T1 強調像 T1-weighted image（T1WI），横緩和（T2）の速度による
信号強度の差を画像にした T2 強調像（T2WI）が基本となる。得られた画像か
ら T1 および T2 強調像を判別するには，水（脳脊髄液や腸液など）が低信号（黒
い）を示すのが T1 強調像，高信号（白い）を示すのが T2 強調像と理解するとよ
い（▶図 4-7）。

　なお，後述の MRI 造影剤（ガドリニウム製剤）は，縦緩和に影響を与えるこ

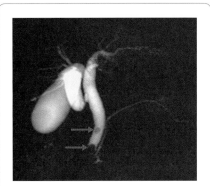

胆囊, 胆管や主膵管が高信号強度に立体的に観察される。総胆管下部の結石が低信号に描出されている(→)。

▶図 4-8　MRCP(総胆管結石症例)

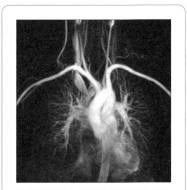

胸部大動脈とその分枝動脈や肺動脈などの血管構造のみが明瞭に描出されている。

▶図 4-9　非造影 MRA(正常例)

とから, 造影剤投与後には, これを強調するため T1 強調像が撮像される。

特殊な撮像法▶　そのほか, 特殊な撮像法として, 水(液体)を非常に高信号に強調し, 3次元データとして取得・投影することにより, 胆囊・胆管などの液体を含む臓器を描出する **MR 胆管膵管画像** MR cholangiopancreatography(MRCP, ▶図 4-8), 流れる液体(血管内を流れる血液)が MRI において特異な性質を示すことから, これを強調, 画像にした **MR 血管画像** MR angiography(MRA, ▶図 4-9)がある。なお, MRA には, 造影剤を使用する造影 MRA と, 造影剤を使用しない非造影 MRA がある。

　また, 脂肪組織からの信号を選択的に抑制した画像(脂肪抑制画像)を撮像することも可能である。これは, 造影剤投与後の T1 強調像と組み合わせて造影剤による異常増強効果を明瞭に描出したい場合や, 病変内部の脂肪組織の有無を判定する際に有用である(▶図 4-10)。

　図 4-1(▶79 ページ)で既出の**拡散強調像** diffusion weighted image(DWI)は, 水分子の拡散, ブラウン運動の程度を画像化したもので, 急性期脳梗塞や悪性腫瘍の評価に有用とされる。

C MRI 検査の実際

① MRI 検査の安全性

　MRI 検査室内は, 装置による強い静磁場がつねに発生しており, 状況により重大な事故がおこる危険性がある。安全管理の観点から, 患者はもとより検査室内へ立ち入る医療従事者の体内・体外金属の確認はきわめて重要である。

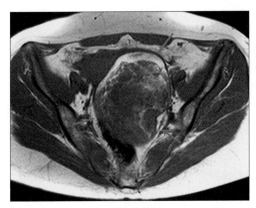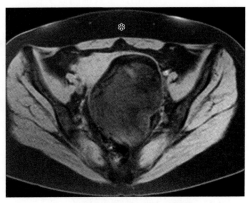

| a．T1 強調像 | b．脂肪抑制法併用 T1 強調像 |

T1 強調像（a）で低信号と高信号の混在した腫瘤が子宮の左側にみとめられる（→）。脂肪抑制法併用 T1 強調像（b）にて腫瘤内の高信号領域は信号が低下し（低信号になっており），脂肪組織であることがわかる。皮下脂肪の信号も抑制されている（＊）。

▶図 4-10　骨盤 MRI（卵巣奇形腫症例）

また，検査により生じる電磁波の影響が考えられる因子もある。以下に，検査時に確認が必要となる重要項目について概説する。

1 体内金属

[1] **心臓ペースメーカー**　最近では MRI 対応の心臓ペースメーカーも広く用いられるようになったが，1.5T（テスラ）の MRI に対してのものであり 3T の MRI では依然としてすべて禁忌として扱われる。

[2] **その他の体内電子装置**　人工内耳が重要で，禁忌となる。そのほかには，神経刺激装置や注入ポンプなどが含まれる。ただし，人工内耳についても一部 1.5T の MRI に限って対応可能なものがある。

[3] **脳動脈クリップ・コイル**　最近では非磁性体のものが普及しており，非磁性体であることが確認されれば検査可能である。磁性体であれば（あるいは非磁性体であるとの確認が不可能な場合）禁忌となる。磁性体クリップにおける死亡例の報告がある。

[4] **マグネット脱着式義歯**　義歯側が磁気をもつものが普及しており，この場合は義歯を外せば検査可能である（通常，患者は治療を受けた歯科医よりこの旨を記載したカードを与えられ携帯している）。歯槽固定器具側が磁気をもっている場合は，検査により磁気が弱まり，検査後に義歯の不安定性を生じる危険性があるため，検査適応に対する慎重な検討が必要となる。

[5] **金属製人工弁・冠動脈ステント**　磁性体であったとしても基本的には検査可能である。磁場により受ける影響よりも血流による影響が大きいことによる。

[6] **人工関節・骨折後金属プレート**　骨などへの固定が十分な金属に関しては，

通常，材質は問わず検査可能である。磁性体であれば手術直後(2〜3か月)は避けたほうがよいと思われる。

[7] **その他の術後金属** 術後3か月以上経過すれば，大部分は周囲の線維化などにより可動性はなくなり，材質を問わず検査可能な場合が多いと思われるが，使用した金属の種類や部位などの確認が必要となる。

[8] **体内の磁性体破片** 銃弾・砲弾の破片や金属工場などでの金属破片が体内にあり，重要臓器に近接している場合は禁忌となる。角膜損傷が原因で失明した報告例がある。

[9] **マスカラ・入れ墨** 酸化鉄を含むマスカラや入れ墨は，熱傷の原因となることもあり注意が必要である。マスカラは検査前に落としてもらう必要がある。入れ墨に関しては，他の検査で代用可能であれば避けるのが望ましいと思われるが，代用不可能な場合は被検者によく説明し，検査時に違和感などをおぼえた場合はすぐに検査技師などへ伝えられる状況下で検査を施行する必要がある。

2 その他の被検者側要因

妊娠▶ 磁気(磁場)に対する胎児の安全性は確立されておらず，原則として妊婦のMRI検査は避けるのが望ましいと思われる。ただし，MRI検査が必要な場合は，妊娠3か月までの器官形成期以降での検査施行が推奨される(▶図4-11)。

閉所恐怖症▶ MRI装置の構成(▶80ページ)で述べたように，閉所恐怖症の場合，広く普及している閉鎖型装置では検査困難な場合も少なくない。このため，開放型MRI装置での検査計画が望まれる。また，鎮静薬が有用な場合もあるが，検査時の呼吸抑制などに十分注意して検査を施行する必要がある。

3 体外金属

MRI装置対応型ではない通常のストレッチャー，点滴台，酸素ボンベ，ハ

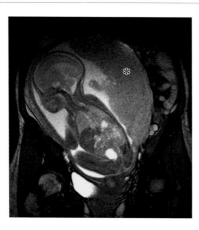

胎盤(＊)や胎児の位置，胎児の諸器官が観察される。

▶図4-11 妊婦骨盤MRI(妊娠27週)

サミやペンライトなどを構成する金属は磁性体であり，MRI 装置から発生する強い磁場に引きつけられるため，検査室への持ち込みはきわめて危険である。酸素ボンベが検査中の小児患者の頭部を直撃した死亡事故も報告されている。

　また，患者が，眼鏡やヘアピン，アクセサリー類，クレジットカード，携帯電話などの金属を含む製品を持ち込まないように気をつける。物品以外でも金属を含む化粧やネイルアートなどの装飾物にも注意する。

② MRI で用いる造影剤および造影剤使用の説明と同意

　造影剤とは，病変の検出，組織構造や血流を評価する目的で使用される薬剤である。CT と同様，MRI で用いる造影剤には，経口投与するものと静脈内へ投与する薬剤があるが，ここではより一般的な経静脈性造影剤について述べる。

1 ガドリニウム製剤

　ガドリニウム製剤は，常磁性体重金属のガドリニウム gadolinium（Gd^{3+}）を含む無色無臭の液体で，MRI 造影剤の代表的なものである。ガドリニウムは T1 短縮効果を示し，T1 強調像で高信号に描出される。腫瘍や炎症の多くはガドリニウムを取り込むため，造影剤投与後の T1 強調像では高信号に（白く）描出される。これを増強効果あるいは造影効果という。実際には造影前後で T1 強調像を撮像し，増強効果の有無を評価する。この増強効果により，造影前の T1 強調像では明瞭に同定されなかった病変が造影後に明らかになり，より正確な病変の進展範囲の把握が可能になる（▶図 4-12）。

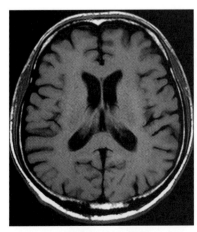 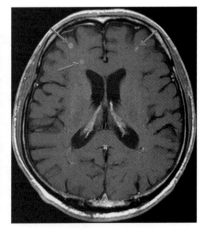

| a. 造影前 T1 強調像 | b. 造影後 T1 強調像 |

造影前 T1 強調像（a）では異常を指摘しがたい。造影後 T1 強調像（b）にて大脳に小さな転移病巣が描出されている（→）。

▶図 4-12　ガドリニウム造影 MRI（肺がんの脳転移症例）

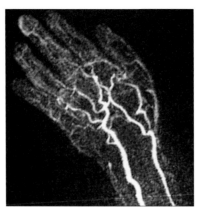 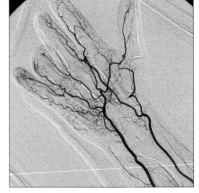

| a. ガドリニウム造影 MRA 像 | b. デジタルサブトラクション血管造影像（DSA 像） |

ガドリニウム造影 MRA（a）では，手背動脈網など細い動脈も比較的明瞭に描出し，デジタルサブトラクション血管造影像（DSA 像）（b）に類似の画像が得られる。

▶図4-13　ガドリニウム造影 MRA（左手）

またガドリニウム造影剤を用いた造影 MRA は，非造影 MRA と比べてより正確に血流情報を反映し，より精細な血管像を得ることができる点で，血流や血管の評価に有用な検査法である（▶図4-13）。

2　肝特異性造影剤

肝臓の病変（おもに腫瘍）を評価することを目的とする肝特異性造影剤には，SPIO（超常磁性酸化鉄粒子 superparamagnetic iron oxide particles）と Gd-EOB-DTPA（ガドキセト酸ナトリウム：EOB）の2つがある。

肝臓のクッパー細胞に分布する SPIO は粒子化した鉄で超磁性体とよばれ，強い磁場の影響を受けておもに $T2^{*}$ [1]短縮効果を示す。

SPIO は，正常肝実質の特殊な細胞（細網内皮系のクッパー Kupffer 細胞とよばれる）に広く取り込まれ，肝臓の正常部分は $T2^{*}$ や T2 強調像で著しい信号低下を示す（黒く見える）。これに対して転移性腫瘍などは，正常クッパー細胞を有さない。そのため肝内に転移性腫瘍など，正常肝実質を置換する病変（腫瘍）があった場合，腫瘍の部分は信号低下がみられず，結果として全体として黒く見える肝臓の中に白い領域として病変が明瞭に描出される（▶図4-14）。

一方，EOB は肝細胞に分布するが，従来のガドリニウム製剤にエトキシベンジル基を導入することで正常肝細胞が胆汁色素であるビリルビンを取り込むのと同じ機序により肝細胞に取り込まれることによる。造影剤を急速静注する

---

1) $T2^{*}$：T2 スターとよぶ。撮像には一般的なスピンエコー法とグラディエントエコー法があり，後者での T2 強調像を $T2^{*}$ と表記する。

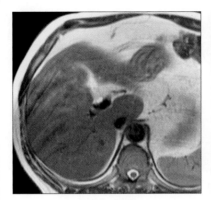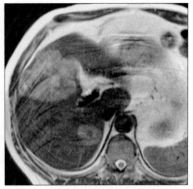

a. T2 強調像   b. T2 強調像（SPIO 投与後）

T2 強調像（a）では肝内の病変はやや不明瞭であるが，SPIO 投与後の T2 強調像（b）では，正常肝組織の信号低下により腫瘍の存在が明瞭である（→）。

▶図 4-14　SPIO 造影 MRI（大腸がんの肝転移症例）

ダイナミック検査で，早期の動脈相では血流の多い部分が強い増強効果を示し，時間の経過した平衡相では正常肝細胞が強い増強効果を示す（増強効果は T1 強調像で白く高信号として確認される）。したがって，血行動態と肝細胞機能の両者の違いを可視化することが可能であり，肝細胞がんでは血流の豊富さを反映して動脈相で造影されるが，平衡相では（周囲の正常肝実質が造影されるのに対して）低信号領域として診断される（▶図 4-15）。

3　造影剤使用の説明と同意

　　上述したように，造影剤は MRI 診断において非常に重要な役割を担うが，その使用に際していくつかの注意点がある。

　　造影剤投与前に，患者に対して造影剤使用の目的・理由，長所・短所（副作用など）を十分に説明し，理解してもらうとともに，造影剤使用に際しての副作用における危険因子の有無の確認を行う必要がある。この目的においても造影剤投与に関する説明と同意が必要となる。造影剤の副作用における危険因子としては，気管支喘息の既往，造影剤での副作用歴（CT で用いられるヨード造影剤も含まれる），アレルギー体質，重い腎臓病などがあげられる。

　　患者への説明と同意にあたっては，他の造影剤を用いる検査と同様に同意書を示し，署名してもらう必要がある（▶27 ページ，図 1-1）。東京慈恵会医科大学附属病院においては，検査依頼医が患者に説明したのち，患者が署名欄に署名した 3 枚複写の同意書の 1 枚はカルテに貼付，1 枚は患者が保持，そして 1 枚は画像診断部へ届けられる。

　　MRI 検査時には，造影剤を投与する画像診断医が同意書の記載を確認するとともに，再度，口頭にて患者に造影剤使用について説明，副作用危険因子の

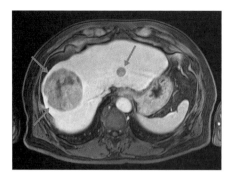

a. Gd-EOB-DTPA造影後T1強調像（平衡相）

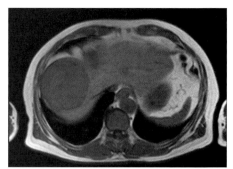

b. T1強調像

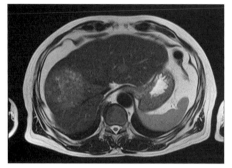

c. T2強調像

平衡相のGd-EOB-DTPA造影後T1強調像（a）において，肝実質は全体として増強効果により高信号にみとめられるが，これに対して肝両葉の肝細胞がん（→）は増強効果に乏しい類円形の低信号腫瘤として明瞭に同定される。これと比較して，非造影のT1強調像（b），T2強調像（c）ではやや不明瞭である。

▶図4-15　Gd-EOB-DTPA造影MRI（肝細胞がん）

有無を確認してから，造影剤の投与を行う。危険因子がある場合や患者が造影剤使用について十分理解していない場合は，検査依頼医に連絡をとり，造影剤投与の適応を再度検討する。

説明と同意書の書式に関しては，個々の医療施設の事情に合わせて作成される。また，副作用危険因子があった場合の対応なども多少異なる場合がある。

③ MRI検査を受ける患者の看護

検査前▶　看護師はMRI検査の目的を十分理解し，検査にあたっての準備を行う。MRI検査室内は強い静磁場がつねに発生しているため，患者の体内・体外の金属を確認することが必須となる（▶85～87ページ）。患者に，身につけている金属類を外すように説明し，確実に外したか確認する（▶表4-1）。看護師自身も検査室へ入室する際には，ハサミ，磁気カード，医療用スマートフォンなどの持ち込みがないか確認する。また，車椅子やストレッチャーなどはMRI室専用のものに乗りかえる必要がある。酸素ボンベはMRI室の中央配管に切りかえる。

MRI検査では患者は20分～1時間程度静止する必要があるため，排尿をす

▶表4-1　金属類の確認事項

項目	内容
身につけているもの	眼鏡，時計，アクセサリー，髪飾り，ベルト，かつら，金属のある下着など
身体に装着しているもの	義歯，補聴器，カラーコンタクト，マスカラなど
ポケットに入っているもの	携帯電話，鍵，磁気カード(クレジットカード，キャッシュカード，定期券など)など
体に貼付しているもの	湿布，使い捨てカイロなど

ませておく。また，MRI 装置は大きな機械音があることを事前に説明する。検査が始まり MRI 装置内に入ると閉鎖空間となるため，閉所恐怖症の有無も確認しておく。

　造影剤を使用して検査する場合には，検査前に造影剤副作用歴の有無を問診しておく。

検査中▶　患者は，大きな機械音がする MRI 装置の中で静止をしいられ，かつ 1 人の空間となるため，不安や心配が生じやすい。気分不快が出現した際には，そのままの姿勢でナースコールを押すように説明し，必要時に押せるように準備する。検査中は操作室から患者の様子を観察し，必要時には検査室の診療放射線技師とも連携をとる。造影剤を使用している場合には，急性(即時性)副作用の症状として蕁麻疹，瘙痒感，吐きけ・軽度の嘔吐などがあらわれていないか注意する。

検査後▶　検査後は患者にねぎらいの言葉をかけ，気分不快などが出現していないか確認する。検査結果は，病気の診断や治療方針にかかわるため，検査結果説明時には看護師も同席し，患者の反応や理解度などを確認する。

D｜MRI 診断

　MRI での画像診断では通常は横断像が基本となるが，部位によっては冠状断，矢状断が有用な場合もある。ここでは，主要な領域の正常 MRI 画像解剖と代表的疾患を示す。

① 頭部

　頭部では，(亜)急性期脳梗塞のほか，亜急性・慢性の神経症状がみられ，脳腫瘍や脱髄・変性疾患が疑われる場合などに適応とされる。MRI では骨によるアーチファクトがないため，後頭蓋窩の梗塞など CT では写し出しにくい部位の診断・観察に適している。ただし，外傷での緊急時検査で，体内金属など

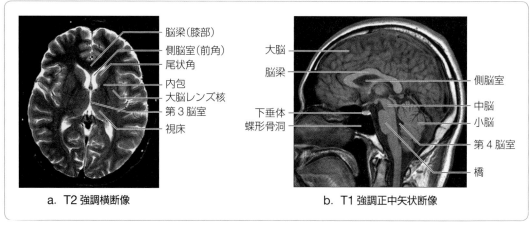

a. T2 強調横断像　　　　　　　b. T1 強調正中矢状断像

▶図4-16　頭部MRI(正常例)

の有無が不確かな場合や，発症直後のクモ膜下出血や脳出血はCTで診断可能であることから，MRIではなくCTが用いられる。

1 頭部の正常 MRI 画像

頭部の正常MRI画像(T2強調横断像)を図4-16-aに示す。T2強調像では水が高信号で写し出されるため，脳脊髄液によって満たされている側脳室などは白く写し出され，逆に脳のまわりを囲む頭蓋の信号はほとんどない。

これに対してT1強調像では，脳脊髄液で満たされた側脳室は黒く，頭蓋は白く写し出される(▶図4-16-b)。また，頭部MRIでは，信号の違いにより下垂体前葉と後葉も識別できる。

2 代表的疾患の頭部 MRI 画像

脳梗塞▶　急性期以降の脳梗塞では，梗塞巣もしくは脳浮腫が，T1強調像で低信号に(黒く)，T2強調像で高信号に(白く)写し出される(▶図4-17-a)。また，拡散強調像で非常に高信号を示す(▶図4-17-b)。

脳腫瘍▶　通常，脳腫瘍は，T1強調像で低信号(黒)，T2強調像で高信号(白)を示すものが多い。図4-18に示した下垂体腺腫のT1強調像では，トルコ鞍から上方へ突出した腫瘤がみとめられる。腫瘤内では，囊腫性変化や壊死がおこり，その部分がT1強調像では低信号で示される。

② 脊椎・脊髄

脊椎・脊髄の疾患が疑われる場合，通常，単純X線検査を行ったあとにMRIが行われる。とくに椎間板ヘルニアなどの脊椎の変性疾患や外傷による脊椎・脊髄の損傷，腫瘍が疑われる場合には，MRIの適応となる。

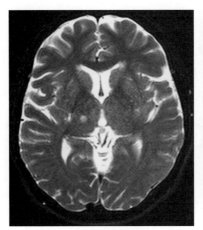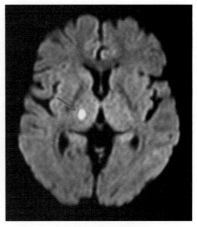

a. T2 強調横断像

右視床に異常高信号域をみとめる(→)。

b. 拡散強調横断像

急性期の梗塞は拡散強調像で非常に高信号を示す(→)。

▶図 4-17 急性期右視床梗塞

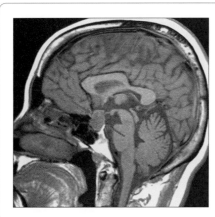

T1 強調正中矢状断像。トルコ鞍から上方へ突出する低信号の腫瘤がみとめられる(→)。

▶図 4-18 下垂体腺腫

1 脊椎・脊髄の正常 MRI 画像

MRI では，骨髄腔や椎間板，クモ膜下腔，脊髄，神経根がよく写し出される。腰椎 MRI の正常例(T2 強調正中矢状断像)を図 4-19-a に示す。正常では椎間板の中央の髄核と線維輪の内層が高信号となる。また，クモ膜下腔の脊髄液は T2 強調像では高信号に，T1 強調像では低信号に写し出される。

2 代表的疾患の腰部 MRI 画像

椎間板ヘルニア▶　正常な椎間板の T2 強調像では，図 4-19-a のように中央が高信号を示すが，

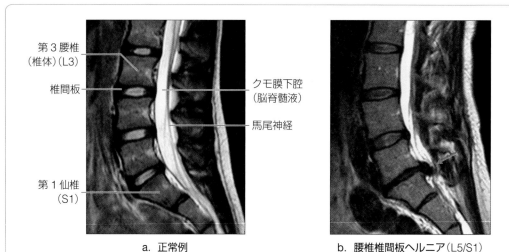

第3腰椎
（椎体）（L3）

椎間板

第1仙椎
（S1）

クモ膜下腔
（脳脊髄液）

馬尾神経

a. 正常例

b. 腰椎椎間板ヘルニア（L5/S1）

（b）では変性により低信号を示す椎間板は扁平化し，脊柱管内へ突出して馬尾神経を圧迫している（→）。

▶図4-19　腰椎MRI（T2強調正中矢状断像）

椎間板の変性が強くなると全体的に低信号となる。腰椎椎間板ヘルニアの場合，変性により低信号を示す椎間板が扁平化し，T2強調画像で高信号に写し出される脊柱管内へ突出して馬尾神経を圧迫しているのがわかる（▶図4-19-b）。

③ 膝関節

関節を構成する靱帯や半月板，関節軟骨，滑膜の状態を知るためにMRIは有用である。半月板損傷や靱帯損傷などの外傷，関節リウマチ，骨腫瘍や骨髄炎などの骨髄疾患などに適応がある。

1 膝関節の正常MRI画像

膝関節（右側）の正常MRI画像（T2*強調冠状断像）を図4-20-aに示す。内・外側側副靱帯や半月板の状態をみるには冠状断像が適している。半月板の体部は低信号の三角形として写し出される。

2 代表的疾患の膝関節MRI画像

内側半月板断裂▶　正常な半月板はMRI画像上，高信号の枠に囲まれた三角形の低信号域としてみとめられる。それに対して内側半月板断裂では，内側半月板の変形と異常高信号がみとめられる（▶図4-20-b）。

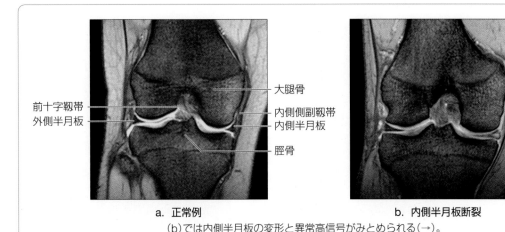

a. 正常例　　　　　　　　　　　b. 内側半月板断裂

（b）では内側半月板の変形と異常高信号がみとめられる（→）。

▶図 4-20　膝関節 MRI（T2*強調冠状断像, 右側）

④乳腺

乳房の画像診断ではマンモグラフィや超音波検査が基本となるが, 乳房は, 乳腺, 間質組織, 脂肪, 血管, 皮膚など, X 線吸収係数が近い組織から構成されているため, 周囲組織との区別を明確にして診断を行うために造影 MRI が行われる。また, 乳腺は, 脂肪に囲まれているため, 脂肪抑制を併用する。

1　乳腺の正常 MRI 画像

乳腺の正常 MRI 画像（脂肪抑制併用ガドリニウム造影 T1 強調矢状断像）を図 4-21-a に示す。通常, 低信号に写し出される脂肪組織の内部に乳線組織が淡い高信号で写し出される。

2　代表的疾患の乳腺 MRI 画像

乳がん▶　乳がんはガドリニウムで強く造影されるため, 周囲の正常乳腺組織と容易に区別される。脂肪抑制を併用したガドリニウム造影にて撮影した T1 強調矢状断像を図 4-21-b に示す。乳管に沿って広がるがんの進展範囲が明瞭である。

⑤骨盤

MRI の T2 強調像によって, 前立腺内の組織学的な差が明瞭に写し出されるため, 男性では前立腺疾患の診断において MRI が有用である。

また, 女性では, MRI によって子宮体部（筋層）と子宮内膜が明瞭となるので, 子宮体がんや子宮筋腫などの診断に有用である。

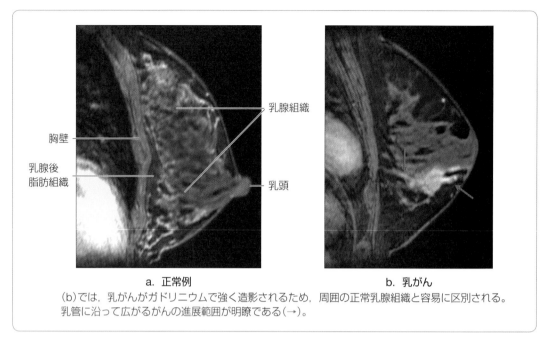

a. 正常例　　　　　　　　　　　　　　　b. 乳がん

（b）では，乳がんがガドリニウムで強く造影されるため，周囲の正常乳腺組織と容易に区別される。乳管に沿って広がるがんの進展範囲が明瞭である（→）。

▶図 4-21　乳腺 MRI（脂肪抑制併用ガドリニウム造影 T1 強調矢状断像）

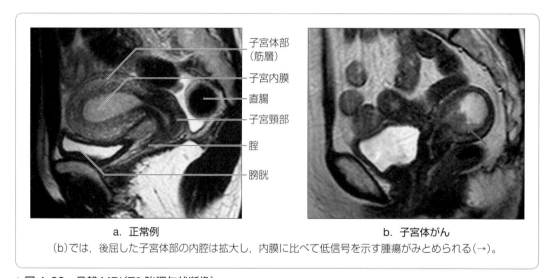

a. 正常例　　　　　　　　　　　　　　　b. 子宮体がん

（b）では，後屈した子宮体部の内腔は拡大し，内膜に比べて低信号を示す腫瘍がみとめられる（→）。

▶図 4-22　骨盤 MRI（T2 強調矢状断像）

1 骨盤の正常 MRI 画像

　　　　女性の骨盤の正常 MRI 画像（T2 強調矢状断像）を図 4-22-a に示す。T2 強調像において，高信号に写し出される子宮内膜のまわりを子宮体部（筋層）が囲んでいる。子宮頸部では，高信号を示す頸管腺を低信号の頸部間質が取り囲んでいるのがわかる。

2 代表的疾患の骨盤 MRI 画像

子宮体がん▶ 　図 4-22-b に子宮体がんの T2 強調矢状断像を示す。この症例では，後屈した子宮体部の内腔は拡大し，高信号に写し出される内膜に比べ，低信号で示されている腫瘍がみとめられる。

⑥血管

　血管の画像診断において，放射線被曝を避けたい場合や，造影剤を用いることができない場合などには，非造影 MRA が適応される。非造影 MRA は頭部を中心に広範に施行されている。また，造影 MRA は，胸腹部や大血管系の撮影でよく使われている。

1 正常 MRA 画像

　骨盤・大腿部を走行する動脈の非造影 MRA 画像を図 4-23-a に示す。腹部大動脈から下肢にわたる血管の走行が明瞭に写し出されている。

2 代表的疾患の MRA 画像

閉塞性動脈硬化症▶ 　図 4-23-b は，閉塞性動脈硬化症の非造影 MRA 画像である。アテローム動脈硬化により両側腸骨動脈の口径が不整である。また，腹部大動脈には大動脈瘤がみとめられる。

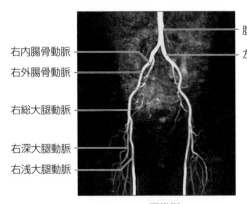
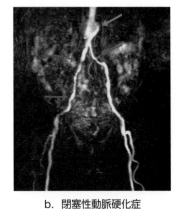

右内腸骨動脈
右外腸骨動脈
右総大腿動脈
右深大腿動脈
右浅大腿動脈

腹部大動脈
左総腸骨動脈

a. 正常例　　　　　　　　　　　b. 閉塞性動脈硬化症
(b)では，両側腸骨動脈は口径不整を示す(→)。腹部大動脈には大動脈瘤がみとめられる(→)。

▶図 4-23　非造影 MRA(骨盤・大腿部)

参考文献

1) 荒木力編著：新版 はじめての MRI（『画像診断』別冊 KEY BOOK シリーズ）．秀潤社，2000.
2) 多田信平監修，福田国彦編著：MRI 免許皆伝，第 2 版．日本医事新報社，2006.
3) 対馬義人：造影剤のリスクマネージメント．臨床画像 32(4)：12-21，2016.

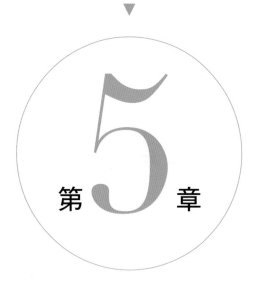

臨床放射線医学

第 5 章

超音波検査

本章で学ぶこと □本章では，超音波診断のなりたち，超音波診断の目的，超音波診断の長所と欠点，超音波診断の装置の概要，超音波検査の種類などについて概説する。正常超音波像，超音波診断学における代表的疾患と特徴的所見を学ぶとともに，超音波検査の準備と看護について学習しよう。

A 超音波検査の特徴

① 超音波検査でなにがわかるか

超音波検査では体内の対象に超音波を照射し，その反射エコーをとらえて画像化する。対象臓器は，頭部からつま先にいたるまで広範囲であるが，骨や空気に囲まれた病変の評価は困難なことがある[1]。

超音波診断の基本は形態学であり，他の画像診断と同様であるが，リアルタイム表示であるため，組織の動的観察，血流(血管)情報，血管や組織のかたさなども超音波検査で得られる重要な情報となる。

② 超音波検査の長所と短所

長所▶ 超音波検査の特徴は，きわめて空間分解能にすぐれている点であり，さらにリアルタイム表示が可能であるため，動的情報をもとに診断が可能となることである。また，装置自体の設置が容易であり，移動・運搬しやすいことや，きわめて低侵襲であることなども超音波検査の利点といえる。このため，救急の現場から在宅医療の現場まで，さまざまな場所で用いられている。

短所▶ 超音波検査の欠点の1つは，前述のように死角のある点であるが，近年はさまざまなアプリケータの開発に伴い，死角は徐々に少なくなりつつある。

超音波検査のもう1つの欠点は，検査の精度が検者の能力に大きく依存する点である。リアルタイムで表示される情報をもとに，必要な画像を取得しながら同時進行で診断をしていくため，あとから見なおすことはきわめて困難である。このため，超音波検査は客観性に乏しいとする意見もある。ダブルチェックにより病変の見落としをなくしたり，動画で保存するなどの工夫により，ある程度こうした欠点を回避することは可能である。

---

1) 脳は頭蓋骨に囲まれているため，超音波で観察することは，通常困難であるが，新生児の脳は，大泉門からアプローチすることで，描出することが可能である。また肋骨に囲まれた肺病変や胸水を肋間から描出可能である。

③ 適応と禁忌

超音波検査は放射線による被曝がなく妊婦(胎児)から高齢者まで幅広く実施できる検査で，原則として禁忌はない。ただし，長時間にわたる検査や，造影剤投与下での検査については適応が制限される場合があるため注意を要する。

B 超音波像のなりたち

① 超音波断層法の基本的原理

1 超音波とは

人間が聞きとることのできる周波数の範囲(可聴域)は 20 Hz～20 kHz 程度であり，**超音波**とは可聴域よりも高い周波数(20 kHz 以上)の音波である。

コウモリが超音波を空中に出しながら，反射して戻ってくるエコー(▶102ページ)を感知して，方向・距離を認識していることはよく知られている。超音波を人間が利用しはじめた当初は，金属中に伝搬させて細かい傷を見つけたり，海水中に超音波を発して潜水艦を見つけたり，魚群探知機として用いたりしたこともよく知られている。

NOTE
波

波とは振動が物質を伝わっていく現象であり，振動の方向が波の進行方向と平行な場合を**縦波**(**疎密波**)，垂直な場合を**横波**という。音波・超音波は，疎密波として伝搬する(光を含む電磁波は横波である)。

1回の振動にかかる時間を**周期** T 〔s〕，時間あたりの振動の数を**周波数** f 〔Hz〕(Hz は 1 秒あたりの振動数，1/s)，振動 1 回分の波の長さを**波長** λ 〔m〕，振動の大きさを**振幅**という。f〔Hz〕=$1/T$〔s〕であり，また**波の速さ** c〔m/s〕=f〔Hz〕×λ〔m〕である。

超音波の波形は**連続波**と**パルス波**に分けられる。前者は連続的に送り出される波であるのに対し，後者は持続時間の短い波で，急激に振幅が変化してすぐにもとの状態に戻ってしまうような波のことである。超音波パルスの振動の持続時間を**パルス幅**といい，パルス幅=nT=n/f である(n はパルス中の波数)。

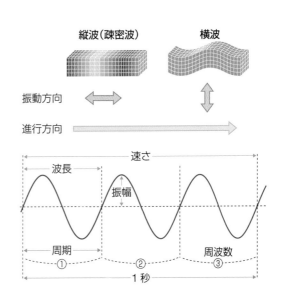

医用超音波▶　われわれが医療超音波検査で使用する超音波の周波数は，2 MHz～30 MHz 程度である。一般に周波数が高くなるにつれ，超音波像の分解能は高くなる。観察対象にかかわらず，できるだけ高い周波数の装置を使用することが望ましいが，周波数が高くなるほど超音波ビームは減衰しやすくなり，深いところにある臓器がとらえにくくなる。逆に言えば，低い周波数ほど深部に達する。

　このため，観察対象が比較的表層にある甲状腺や乳腺などでは，8.0 MHz～12 MHz の周波数を用いるのに対し，腹部超音波検査では，一般に 3 MHz～5 MHz 程度の比較的低い周波数を用いる。最近では，中心周波数をある程度かえられる探触子（プローブ，▶106 ページ）や広帯域をカバーした探触子が登場しており，一般には，対象臓器に応じて異なる周波数の探触子を用いる。

2　超音波の性質

直進性▶　超音波は直進性にすぐれる。断層像を構築するうえで，この直進性はきわめて重要な性質となる。

反射▶　物質には，音の通りやすさや物質のかたさなどを反映する，物質固有の音響インピーダンス（▶NOTE）という変数がある。音響インピーダンスの均一性を音響学的均一性という。音響インピーダンスの異なる物質と物質が相接していた場合，物質どうしの境界面で超音波は一部反射し，残りは透過する（▶図 5-1-a）。反射して戻ってきた超音波を**エコー** echo（山びこ，反射エコー）という。このとき，音響インピーダンスの差が大きければ大きいほど，超音波はたくさん反射し，あまり透過しなくなる。音響インピーダンスの差が極端に大きい場合は，超音波はほぼ全反射する。

　エコーは超音波を照射した探触子に戻ってくるが，超音波が照射されてから戻ってくるまでの往復の時間により，探触子からエコーが生じた反射体までの

NOTE
音響インピーダンスと音速

　音響インピーダンス Z〔kg/m²s〕は物質ごとに異なる固有の変数であり（▶表），次の式のように超音波が伝搬する物質の密度 ρ〔kg/m³〕と，その物質の音速 c〔m/s〕との積であらわされる。

　Z〔kg/m²s〕$= \rho$〔kg/m³〕$\times c$〔m/s〕

　密度とは，単位容積あたりの物質の重さである。

　音速はかたいものでは速く，やわらかいものでは遅くなる。生体組織中の超音波の伝搬速度は，表に示すように，おおむね 1,450～1,600 m/秒程度であるが，骨組織は 4,000 m/秒と速く，逆に肺内や消化管内に存在す

る空気は 340 m/秒程度ときわめて遅い。

▶表　音響インピーダンスと音速

物質	音響インピーダンス （10⁶ kg/m²s）	音速（m/s）
空気	0.0004	340
脂肪	1.38	1,450
水	1.48	1,480
血液	1.61	1,570
骨	7.80	（頭蓋骨）4,080

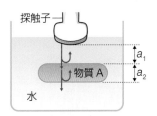
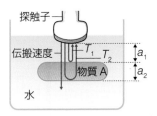

a_1 : 探触子から物質Aまでの距離	
a_2 : 物質Aの長さ(厚み)	
T_1 : 照射された超音波が水と物質Aの表面との境界面で反射し,戻ってくるまでの時間	
T_2 : 照射された超音波が物質Aの底面と水との境界面で反射し,戻ってくるまでの時間	

a. 超音波の反射

超音波は,音響インピーダンスの異なる物質の境界面で一部反射し,一部透過する。水槽内の物質Aに向けて照射された超音波は,水と物質Aとの境界面,および物質Aと水との境界面において一部反射し,一部透過する。

b. 反射体までの距離の算出

探触子より照射された超音波ビームは,水と物質Aとの境界面,および物質Aと水との境界面において一部反射し,一部透過するが,反射して超音波(エコー)が探触子まで戻ってくるまでの時間(T_1, T_2)は超音波の伝搬速度およびa_1, a_2のそれぞれの長さに応じて異なる。

▶図5-1　超音波の反射と反射体までの距離の算出

距離[1]を算出できる(距離＝速さ×時間, ▶図5-1-b)。

減衰▶　超音波ビームは,深部に達するまでの過程において,反射したり,吸収や散乱によって減衰するため,深部ほど弱くなる。このため実際の装置では,深部ほどエコーの強さを画像に変更する際の感度(ゲイン)を上げて表示する方法をとっており,この特性をSTCあるいはTGCとよぶ(▶107ページ)。

3 超音波表示法(表示モード)

超音波診断装置は,①探触子から超音波を送信し,②生体内で反射したエコーを受信し,③電気信号に変換し画像として表示する。画像の表示法には,Bモード法,Mモード法などの方法がある。

● Bモード

Bモードの B は,輝度 brightness を意味する。エコーの強弱を明るさの強弱に変換(輝度変調)し,境界面が明るく光るように表示することにより,反射体の位置や形を画像化するモードである(▶図5-2)。

走査▶　Bモードでは,1回の超音波の送受信で1方向のエコーを得たあと,探触子の位置を少し動かし再度送受信するという過程が繰り返される(走査)。1方向のエコーからは1直線上の輝度しか表現できないが,走査によって2次元の断面像を得ることができる。

---

1) 物質ごとに音速は異なるため,往復時間が同じでも物質が異なれば反射体までの距離は異なる。実際に超音波断層像を構築する際は,生体内の音速をあらかじめ一律1,540m/秒あるいは1,530m/秒と規定して距離を計算しているため,異なる物質が混在して構成される生体の超音波像は,原理的にある程度のゆがみを内包する。

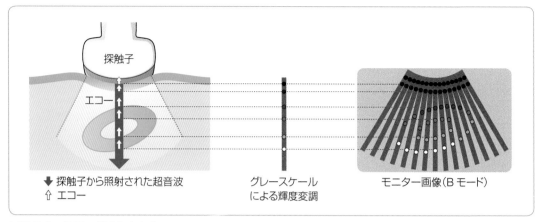

▶図 5-2　Bモードのなりたち

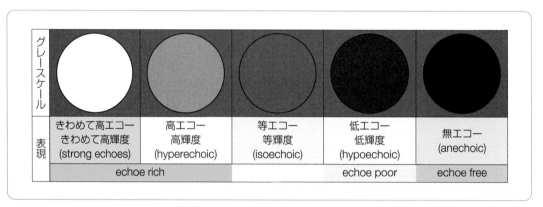

▶図 5-3　Bモード像におけるエコーレベルの表現

エコーレベル▶　Bモード像は，グレースケール[1]を用いて，高エコーレベル echo level（echogenicity）であるほど白く，低エコーレベルであるほど黒く表示される（▶図 5-3）。現在はリアルタイム表示が一般的であり，さまざまな工夫によって日々画質も向上してきている。Bモードの利点は，空間分解能と時間分解能にすぐれていることである。

　　　　　　　　超音波像におけるエコーレベルは，CT における X 線吸収値や MRI における信号強度のような絶対値に基づくものではなく，あくまでも音響学的均一性という，相対値に基づくものである。そのため，エコーレベルの評価は，同一深度の隣接する臓器や組織を比較して行うことが重要である。

Bモードの重要性▶　超音波診断における基本は，Bモード像に基づく診断である。画質のよい Bモード像を得て，詳細に観察することなくして，超音波診断はなりたたない。後述するカラードプラ像をはじめとするさまざまな超音波診断法も，Bモード診断に付加的価値を与えるという存在にとどまるものである。Bモード像を見

---

1) グレースケール：エコーの強さを黒から白への段階的な階調で示したもの。

れば，検者の能力は一目瞭然であり，診断レベルとBモード像の画質とはおおむね比例する。

● Mモード

Mモードの M は動き motion を意味する。動きのある反射体の経時変化をみる画像表示法である。

Bモードでは，その瞬間瞬間の対象物の位置や形をみるが，その動きの速さや，時間的な動きの変化の評価には向いていない。Mモードもエコーレベルを輝度で表現するが，Bモードとは異なり，探触子の位置は固定し，同一方向の超音波を経時的に送受信しつづける。これを輝度変換し，①新しい輝点を表示する位置をずらしたり，②すでに表示された輝点の位置を少しずらしてから新しい輝点を表示したりして画像化する。一般的に，画像の横方向は時間，縦方向は深さを示している。

② 超音波診断装置の概略

超音波診断装置は，探触子(プローブ)，送受信部，表示部(モニター)，さまざまな記録装置・演算装置，およびこれらを制御するコントロール部などから構成されている(▶図5-4)。ここでは，とくに探触子とコントロール部について基本的な取り扱いを説明する。

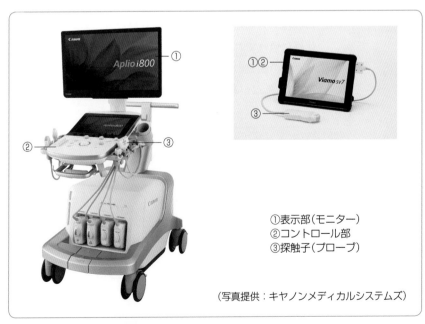

①表示部(モニター)
②コントロール部
③探触子(プローブ)

(写真提供：キヤノンメディカルシステムズ)

▶図 5-4　超音波診断装置の外観

1　探触子（プローブ probe）の選定

　　探触子は被検者に直接あてる超音波発生装置であり，生体から戻ってくるエコーをとらえる受信装置でもある。探触子から発せられた超音波はエコー用ゼリー（水性音響カプラ）を介して生体内へと伝搬する。

　　検査対象者の状態（年齢や体型など），関心領域の状態（深度や範囲など）によって，最適な周波数，形状・走査法の探触子を選択する必要がある。図 5-5 に探触子の種類を示した。

周波数▶　一般に周波数が高い探触子ほど，解像度が高くなり体表から近い臓器を評価しやすくなるが，反面，減衰しやすくなるため深部の観察には適さない。腹部超音波検査では，通常 3～5 MHz 程度の周波数を用いるのに対し，乳腺・甲状腺などでは，通常，8.0 MHz 以上の探触子が用いられる。

形状・走査法▶　腹部では，コンベックス型探触子を用いることが多い。コンベックス型探触子は，深部で広い視野が得られ，探触子で生体を圧迫することで観察領域から比較的容易に消化管ガスなどを排除することができ，かつ圧迫に伴う痛みが軽度であるという利点をもつ。一方，乳腺・甲状腺などの表在臓器の場合は，高周波の電子リニア型探触子が用いられることが多い。

　　そのほか，経腟プローブ，超音波内視鏡など，目的に特化したアプリケータや探触子も開発されている。

2　コントロール部の概要

　　ここでは，最も基本となる B モードによる診断の際に使用する調整項目について概説する。基本的な仕様こそ共通しているものの，細かい仕様に関しては機種やメーカーによってかなり異なるため，検者はあらかじめ用いる装置の仕様に慣れておくことが大切である（▶図 5-6）。

　　画質の調整において重要な項目として，ゲイン，STC，ダイナミックレンジ（DR），焦点がある。検査を始める前に，操作盤上のボタン類の設定を確認し，

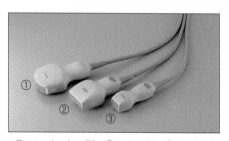
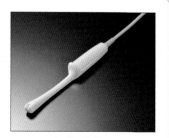

①コンベックス型，②セクタ型，③リニア型　　　　　経腟用探触子

（写真提供：キヤノンメディカルシステムズ）

▶図 5-5　探触子（プローブ）

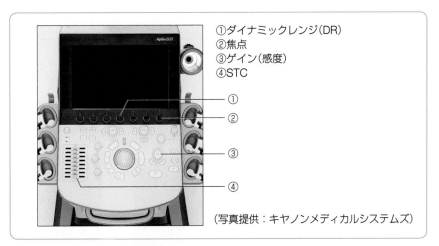

①ダイナミックレンジ(DR)
②焦点
③ゲイン(感度)
④STC

(写真提供：キヤノンメディカルシステムズ)

▶図5-6 コントロール部の例

必ずデフォルトの位置に設定してあることを確認してから検査を開始すること
が望ましい。

● ゲイン gain(感度)

ゲインとは受信した信号すべての増幅度であり，調整すると画像全体の明る
さがかわる。ゲインを上げると輝度が高く(明るく)なり，下げると輝度が低く
(暗く)なる。適宜調整が必要であるが，上げすぎるとノイズも一緒に増幅する
ので観察しにくい画像になる。

● STC(sensitivity time control)

超音波は体内を進んでいく過程で減衰していくため，本来ならば同じエコー
輝度であるはずの部分(同様に超音波を反射する部分)でも，探触子から遠い
(深い)部分ほどエコーが弱く(輝度が低く)なってしまう。STCは深さに応じ
て信号の増幅度を調整する機能である(▶図5-7)。ただし，近年はコントロー
ル部にない装置も多い。

STCは，TGC(time gain control, time gain compensation)ともよばれる。

● ダイナミックレンジ dynamic range(DR)

DRとは，表示する信号の強さの幅である。DRを広く設定すると階調度が
高い画像に，狭く設定するとコントラストの強い画像になる。

DRを狭くしていくと，輝度の差が強調され境界がわかりやすくなるが，反
面，低エコー領域はだんだんと黒くなり，周囲の無エコー領域に埋もれていく
と同時に，高エコー領域は白くなりきわめて高エコーな領域に埋もれていく。
適度な調整が必要である(▶図5-8)。

● **焦点** focus

　探触子から発せられた超音波ビームは，ある深さ(焦点)においてその幅が最も細くなり，その付近で最も画像が鮮鋭になる。そのため，最も観察したい部位に焦点を適宜移動させると最適な画像が得られる(▶図 5-9)。

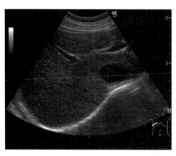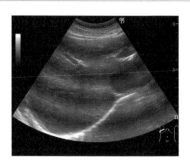

a. STC が適切に調節された画像　　　　b. STC の調節が不適切な画像

▶図 5-7　STC の調整

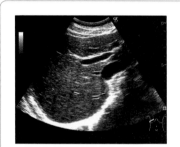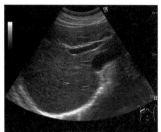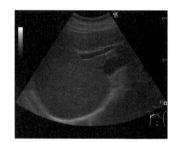

a. DR が狭くかたい画像　　　b. DR＝60 に調整した画像　　　c. DR が広くぼやけた画像
　　(DR＝30)　　　　　　　　　　　　　　　　　　　　　　　　　　(DR＝120)

▶図 5-8　ダイナミックレンジ(DR)の調整

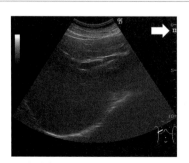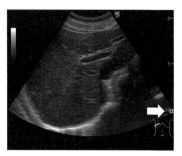

a. 焦点(⇨)がずれている(浅い)画像　　　b. 焦点が合っている画像

▶図 5-9　焦点の調整

③ 超音波検査の種類と画像表示法

1 ドプラモード Doppler mode

ドプラ効果▶ 　サイレンを鳴らしながら走る救急車が近づいてくると，サイレンの音程は徐々に高くなるのに対して，救急車が走り去っていく場合は，逆にサイレンの音程が低くなることはよく知られている。これは，音の発生源が近づくと，音波の振動がつめられて，高い周波数(高音)としてとらえられ，一方，音の発生源が遠ざかると，音波の振動は引きのばされて，低い周波数(低音)としてとらえられるためである(▶図5-10)。この現象をドプラ効果といい，1842年にオーストリアの物理学者であるドップラー Doppler, J. C.(1803〜1853)が発見した。

ドプラモードの▶
原理 　この原理は，血流速度を求めるのに応用されている。血球は血管内を流れているため，探触子より血管内に照射された超音波ビームは，血球により反射される。得られたエコーはドプラ効果を受けるため，送信周波数と受信周波数との間でずれを生ずることになる。

　血球速度を血流速度と仮定した場合，ドプラ効果による周波数のずれ(ドプラ偏位，ドプラシフト)は，血球速度が速ければ速いほど大きくなるため，逆にドプラシフトから，血球速度，すなわち血流速度を求めることが可能となる。これがいわゆる，ドプラモード(超音波ドプラ法)とよばれるものの原理である。超音波ドプラ法の原理は，日本人の里村茂夫(1919〜1960)らによって開発されたものである。

ドプラモードの▶
種類 　超音波ドプラ法は，連続波ドプラ法，パルスドプラ法とカラードプラ法(速度モードとパワーモード)とに分かれる。その他，超音波機器開発メーカーにより，名称の異なる血流表示法がいくつかある。

● 連続波ドプラ法，パルスドプラ法

　連続波ドプラ法 continuous wave Doppler(CWD)は，連続的な超音波ビームを使用し，エコーのドプラシフトを解析，波形表示する方法である。送信専用と受信専用の2つの素子を用意し，連続的に超音波の送受信を行う。そのた

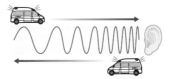

近づくと波が詰められて，高い周波数(高音)としてとらえられる。

遠ざかると波は引きのばされて，低い周波数(低音)としてとらえられる。

▶図5-10　ドプラ効果(模式図)

め，大動脈弁狭窄症や腎動脈狭窄などでみられる高流速の測定が可能であるが，エコーがどの深さから帰ってきたかは不明なことが欠点である。

　一方，**パルスドプラ法** pulse wave Doppler（PWD）は，目的とする部位を設定し，送信と受信に同一の素子を用いて間欠的に超音波ビームを送受信し，血流情報を解析・波形表示する方法である。

スペクトル表示▶　スペクトル表示は，ドプラシフト（血流速度）を縦軸に，時間を横軸にとり，ドプラエコーの強さ（振幅）を輝度として表示したものである。高速フーリエ変換 fast Fourier transform（FFT）を用いて解析され，わずかな血流速度の変化をとらえることが可能となる。この方法により得られたスペクトルから，血流解析のためのさまざまなインデックス（指数）が生み出されている（▶図5-11）。

● カラードプラ法 color Doppler method

［1］**速度モード**　単位体積あたりの血流速度の平均値を，リアルタイムにカラースケールを用いて表示したものである（▶図5-12）。通常は，赤く表示されたものが探触子に近づく血流，青く表示されたものが探触子より離れる血流で，速度が速くなればなるほどやや白っぽく表示されている。カラードプラ法は，日本人の滑川孝六らによって開発されたものである。

［2］**パワーモード（パワードプラ法 power Doppler method）**　ドプラエコーの強さ（振幅）をカラースケールを用いて表示したもので，時々刻々と変化する血流速度の変化を表示したものではない（▶図5-13）。むしろ血管造影法のように，血管の走行をBモード像上に重ねて表示したものである。血流速度を表示す

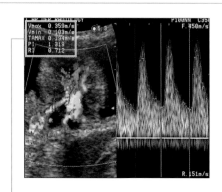

V_max：1心拍内の最大血流速度
V_min：1心拍内の最小血流速度
　　　（あるいは拡張期の最小血流速度）
TAMAX：V_mean（最大血流速度の時間平均値）
　PI：pulsatility index
　RI：resistance index, resistive index

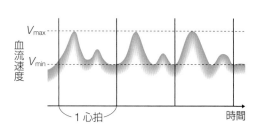

PIとRIは以下の式であらわされる。

$$PI = \frac{V_\text{max} - V_\text{min}}{V_\text{mean}} \qquad RI = \frac{V_\text{max} - V_\text{min}}{V_\text{max}}$$

いずれも計測部位より末梢の血流抵抗（血管抵抗）をあらわす指標である。PI値やRI値が高いということは，計測部位よりも末梢の血流抵抗が高いことを示唆する。たとえば，計測部位より末梢の血管が，動脈硬化や腫瘍による血管浸潤などにより，狭窄している場合は，血流抵抗が増すため，PI値やRI値は高くなる。

※ドプラシフトは血流速度と考えてよい。

▶図5-11　ドプラスペクトルと血流解析のためのインデックス

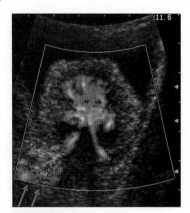

膀胱がんのカラードプラ像。膀胱内に突出する腫瘍が富血性 hypervascular に描出されている。

▶図 5-12　速度モード

膀胱がんのパワードプラ像。膀胱内に突出する腫瘍と連続する尿管内腫瘍(→)がともに富血性に描出されている。

▶図 5-13　パワーモード

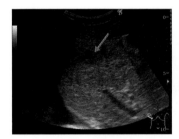 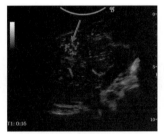 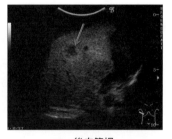

a. 造影前
肝臓に低エコーレベルを呈する充実性腫瘍が描出されている(→)。

b. 動脈相
腫瘍内部が造影剤により濃染している(→)。

c. 後血管相
被膜に一致する腫瘍の周囲は濃染しているが,腫瘍内部は肝実質に比べて低エコーレベルを呈しており(→),腫瘍内部にクッパー細胞が存在しないことを意味している。

▶図 5-14　肝細胞がんの造影超音波像

るわけではないので,より高感度で血流をとらえることが可能となる。

2 造影検査

　1回の検査につき 0.5 mL 程度のごく少量の造影剤を静脈内注射しながら,超音波検査を行う。おもに肝臓の腫瘍の良悪性評価や肝がん治療後の血流評価判定などに用いる(▶図 5-14)。CT や MRI の造影剤アレルギーや喘息により造影剤投与がむずかしい症例に対し,有用となる場合がある。

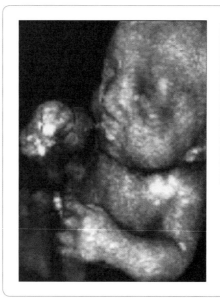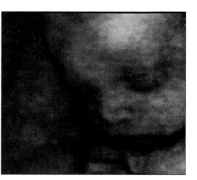

胎児の3次元超音波像を示す。

▶図5-15　3次元表示法

3 3次元表示法

　　超音波像による3次元表示法(▶図5-15)は，産科領域をはじめ，さまざまな分野で展開されており，すでに標準的表示法の1つとしての地位を確立しつつある。

C 超音波検査の実際

① 造影剤使用の説明と同意

　　現在の時点では，超音波造影剤によるアレルギーやショックの事例はほとんどないため，超音波造影検査のためにパンフレットなどを用いて説明し，同意書をとっている施設は少ない。しかしながら，ゲルによるアレルギーなどの事例が将来みとめられてくれば，超音波造影検査においても同意書をとる必要が生じてくるものと思われる。

　　なお，第2世代の超音波造影剤であるペルフルブタン(ソナゾイド®)では，マイクロバブルのカプセルの成分として鶏卵由来の添加物を含むため，原則として，卵にアレルギーのある人への投与は禁忌となっている。

② 超音波検査を受ける患者の看護

検査前 ▶ 　検査前の準備は，超音波検査を実施する部位により異なる。正確な検査結果を得るために，検査前準備を確実に行うことが必要である。認知機能の低下がある患者には，そのつど説明を行い，家族や介護者の協力を得て安全で正確な検査が実施できるようにする。

　　甲状腺・乳腺・心臓・頸動脈・下肢動静脈の検査の場合には食事制限，飲水制限，排尿制限はない。肝臓・胆囊・膵臓・脾臓・腎臓などの腹部の検査の場合には，排尿制限はないが，食事制限，飲水制限がある。検査が午前中の場合には朝食を絶食とする。飲水は，検査の2～3時間前までに制限する場合や少量であれば許可する場合がある。乳製品やジュースなどの摂取は，胆囊が収縮し正確な検査結果が得られない可能性があるため禁止とする。また，膀胱・腟・子宮・卵巣・精巣などの検査は膀胱内に尿がたまっているほうが見やすいため，可能な範囲で排尿を制限し，膀胱内に尿をためる。

　　造影剤を使用する場合には，事前に造影剤の副作用の有無について問診しておく。

検査中 ▶ 　検査は肌を露出し，プローブを密着させて行う。そのため，不必要な露出を避け，検査部位以外はバスタオルなどでおおい 羞 恥心の軽減に努める。とくに産婦人科での経腟超音波検査は羞恥心を伴うため，バスタオルやカーテンでプライバシーの保護を十分に行う。

　　また，プローブと肌の密着度を上げるために，検査部位の皮膚表面にゼリーをつけて検査する。事前にゼリーをつけることを説明する。

　　心臓など検査部位によっては体位変換が必要になるため，必要時には体位変換の介助を行い，患者が安楽であるようにかつ検査がスムーズに進むようにする。

　　造影剤を使用している場合には，急性（即時性）副作用の症状として蕁麻疹，瘙痒感，吐きけ・軽度の嘔吐などがあらわれていないか注意する。

検査後 ▶ 　検査が終了したら，肌に付着したゼリーをきれいにふきとる。ふき残しがあると不快感の原因になる。検査のために露出した部位を衣服でおおい，身だしなみを整える介助をする。

　　検査結果は，病気の診断や治療方針の決定などに用いられるため，医師からの説明の際には看護師も同席し，患者の理解度や反応を確認する。

看護師の行う ▶
超音波検査
　　超音波検査は，非侵襲的で手軽に実施できることにより，ベッドサイドでも頻繁に行われる。助産師による超音波検査として胎児観察や分娩時の活用は周知であるが，看護師による超音波検査も活用範囲が広がっている。

　　看護師による超音波検査としては，残尿測定，褥瘡部の深度アセスメントが以前から行われている。それに加え，最近では血液透析におけるバスキュラーアクセス管理でも活用されている。バスキュラーアクセス管理では，もと

もと医師や診療放射線技師による超音波検査が行われていたが，シャント血流量の測定や血管そのものを見ることができるため，血液透析にかかわる看護師による活用も推奨されている。

さらに現在では，ポータブル超音波検査装置の開発により，訪問看護や救急現場といった病棟以外の場でも広く超音波検査が行われるようになってきた。訪問看護では超音波検査により，便秘，排尿障害，誤嚥などのアセスメントを可視化し，より正確な評価ができるようになっている。また，救急現場においては，看護師も画像を正確に読みとることで，患者の次の処置が予測でき，迅速な救急救命につながる。

D｜超音波診断

超音波検査の対象臓器は，骨や空気などで評価困難な部分を除き，頭部からつま先にいたるまで広範囲にわたる。したがって，超音波診断が適応される疾患も多岐にわたる。ここでは，対象臓器ごとに正常な状態の超音波像を示すとともに，超音波診断が適応される代表的な疾患の画像を例示していく。超音波診断は，さまざまな診療科で適応となるため，その代表的な疾患と特徴的な超音波像を知っておくことは有意義である。

① 甲状腺（左右両葉，峡部）

1 甲状腺の正常超音波像

横断像では，気管の左右にそれぞれ，甲状腺の左葉と右葉とが描出され，それぞれの背側外側に総頸動脈と内頸静脈が描出される。左葉の内背側には頸部食道の輪切り像が描出され，両葉の中部は気管の腹側で連続する（峡部）。

正常甲状腺の内部エコーは均一であり，周囲の脂肪組織や前頸筋群に比べて高エコーレベルを呈する（▶図 5-16）。

2 甲状腺の代表的疾患の超音波像

バセドウ病▶ バセドウ病では，甲状腺両葉の腫大，峡部の腫大がみられる。カラードプラ法では，甲状腺実質に有意に増加した血流信号がみとめられる（▶図 5-17）。

橋本病▶ 橋本病は自己免疫性の甲状腺疾患で，慢性甲状腺炎ともよばれる。超音波像では，辺縁が鈍化し，内部エコーが粗造で，表面は凹凸，びまん性の腫大を呈するが，末期になると萎縮してくる（▶図 5-18）。

甲状腺腺腫▶ 甲状腺腺腫は，円形〜楕円形，境界明瞭な嚢胞性〜充実性腫瘤として描出さ

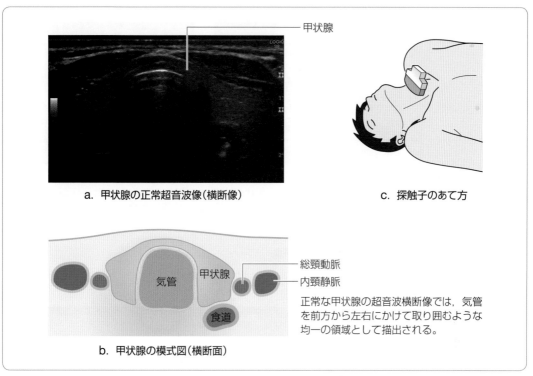

a. 甲状腺の正常超音波像（横断像）

c. 探触子のあて方

正常な甲状腺の超音波横断像では，気管を前方から左右にかけて取り囲むような均一の領域として描出される。

b. 甲状腺の模式図（横断面）

▶図 5-16　甲状腺の正常超音波像

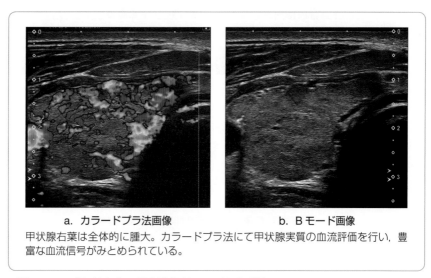

a. カラードプラ法画像

b. Bモード画像

甲状腺右葉は全体的に腫大。カラードプラ法にて甲状腺実質の血流評価を行い，豊富な血流信号がみとめられている。

▶図 5-17　バセドウ病の超音波像（カラードプラ法）

れる（▶図 5-19）。**図 5-19-a** では，甲状腺右葉に，卵円形で低エコーレベルを呈する境界明瞭な腫瘤として写し出されている。

甲状腺がん▶　甲状腺乳頭がんは甲状腺悪性腫瘍の 90％以上を占めている。発育は緩徐で予後は良好，超音波像では不整形で内部エコー不均一である（▶図 5-20）。

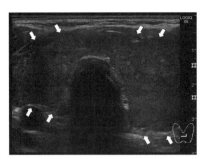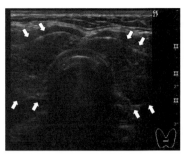

a. 甲状腺腫大
気管支の両側にみとめられる甲状腺は全
体的に腫大しており，内部エコーは粗造，
不均一な高エコーが混在している。

b. 甲状腺萎縮
気管支の両側にみとめられる甲状腺は
全体的に萎縮し，内部エコーは粗造，
不均一な低エコーを示す。

▶図5-18 橋本病の超音波像

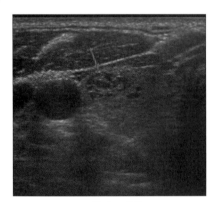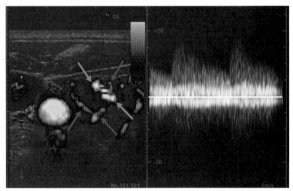

a. Bモード像

b. パワードプラ像とドプラスペクトル波形

甲状腺濾胞腺腫の超音波像。Bモード像（a）では，甲状腺右葉に嚢胞変性を伴う境界鮮明な腫瘤をみとめる
（→）。パワードプラ像（b）では，腫瘤の周囲を中心に（→），一部，内部にも血流をみとめる（→）。

▶図5-19 甲状腺腺腫の超音波像

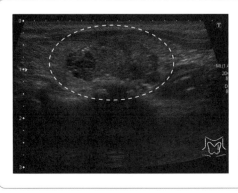

甲状腺左葉に境界やや不明瞭，不
整形，不均一な低エコー腫瘤をみ
とめる。

▶図5-20 甲状腺がんの超音波像

② 乳腺

1 乳腺の正常超音波像

　横断像では，表層より順に，皮膚(高エコーレベル)，皮下脂肪層(低エコーレベル)，乳腺組織(高エコーレベル)，乳腺後脂肪組織(低エコーレベル)，胸筋層(低エコーレベル)が描出され，胸筋層内部には，音響陰影[1]を伴う高エコーレベルの肋骨がみとめられる(▶図5-21)。乳腺組織から皮下脂肪層に斜めに走行する，高エコーレベルの線状エコーは，クーパー靱帯である。また，乳腺組織と皮下脂肪との境界には，前方境界線とよばれる高輝度の線状エコーがみとめられ，これは実在する結合組織や，脂肪と乳腺組織との境界より生じるエコーと考えられている。

　正常な乳腺組織は，均一な高エコーレベルを呈するが，乳頭近傍では拡張した乳管(乳管洞)がみとめられる。乳腺症では乳腺小葉が乳腺組織内に豹紋状の低エコー域として描出されるが，同じ所見は若い女性の乳腺には高頻度にみとめられる所見であり，必ずしも異常ではない。

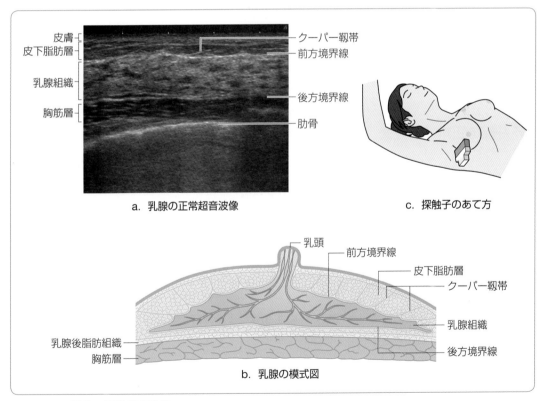

a. 乳腺の正常超音波像

c. 探触子のあて方

b. 乳腺の模式図

▶図5-21　乳腺の正常超音波像

---

1) 音響陰影：エコーレベルが周囲の組織に比べて低いため，画面上では無エコーな部分。

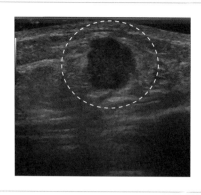

乳腺組織内に，境界やや不明瞭な不整形，低エコー腫瘤がみとめられる。

▶図5-22　乳がんの超音波像

2 乳腺の代表的疾患の超音波像

乳がん▶　正常な乳腺は，高エコーレベルを示すのに対して，乳がんは，形状が不整，境界が不鮮明で，低エコーレベルの画像としてとらえられる(▶図5-22)。病変の周囲に境界部高エコー帯(ハロー halo)や構築の乱れ(spiculation)がみられる場合もある。また，微小石灰化が高輝度の点状エコー帯としてみとめられる場合もある。悪性度の高い硬がんでは，腫瘍内部で超音波が吸収されるため，後方エコーの減弱がみられる。

③ 肝臓

1 肝臓の正常超音波像

肝臓は内部エコーの均一な充実性組織として描出され，エコーレベルは，脾臓とほぼ同等である。通常，区域分類としては栄養支配血管に基づく8区域分類が用いられる。超音波では，肋弓下走査，縦(矢状)走査，肋間走査などにより，さまざまな断層面が描出されるため，診断に際しては，肝臓の3次元構造を熟知しておく必要がある(▶図5-23)。

2 肝臓の代表的疾患の超音波像

脂肪肝▶　脂肪肝では，肝臓への脂肪沈着により，肝実質のエコーレベルが上昇し，脂肪沈着が生じない腎臓のエコーレベルと差が生じる。これを肝腎コントラスト陽性という。脂肪沈着が高度になると肝深部のエコーは減衰する(▶図5-24)。

肝嚢胞▶　肝嚢胞の成因は明らかでないが，超音波検診などでも発見頻度は高い。嚢胞の形状は楕円形が多く，嚢胞壁はきわめて薄く，内部無エコー，後方エコーの増強をみとめる(▶図5-25)。嚢胞内感染を伴う場合は内部エコーが低エコーになり，壁の肥厚や隔壁構造の出現がみられる。

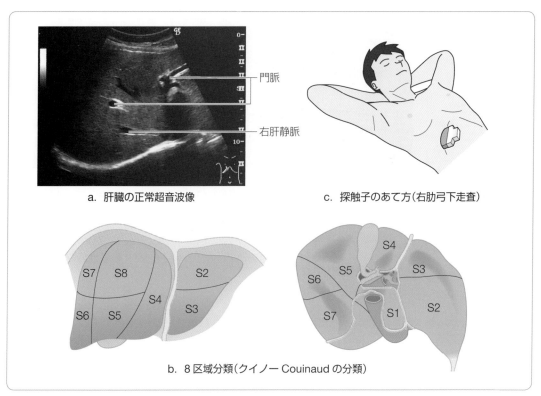

a. 肝臓の正常超音波像

c. 探触子のあて方（右肋弓下走査）

b. 8区域分類（クイノー Couinaud の分類）

▶図 5-23 肝臓の正常超音波像

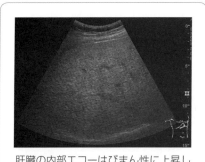

肝臓の内部エコーはびまん性に上昇し，深部減衰がみとめられる。高度な脂肪肝である。

▶図 5-24 脂肪肝の超音波像

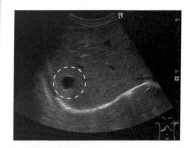

肝臓に境界明瞭な円形の無エコー腫瘤がみとめられる。

▶図 5-25 肝囊胞の超音波像

肝細胞がん▶ 　肝細胞がんは，肉眼的には，結節型・塊状型・びまん型の3型に分けられている。それぞれの型で超音波所見は異なるが，典型的な肝細胞がんの所見は，一般に低エコーレベルで（脂肪変性を伴うときは高エコーレベル），腫瘍内部にさまざまなエコーの小結節がランダムに配列したモザイクパターンがみとめられるのが特徴である（▶図 5-26）。また，腫瘍の辺縁に低エコー帯（halo）をみとめ，ハンプサイン hump sign とよばれる腫瘤による肝臓表面の膨隆を示す。

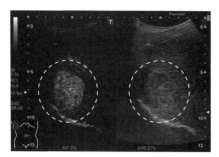

右）造影前：肝臓に類円形の充実性腫瘤をみ
とめる。内部エコーはモザイク状に低〜
高エコー部が不均一に存在する。

左）造影後：背景の肝実質に比較して著明に
造影剤による増強効果がみとめられる。

▶図5-26　肝細胞がんの超音波像

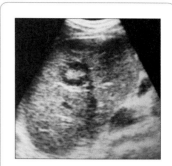

腫瘍の中心はやや高エコーレベ
ルを示し，周囲に厚い低エコー
帯を伴う。ブルズアイパターン
を呈している（→）。

▶図5-27　転移性肝がんの超音波
像

転移性肝がん▶　転移性肝がんの超音波像は，不均一な低エコーレベルを呈することが多いが，結腸がんや胃がんの転移では高エコーレベルを呈することが多い。

　　　　　転移性肝がんに特徴的な所見として，ブルズアイパターン bull's eye pattern がある（▶図5-27）。これは，腫瘤の中心部が高度の壊死による高エコーレベルを呈し，その周囲に厚い低エコー帯を伴うもので，雄牛の目のように見える所見である。肺がんをはじめとする腺がんからの転移でとくによくみられる。結腸がん・胃がん（とくに粘液がん）からの転移では，石灰化を示すことが多い。

④ 胆囊・胆道

1　胆囊・胆道の正常超音波像

　　　　　胆囊は，肝左葉と右葉とを分ける主葉裂溝 major lobar fissure に存在する（▶図5-28）。主葉裂溝とは，胆囊窩と下大静脈とを結んだカントリー線 Cantlie line と中肝静脈とを含む面である。

　　　　　胆囊は頸部・体部・底部に区分され，形状に個人差が大きい。頸部は頭側かつ深部に位置するのに対し，底部は尾側かつ浅部に位置する。頸部はしばしば屈曲を伴い，ハルトマン窩 Hartman's pouch とよばれる。また，底部に屈曲が見られることもあり，その形状からフリギア帽所見 Phrygian cap とよばれる。

　　　　　食後は胆囊が萎縮し，胆囊壁は肥厚するため，超音波検査にて微細な病変をとらえることは困難となる。ゆえに，胆囊の観察は空腹時に行う必要がある。

2　胆囊・胆道の代表的疾患の超音波像

胆囊ポリープ▶　一般的に胆囊ポリープとは，その大半がコレステロール性のポリープを意味

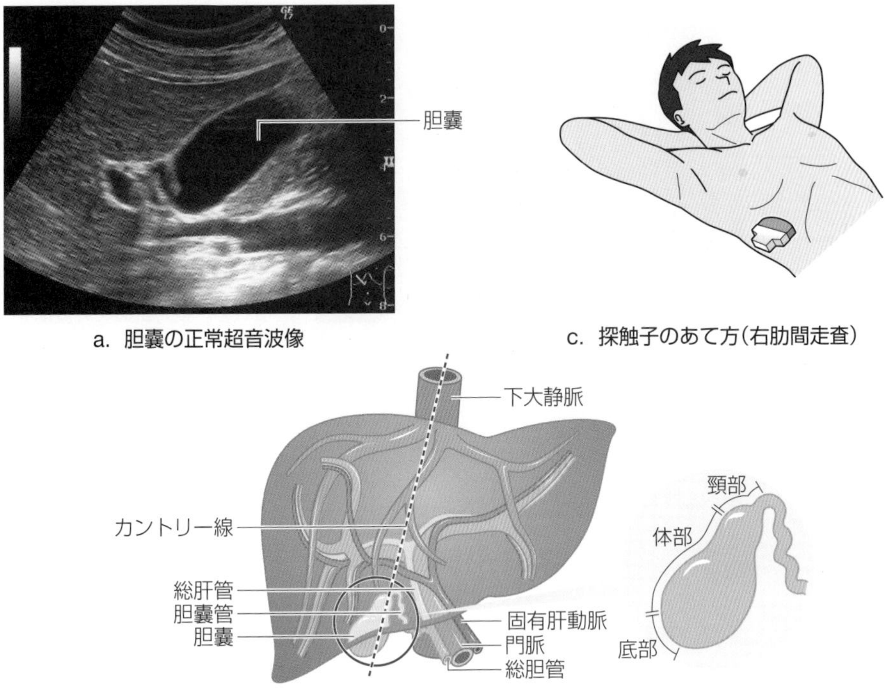

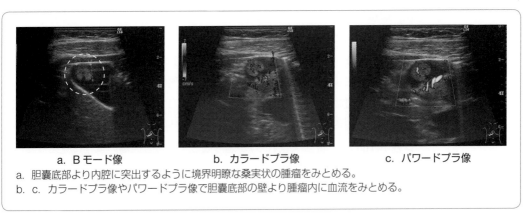

a. 胆嚢の正常超音波像

胆嚢

c. 探触子のあて方（右肋間走査）

下大静脈

カントリー線

総肝管
胆嚢管
胆嚢

固有肝動脈
門脈
総胆管

頸部
体部
底部

b. 胆嚢の位置と模式図

▶図5-28　胆嚢の正常超音波像

a. Bモード像　　　　b. カラードプラ像　　　　c. パワードプラ像
a. 胆嚢底部より内腔に突出するように境界明瞭な桑実状の腫瘤をみとめる。
b. c. カラードプラ像やパワードプラ像で胆嚢底部の壁より腫瘤内に血流をみとめる。

▶図5-29　胆嚢ポリープの超音波像

する。コレステロールポリープは桑実状または金平糖状の高エコーな隆起性病
変で，多発することが多い（▶図5-29）。

胆石▶　胆嚢内に形成された結石で，胆嚢炎などの症状をおこすこともあるが，半数
以上は無症状（silent stone）であり，検診発見も多い。超音波では，胆嚢内に
後方エコーの減弱を伴う点状〜円弧状のエコーとして描出される（▶図5-30）。

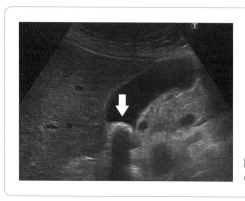

胆嚢に円弧状の高輝度エコーがみとめられる。後方エコーの減弱を伴う。

▶図 5-30　胆石の超音波像

⑤ 泌尿器

1 腎臓

正常超音波像▶　腎臓は体軸に対して斜めに存在するため，腎臓の長軸を描出するためには，背部に近い部位からの走査が必要となる。腎臓はドーナッツ状に描出され，低エコーレベルのリング状の構造は腎実質であり，高エコーレベルの中心部はCEC（central echo complex）とよばれる（▶図 5-31）。

　　CEC には，腎動静脈，腎盂，腎杯，脂肪沈着を伴う腎洞などが存在し，腎洞の脂肪が高エコーレベルに描出される原因となっている。腎動静脈や腎盂，腎杯は，脂肪によるアーチファクトなどにより，明瞭にとらえることがしばしば困難である。水腎症症例で，腎盂，腎杯が拡張した場合は描出可能となる。

　　腎実質は三角形を呈する複数の腎髄質と，腎実質表層または腎髄質間にみとめられる皮質により構成される。通常，髄質は皮質よりも低エコーレベルを呈する。腎髄質間にみとめられる皮質である腎柱（超音波診断においては**ベルタン柱** Bertin column とよばれる）が過形成を呈すると腫瘍のように見えるため，初学者は注意を要する。

腎結石▶　腎結石をはじめとする泌尿器にできる結石は，尿路結石として分類される。尿中にはカルシウム，シュウ酸，尿酸など尿路結石に関連する物質が多く排泄されており，これらの結石に関連した物質がなんらかの原因で結晶化し増大したものが尿路結石である（▶図 5-32）。

腎萎縮（透析腎）▶　慢性的に腎機能が低下した状態が続くと，腎の大きさは徐々に小さくなり，萎縮してくる。また，腎不全により長期にわたり透析を受けている場合，萎縮した腎臓に囊胞が多発することがある（▶図 5-33）。

腎細胞がん▶　腎細胞がんは自覚症状に乏しく，好発年齢は 40～60 歳代，検診発見も多く，超音波検査がスクリーニングとして有用である。腎細胞がんのエコーレベルはさまざまであり，きわめて多彩な超音波像を呈する。

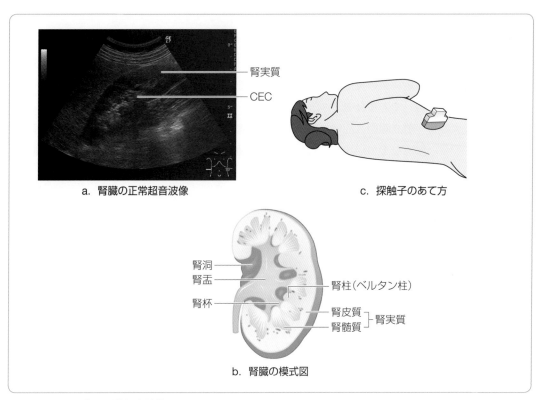

a. 腎臓の正常超音波像

腎実質

CEC

c. 探触子のあて方

腎洞
腎盂
腎杯

腎柱(ベルタン柱)

腎皮質
腎髄質]腎実質

b. 腎臓の模式図

▶図 5-31　腎臓の正常超音波像

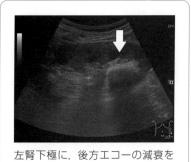

左腎下極に，後方エコーの減衰を伴う円弧状の高エコーをみとめる。

▶図 5-32　腎結石の超音波像

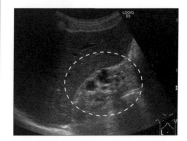

人工透析中の腎臓。著明に萎縮し，嚢胞が多発している。

▶図 5-33　腎萎縮の超音波像

2 膀胱

正常超音波像▶　膀胱は尿量に応じて形態が変化する。観察しやすいように，適度に尿をためて，膀胱を伸展させた状態で検査を行う。正常な膀胱では，通常，内腔に突出する像などはみとめられない。

3 前立腺

正常超音波像▶　正常前立腺は左右径(約4cm)に比べ上下径(約2.5cm)と前後径(約1.5cm)の短い栗の実形である。石灰化やその他の病変がない限り，実質のエコー像は均一である(▶図5-34)。

前立腺肥大症▶　前立腺肥大症は加齢に伴う前立腺内腺の腺腫様過形成である。排尿障害や残尿感などの症状がみられる。経腹超音波にて，腹腔背側に左右対称性に腫大した像としてとらえられる(▶図5-35)。

4 精巣

正常超音波像▶　精巣は陰嚢内に位置し，白膜という結合組織の膜におおわれている。正常の精巣は内部エコー均一な低エコーの楕円形腫瘤として描写される(▶図5-36)。

精巣腫瘍▶　精巣腫瘍の種類には，胚細胞から発生する胚細胞腫瘍や血液疾患である悪性
(胚細胞腫瘍)　リンパ腫などがあり，胚細胞腫瘍が大部分(90〜95%)を占める。触診や超音波検査で診断される。超音波では，腫大した精巣内に充実性の不均一な低エコー域として描出されることが多い(▶図5-36)。

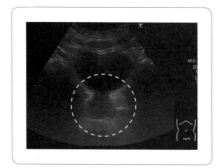

▶図5-34　前立腺の正常超音波像

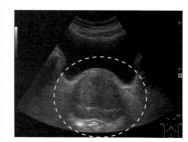

膀胱背側に，左右対称性に腫大した前立腺がみとめられる。

▶図5-35　前立腺肥大症の超音波像

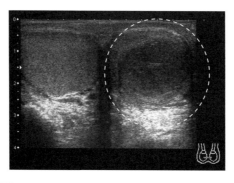

右精巣(画面左側)：正常
左精巣(画面右側)：精巣内に円形の境界明瞭，内部不均一な低エコー腫瘤をみとめる

▶図5-36　精巣腫瘍の超音波像

参考文献

1) 金井正光編：臨床検査法提要，改訂第35版．金原出版，2020．

2) 小柳知彦ほか編：泌尿器科診断学（新図説泌尿器科学講座）．メジカルビュー社，1999．

3) 紺家千津子：創傷・オストミー・失禁管理の未来を拓く「継承と創造」．日本創傷・オストミー・失禁管理学会誌 20(4)：363-367，2016．

4) 齋藤真人・渡邊隆夫：診療看護師が行う超音波検査の有用性．東北文化学園大学看護学科紀要 7(1)：3-10，2018．

5) 日本医師会編：実践エコー診断（日本医師会生涯教育シリーズ）．日本医師会，2001．

6) 日本超音波医学会編：新超音波医学1——医用超音波の基礎．医学書院，2000．

7) 日本超音波医学会編：新超音波医学2——消化器．医学書院，2000．

8) 日本超音波医学会編：新超音波医学3——循環器．医学書院，2000．

9) 日本超音波医学会編：新超音波医学4——産婦人科，泌尿器科，体表臓器およびその他の領域．医学書院，2000．

10) 春口洋昭：目指せ達人！シャントエコー超入門講座第1回エコーは透析室でどう使う？．透析ケア 25(1)：64-67，2019．

11) 松本勝ほか：エコーを用いた可視化に基づく訪問看護アセスメント 便秘をアセスメントする．在宅新療0→100 4(4)：306-308，2019．

12) 松本勝ほか：エコーを用いた可視化に基づく訪問看護アセスメント 下部尿路症状をアセスメントする．在宅新療0→100 4(6)：504-505，2019．

13) 三浦由佳ほか：エコーを用いた可視化に基づく訪問看護アセスメント 誤嚥・残留をアセスメントする①．在宅新療0→100 4(7)：604-605，2019．

14) 宮本幸夫：超音波診断のキーワード106（画像診断 Key Words Index 3）．メジカルビュー社，2003．

15) 宮本幸夫・辻本文雄編著：2nd step 超音波診断「肝」．ベクトル・コア，1994．

第 **6** 章

核医学検査

A 核医学検査の特徴

① 核医学検査でなにがわかるか

核医学は，非密封放射性同位元素(ラジオアイソトープ，RI)および放射性医薬品を用いて，病気の診断や治療を行う医学の一分野である。少量の放射線を出す医薬品を投与し，その存在部位を体外から観察することにより，非侵襲的に臓器の機能や血流，腫瘍や炎症の存在部位を把握する。

検査にはγ(ガンマ)線や特性X線，消滅放射線が用いられ，治療にはα(アルファ)線やβ⁻(ベータ)線が用いられる。また放射性同位元素を用いることにより，ごく少量しか存在しない血液中のホルモンや抗体量を正確に測定することが可能となった。

核医学検査をシンチグラフィ scintigraphy ともよぶ。これは，γ線などが物体にあたると光を発することをシンチレーション(蛍光)，この蛍光の存在を記録した図をシンチグラムとよぶことによる。

② 核医学検査の長所と短所

長所▶　核医学検査は，生理機能の異常を診断するのにすぐれる。苦痛が少なく，副作用はほとんどない。放射線被曝もわずかであり，安全で侵襲が少ない検査である。また，定量的診断が容易である。たとえば局所の脳血流量や左右の腎臓の血流・糸球体濾過量などの測定が，静脈内注射だけで可能となる。ポジトロン核種を用いる陽電子放射断層撮影(PET)の進歩により，各臓器の機能がさらに詳しくわかるようになりつつある。

短所▶　放射性医薬品は薬剤によっては高価であり，時間がたつにつれ放射能が減少するので，検査の取り消しなどは早急に連絡をして，むだのないように配慮する必要がある。検査時間が30分ほどかかる場合が多く，臥床が困難な患者では工夫が必要である。

妊婦の場合は，胎児奇形がおこる被曝量の検査はないが，検査の必要性と検査時期に配慮する。授乳婦の場合も，検査に用いる核種により授乳制限期間がある(▶136ページ)。

③ 適応と禁忌

適応 ▶ 放射性医薬品は使用量がごく少量であるため，薬理作用が無視でき，肝不全・腎不全などの重症患者や乳幼児でも可能である。また，腎移植直後から移植腎の血流・機能を検査できる。これらの理由から，核医学検査の適応範囲は広い。患者の状態が撮像可能なら適応といえる。

禁忌 ▶ 安全かつ非侵襲的検査であるため，撮像可能な状態なら絶対禁忌はないといえる。妊婦については，胎児被曝の影響は確定的影響（▶268ページ）であり，しきい線量以下の線量ではおこらないため，子宮被曝が50〜100mGyのしきい線量をこえない限りは妊娠中絶を検討する必要性はない。通常，核医学検査ではこれをこえる線量の被曝はないが，妊娠期間中に本当に検査が必要かどうかが問題となる。適応を十分に考慮し，患者の理解と同意を得る必要がある。

B 核医学検査のなりたち

① 核医学検査の基礎的事項

1 放射性同位元素（ラジオアイソトープ radioisotope，RI）

原子の構造 ▶ 物質を構成する最も小さな単位は原子である。原子の中心には正の電気をもつ陽子と荷電していない中性子からなる原子核があり，その周囲を負の電気をもつ電子が一定の軌道でまわっている（▶図6-1）。その原子の陽子の数を原子番号，陽子と中性子の数の和を質量数とよぶ。電子は，陽子や中性子に比べて著しく軽く，質量は陽子の1/1,840にすぎない。

同位元素 ▶ 陽子の数が同じで中性子の数が異なる，つまり原子番号が同じで質量数の異なるものを同位元素（アイソトープ isotope）という。原則としては $_Z^A X$ のように元素記号(X)の左上に質量数(A)を，左下に原子番号(Z)を書きあらわすが，^1H，^2H，^3H のように原子番号を省くことが多い。

安定／放射性 ▶ 同位元素のなかには，原子核内のエネルギーが不安定なため，余分なエネルギーを放出して安定しようとする性質のあるものがあり，これを放射性同位元素(RI)という。図6-1の水素(^1H)，重水素(^2H)は安定同位元素であるが，トリチウム(^3H)は放射性同位元素である。

核種 ▶ 原子の種類を核種 nuclide，放射線を出すものを放射性核種 radionuclide という。一般にこれらは放射性同位元素と同義語で用いられ，放射性核種を核種と略してよぶことも多い。人体に投与する放射性核種を放射性医薬品という。

自然／人工 ▶ 自然界にあり，放射線を放出し崩壊する核種を自然放射性同位元素といい，放射性同位元素 宇宙線とともに，人体の避けられない放射線被曝の原因となっている。一方，

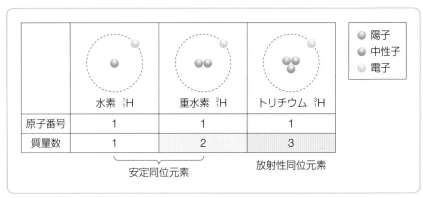

▶図6-1 水素の同位元素

原子核反応により人工的につくられる核種が，人工放射性同位元素である。

2 放射性同位元素の壊変と放出される放射線

不安定な原子核は，放射線を出してより安定した核となろうとする。これを壊変（かいへん）という。核種の安定性は，陽子と中性子の数の比によって決まる。放射能の強さをあらわす単位のベクレル(Bq)は，1秒あたりの壊変数であり，1秒あたり放射線核種1個の壊変が1 Bq である。

α(アルファ)線▶ 重い原子核では，陽子2個，中性子2個からなるヘリウム($^4_2$He)の原子核を放出する。これをα壊変という。α線は原子核から飛び出した高速の$^4_2$He原子核である。代表的な例がラジウムのα壊変で，α線を出してラドンとなる。

$$ラジウム 226(^{226}_{88}Ra) \rightarrow ラドン 222(^{222}_{86}Rn) + \alpha 線(^4_2He)$$

α線は紙1枚で遮蔽（しゃへい）できる。飛程が短く，二本鎖DNAを高頻度で切断するため，核医学治療に用いる。骨転移治療薬に用いるラジウム223(^{223}Ra)がある。

β(ベータ)線▶ β線は原子核から放出される電子であり，陰電子と陽電子がある。

[1] **陰電子(β^-)** 中性子過剰核では中性子が陽子にかわり，高速の陰電子すなわちβ^-線と反中性微子(反ニュートリノ)を放出し，β^-壊変する。質量数はかわらないが，原子番号が1つ増える。

$$中性子 \rightarrow 陽子 + \beta^-$$

β^-線を利用するものに，甲状腺がんやバセドウ病の治療に用いるヨウ素131(^{131}I)やB細胞リンパ腫の治療に用いるイットリウム90(^{90}Y)がある。

[2] **陽電子(ポジトロン，β^+)** 陽子過剰核では陽子が中性子にかわり，高速の陽電子と中性微子(ニュートリノ)を放出し，β^+壊変する。質量数はかわらないが，原子番号は1つ少なくなる。

$$陽子 \rightarrow 中性子 + \beta^+$$

炭素 11（^{11}C），窒素 13（^{13}N），酸素 15（^{15}O），フッ素 18（^{18}F）などから放出されるポジトロンは電子と結合し消滅するが，その際 180° 方向の異なる 2 本の電磁波を放出する。この電磁波を消滅放射線といい，これを利用して画像を構成する方法を**陽電子放射断層撮影** positron emission tomography（PET）という。PET は，さまざまな代謝機能や腫瘍の広がりなどを調べるのに用いられる。

γ（ガンマ）線▶ α壊変，β壊変後，原子はまだエネルギー的に不安定な状態である。このような不安定なエネルギーはγ線として放出され，安定した核種となる。γ線は，X 線と性質が同じで，波長の短い電磁波である。核医学検査に用いる核種は，ポジトロンを除くと透過性の高いγ線を利用している。

3 半減期

壊変により，もとの原子の数が最初の半分になるまでの時間を半減期という。放射能量は原子の数に比例するので，放射能量と原子数の半減期は同じである。

有効半減期▶ 物理的な減衰による物理的半減期（T_p）と，代謝などによる生物的な減衰による生物学的半減期（T_b）により，体内の核種は減少する。この両者を加味した半減期を有効半減期（T_e）といい，以下のような関係がある。

$$\frac{1}{T_e} = \frac{1}{T_b} + \frac{1}{T_p}$$

4 放射性核種の製造

核医学に用いる核種は，原子核反応により人工的につくられる。中性子を利用する反応は原子炉により，PET 検査に用いるポジトロンなど荷電粒子を利用する反応はサイクロトロン（円形加速器）により行われる。**表 6-1** に核医学検査に用いるγ線を放出する放射性核種の半減期とγ線エネルギー，**表 6-2** に PET 用放射性核種の半減期を示す。

テクネチウム 99m（^{99m}Tc）は，最も多く使用されている放射性核種である。141 keV[1] のγ線だけを放出し，半減期が 6 時間と短い。そのため人体に投与しても被曝が比較的少なく，シンチレーションカメラでの撮像にも適する。またジェネレータによって得られるため，毎日院内にて薬剤を標識できる。

ジェネレータ▶ A が壊変して B となり，B が壊変して C となるとき，A を**親核種**，B を**娘**
（カウ） **核種**という。A の半減期が比較的長く，B の半減期が短く，A から B になる速度が B から C になる速度より遅いと，A をアルミナやレジンに吸着させておき，適当な溶媒を加えることで B のみを溶出することができる。この装置をジェネレータまたはカウ，この操作をミルキングという。代表的なジェネレータにモリブデン 99（^{99}Mo）－^{99m}Tc ジェネレータシステムがある（▶図 6-2）。

1）eV：電子ボルト。1つの電子を 1 V で加速したときのエネルギー。

▶表6-1 単一エネルギーのγ線のみを放出する核種

放射性核種	半減期	壊変形式	γ線エネルギー(KeV)
クリプトン81m(^{81m}Kr)	13秒	IT[1]	190
テクネチウム99m(^{99m}Tc)	6時間	IT	141
ヨウ素123(^{123}I)	13.3時間	EC[2]	159
インジウム111(^{111}In)	67時間	EC	171, 245
タリウム201(^{201}Tl)	73時間	EC	71
ガリウム67(^{67}Ga)	78時間	EC	93, 185, 300
キセノン133(^{133}Xe)	5.2日	β^-	81
ヨウ素131(^{131}I)	8日	β^-	364

▶表6-2 PET用核種

放射性核種	半減期
炭素11(^{11}C)	10分
窒素13(^{13}N)	20分
酸素15(^{15}O)	2分
フッ素18(^{18}F)	110分

1)核異性体転移 isomeric transition(IT):壊変後の原子核が励起状態のまま存在することがある。励起状態にある核種を核異性体といい,この状態からγ線放射を行って基底状態に移ることをITという。
2)軌道電子捕獲 electron capture(EC):陽子過剰原子核内の1陽子が1軌道電子を吸収して中性子にかわり,原子核から中性微子が放出され,空席に外郭の軌道電子が入り,余分のエネルギーが特性X線として放出される。

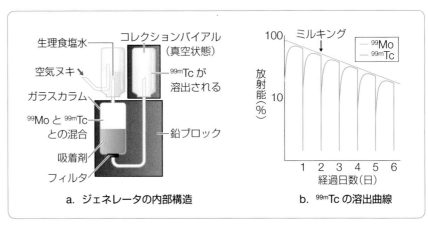

a. ジェネレータの内部構造 b. ^{99m}Tcの溶出曲線

▶図6-2 ^{99}Mo-^{99m}Tc ジェネレータシステム

5 放射性医薬品

　　　放射線を放出する放射性同位元素そのものや放射性同位元素で薬剤を標識したものが放射性医薬品である。次のような特徴をもつものが望ましい。

　(1) 特定の臓器機能評価や腫瘍・炎症に特異的に集積する。

　(2) きわめて微量なため薬理作用を無視できる。

　(3) ^{99m}Tc などの核種で標識しやすい。

　(4) 副作用がきわめて少ない。

　(5) 検査時に必要な放射能が得られ,しかもなるべく半減期が短い。

　(6) ポジトロン核種以外ではγ線のみの放出が望ましく,かつカメラによる

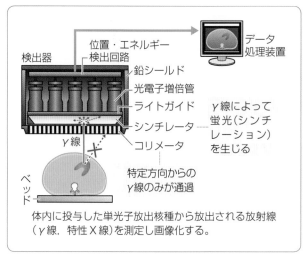

体内に投与した単光子放出核種から放出される放射線
(γ線, 特性X線)を測定し画像化する。

▶図6-3 シンチレーションカメラ

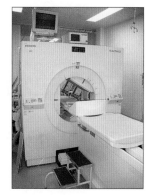

検出器を180°あるいは360°回転させなが
ら3方向からγ線の信号を検出する。

▶図6-4 3検出器SPECT装置

撮像には50〜200keVの低エネルギーがよい。

6 測定装置

シンチレーション▶ シンチレーションカメラ(ガンマカメラ)は, 体内に投与した単光子放出核種
カメラ から放出される放射線(γ線, 特性X線)を測定, 画像化する装置である。コ
(ガンマカメラ) リメータ, シンチレータ, 光電子増倍管, 位置・エネルギー検出回路, 波高分
析器などから構成される(▶図6-3)。

断層撮影装置▶ 断層撮影装置は, 横断断層面の体内分布を描画する装置である。γ線などの
単光子放射線 single photon を利用する SPECT (single photon emission com-
puted tomography, ▶図6-4)と, ポジトロンを利用する PET がある。
　　また, SPECT装置またはPET装置にX線CT装置を複合したSPECT/CT
装置, PET/CT装置がある。SPECT画像, PET画像の吸収補正を行い画質を
向上させられるほか, CT画像との重ね合わせ(フュージョン)がより正確に行
える。近年, MRIとの複合装置であるPET/MRIも承認された。

② 核医学検査における放射線管理

[1] **関係法規** 核医学診療は法的に厳しく規制されている。診療のみに使用す
るときは医療法のみの規制を受けるが, 動物実験などの研究を行うときは「放
射性同位元素等による放射線障害の防止に関する法律」の規制を受ける。
　[2] **施設** 診療に便利で放射線障害防止の規制を満足させる施設・管理区域を
建設しなくてはならない。放射性医薬品を使用する際には都道府県知事への届
け出が必要である。
　[3] **被曝** 患者の被曝の考慮に加え, 医療従事者の被曝管理が重要である。

[4] **教育・訓練** 管理区域に立ち入るものには，適切な防護教育および定期的な訓練を行う。

C 核医学検査の実際

① 臨床に用いられる核医学検査

核医学検査には，直接患者に放射性核種を投与して行うインビボ検査と，患者から得た血液などの試料に放射性核種を加えて行うインビトロ検査がある。

インビボ検査法▶ インビボ *in vivo* 検査では，おもにγ線を放出する少量の薬剤を経静脈的，経口，吸入などの方法で体内に投与し，その挙動をシンチレーションカメラで撮像して画像にしたり，特定の臓器内で変化するγ線の強さを記録する(体外測定法)。また，放射性核種を投与後，血液や尿・便などの試料を採取し，その放射能の強さを測定して分布状態を調べる検査を試料計測検査法という。

インビトロ検査法▶ インビトロ *in vitro* 検査は，放射性核種を患者に投与することなしに，試験管内の操作のみで，核種を目印として，血液中のホルモンや薬剤などの微量物質を測定する検査法である。ラジオアッセイはその代表的な方法であり，感度が高く，測定成績は正確で再現性にすぐれ，操作が簡便である。

② 放射性核種の投与法

多くは経静脈的に注射する。そのほか，①ヨウ化ナトリウムカプセルは経口投与，②キセノン(^{133}Xe)ガス・クリプトン(^{81m}Kr)ガスはマスクを装着し吸入，③脳脊髄腔シンチグラフィは腰椎穿刺を行いクモ膜下腔に注入する，などの投与法がある。術者の被曝を軽減する目的で，シリンジにシールド(遮蔽板)を装着する。

急速静注▶ 血行動態を観察する目的で施行するダイナミック撮影では，急速静注(ボー
(ボーラス注入) ラス注入)を行う。20 mL の生理食塩水を入れたシリンジに，三方活栓で核種の入ったシリンジを連結させ，これに 19 ゲージ翼状針や 20 ゲージ留置針などを装着する。核種を注入後，生理食塩水を続けて急速注入することにより，少量の核種を急速に送り込むことができる(▶図6-5)。

③ 核医学検査実施時の留意点

安全かつ十分な検査を行うために，以下の点に留意する。

(1) 複数の核医学検査を依頼する場合，通常は半減期の短い核種を使用する検査から組むため，検査室へはまとめて依頼することが望ましい。

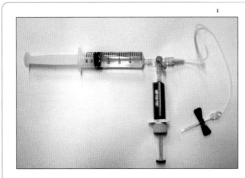

核種はシールドつきシリンジに入れられ，急速静注用の生理食塩水を三方活栓でつないである。

▶図 6-5　急速静注（ボーラス注入）施行の準備

(2) 単一エネルギーの γ 線のみを放出する放射性核種を用いた検査を行う場合，γ 線エネルギーの差を利用して，同時に複数の放射性核種を投与して撮影することも可能である（例：²⁰¹Tl 心筋血流シンチグラフィと ¹²³I-BMIPP 心筋脂肪酸代謝シンチグラフィ）。

(3) 前処置が必要な検査があるため，事前に確認が必要である。

　①検査前食の禁食を必要とする検査：安静心筋シンチグラフィ，唾液腺シンチグラフィ，肝受容体シンチグラフィ，肝胆道シンチグラフィ，胃食道シンチグラフィ，メッケル憩室シンチグラフィ，消化管出血/タンパク漏出シンチグラフィ，¹⁸F-FDG PET 検査。

　②負荷心筋血流シンチグラフィ：使用する核種により検査前朝食，2 回目撮像前食に関してプロトコルが異なるため，核医学検査室に確認する。

　③撮像前に下剤を使用する検査：ガリウム 67（⁶⁷Ga）シンチグラフィ，¹³¹I アドステロール副腎皮質シンチグラフィ。

(4) 同意書を必要とする検査があるため，確認を要する。

(5) 透析患者の検査は，通常透析中日に施行する。透析当日に静注が可能なら透析終了後に施行する検査もある。依頼時に透析日および透析時間帯を検査室に伝える。

(6) 他の検査との調整を要する場合がある。

　①骨シンチグラフィ：造影 CT と同日に施行する場合，CT 用造影剤が骨シンチグラフィ画像に影響を及ぼす可能性がある。骨シンチグラフィは静注後 3 時間以降に撮像されるため，骨シンチグラフィ撮像の直前もしくは直後に造影 CT を施行する。

　②⁶⁷Ga シンチグラフィ：MRI 造影剤のガドリニウム（Gd）-DTPA との併用を行わない。Gd-DTPA を使用した場合は，翌日以降 ⁶⁷Ga を静注する。⁶⁷Ga を静注したら，撮像後に Gd-DTPA を使用する。

(7) 小児投与量に関しては，小児核医学検査適正施行のコンセンサスガイドライン 2020（日本核医学学会）にそって厳重に管理する。また，小児の場

▶表6-3　使用する放射性同位元素と授乳中止期間

使用する放射性同位元素	授乳中止期間
^{51}Cr-EDTA	中止なし
^{99m}Tc-DTPA，^{99m}Tc-MAG$_3$	4 時間以上
^{99m}Tc 標識製剤	12 時間以上
^{123}I 標識製剤	5 日間以上
^{131}I，^{67}Ga，^{201}Tl，^{111}In	3 週間以上

合は入眠させて検査を行うことがあり，検査中に直視の観察が重要になる。血中酸素モニターの装着を行う。

(8) おむつを使用している場合は，核種投与後，核医学検査室にて回収・保管・廃棄を行う。核種によって回収する期間が異なる。

(9) 授乳婦の場合，授乳制限期間がある放射性医薬品もあり，授乳を制限する期間が核種によって異なるので注意が必要である（▶表6-3）。

④ 核医学検査を受ける患者の看護

核医学検査は，患者に放射性医薬品を投与するところから始まる。放射性物質が体内に入ることに，漠然とした不安や恐怖をいだいている患者も少なくない。また，介助する医療者には患者から放出される放射性物質による被曝の可能性がある。看護師は自身も防護しながら，患者が安全に不安なく検査を受けられるように整える役割が求められる。

検査前▶　患者は，被曝することに不安を感じていることが多い。放射性医薬品からの被曝量は，0.2〜0.8 mSv で 1 回の CT 検査とかわらないこと，有害反応も少ないことを伝え，安心して検査を受けられるように配慮する。

患者氏名，ID，検査内容を確認し，検査の流れや所要時間の目安，装置の安全性について説明する。放射性医薬品を投与してから検査するまでの時間は，検査によってさまざまである。検査の内容によっては，複数回撮影することや放射性医薬品投与から数日後に撮影となることもあるため，その必要性を説明する。また，検査部位によって事前処置が異なる。脳槽，心筋，肝などは禁食，甲状腺はヨード食制限，骨は直前の排尿など，検査の内容に応じて確認する。金属類は放射線を遮蔽する場合があり，撮影に影響する。このため，装飾品などの金属類や付属する医療機器は医療者が確認のうえ，外す。

検査中▶　X 線単純撮影や CT 検査と比べ撮影に時間がかかるため，安静保持ができるよう体位や気分不快を確認し調整する。撮影する部位に合わせた体位となるよう，患者に注意事項を説明し協力を得る。

看護師が放射性医薬品の静脈内投与を行う場合もある。その場合は通常の静

脈内投与の手順に加え，ルート確保，薬物の注入は防護具を装着して行う。注入時は，血管外漏出に注意する。使用した物品は放射性廃棄物に分別して破棄する。なお，看護師が放射性医薬品の投与を行う場合には，医師による一定時間の教育を受け運用基準を作成することが望ましい[1]。

検査後▶ 日常生活に制限はなく，ふだんどおりに過ごしてよいことを伝える。体内に放射性医薬品は残っているが，時間とともに減少することを説明する。また，放射性医薬品は尿中や便中に排泄されるため，水分を多くとり積極的に排泄す

NOTE
ヨウ素同位体を用いた検査の留意点

① 123I-MIBG シンチグラフィ　集積に影響する三環系抗うつ薬，レセルピン，ノルアドレナリン，アンフェタミンなどの薬剤は可能な限り1週間前より中止する。

② ドパミントランスポータシンチグラフィ（123I-FP-CIT）　集積に影響を与える薬剤がある。影響の強い薬剤は検査前に中止する。

・線条体集積低下の原因となり中止が望ましい薬剤（中止期間）：中枢神経刺激薬（メチルフェニデート塩酸塩〔2日〕），三環系抗うつ薬（アモキサピン），食欲抑制薬（マジンドール〔3日〕），コカイン系製剤（コカイン塩酸塩〔2日〕），中枢興奮薬（メタンフェタミン塩酸塩〔3日〕）

・線条体の集積比が上昇する可能性のある薬剤：選択的セロトニン再取り込み阻害薬（フルボキサミンマレイン酸塩，パロキセチン塩酸塩水和物，塩酸セルトラリン）

③ 123I/131I 甲状腺摂取率検査　食事中のヨウ素を制限し，非放射性ヨウ素の血中濃度を下げる必要がある。投与1週間前より検査終了までヨウ素制限食とする（▶表a）。甲状腺がん，バセドウ病に対する131I内照射治療の場合は，ヨウ素制限期間が延長される。

④ 甲状腺ブロック　131I-アドステロール副腎皮質シンチグラフィ，123I-IMP，123I-MIBG などの放射性ヨウ素を含む薬剤を使用する場合は，甲状腺被曝の低減，甲状腺集積による読影の妨げの回避の観点から，無機ヨウ素内服による甲状腺ブロックの必要性を考慮する。ただし，無機ヨウ素投与の弊害も念頭におかねばならない。短期投与ではあるが，無機ヨウ素の高摂取は甲状腺機能の不安定化をきたす可能性があるため，甲状腺ブロック施行に関しては議論もある。

使用薬剤は，成人ではヨウ化カリウム丸50 mgを用いるが，小児では年齢・体重に合わせて減量する必要があり（▶表b），ヨウ化カリウム内服ゼリーや内服用ルゴール，ヨウ化カリウム散剤を飲み物などにまぜて経口摂取する。投与期間は123I製剤では検査前日から翌日の3日間，131I製剤では検査2日前より10日間の服用とする。

▶表a　甲状腺摂取率測定に影響する食品・薬剤

・こんぶ，のり，ひじき，わかめなどの海藻類（ところてんも含む）
・こんぶだし
・貝・回遊魚
・ヨウ素を含むうがい薬や消毒薬
・ヨウ素を含む総合ビタミン剤や抗不整脈薬
・ヨード造影剤
・甲状腺ホルモンや抗甲状腺薬

▶表b　甲状腺ブロックにおける年齢ごとのヨウ化カリウム1日量

年齢	ヨウ化カリウム1日量
1歳未満	～10 mg
1歳以上6歳未満	10～25 mg
6歳以上12歳未満	25～50 mg
12歳以上	50 mg

（日本核医学会小児核医学検査適正施行検討委員会：小児核医学検査適正施行のコンセンサスガイドライン2020．p.60，2020をもとに作成）

1）三浦宮子：画像検査RI（核医学）検査．高木康（編），看護に生かす検査マニュアル．pp.98-102，サイオ出版，2016．

るよう促す。排泄物に含まれる放射性物質は微量であるため，下水などへの排出は問題ない。

おむつを使用している場合は，おむつ中に放射性物質が排泄される。核医学検査を受けた入院患者のおむつ交換を行う際，皮膚に直接触れると被曝量が増えるため，必ず手袋を着用する。おむつの廃棄場所や保管場所を各施設の管理者に確認し，処理する。

医療者の防護▶　核医学検査では放射性医薬品を取り扱うため，医療者自身の被曝を最小にするための対策が必要である。使用しない放射性医薬品との距離をとる，取り扱いの時間を最小にする，使用直前まで遮蔽容器に入れておく，患者のスペースを壁やカーテンなどで遮断するなどの対策をとる。

D 各種核医学検査の実際と診断

① シンチグラフィ・SPECT 検査の実際と診断

1 中枢神経系(▶表6-4)

[1] **脳血流シンチグラフィ**　脂溶性物質で，血液脳関門を通過し，すみやかに脳組織に拡散したのち，長くとどまる蓄積型トレーサーを用いる。脳内分布は局所脳血流量に相関し，脳血流定量も施行する(▶図6-6)。

(1) **アセタゾラミド負荷試験**：アセタゾラミドは炭酸脱水素酵素阻害薬であり，脳組織からの二酸化炭素洗い出しを減少させた結果として，脳血管を拡張させ脳血流を増加させる。虚血性脳血管障害における循環予備能障害の有無の評価，もやもや病などの脳血管再建術の適応決定・治療効果判定・予後評価に利用する。

(2) **マタス Matas テスト**：内頸動脈結紮術に備えて術前に神経症状の発現を調べる目的で，一時的内頸動脈血流遮断法を行う。内頸動脈血流遮断時に製剤を静注し，遮断側の血流低下の有無を評価する。

[2] **中枢性ベンゾジアゼピン受容体イメージング**　中枢性ベンゾジアゼピン受容体に結合する標的リガンドを使用し，その分布を画像化する。

[3] **ドパミントランスポータイメージング**　ドパミン神経系の黒質線条体経路への集積を画像化する。

[4] **脳脊髄腔シンチグラフィ**　脳脊髄液の流れと吸収，脳脊髄液漏を非侵襲的に観察できる(▶図6-7)。使用薬剤はごく少量であり，脳脊髄液と同比重で生理的な流れや吸収を障害することなく，副作用もない。

▶表6-4　中枢神経系の核医学検査

核医学検査	対象疾患	放射性医薬品*	検査法
脳血流シンチグラフィ	脳血管障害の診断，認知症の早期診断・鑑別，中枢神経形成異常を含む痙攣性疾患，脳炎・脳症などの頭蓋内感染症，脳腫瘍などの術前後，溺水などの低酸素脳症，脳死判定の補助診断	¹²³I-IMP	・高血流領域においても脳放射能と血流量の比例直線性は良好なのが特徴 ・静注約10分後からSPECT撮像
		⁹⁹ᵐTc-HMPAO／⁹⁹ᵐTc-ECD	・院内標識が可能で，緊急時検査に対応可能 ・脳内分布は2分以内に決定するため時間分解能が高く，また投与後数時間安定するため痙攣の発作期や種々の負荷検査に適する ・静注15分以降SPECT撮像
中枢性ベンゾジアゼピン受容体イメージング	てんかん焦点診断，脳血管障害・脳神経変性疾患・痙攣性疾患におけるニューロン障害と残存機能の評価	¹²³I-IMZ	・静注後3時間の後期像が受容体イメージを反映，SPECT撮像する
ドパミントランスポータイメージング	パーキンソン病とパーキンソン症候群の鑑別	¹²³I-FP-CIT	・静注後3時間以降にSPECT撮像
脳脊髄腔シンチグラフィ	先天性水頭症の脳髄液循環動態の把握，脳脊髄液漏出症，外傷性髄液漏，正常圧水頭症	¹¹¹In-DTPA	・腰椎穿刺し，脊髄クモ膜下腔に注入し，注入後30分間はダイナミック撮像，さらに3，6，24，48時間後に撮像する ・髄液鼻漏の検出時は鼻栓をし，この放射線量を測定する

＊IMP：*N*-isopropyl-p-iodoamphetamine hydrochloride，HMPAO：hexamethyl-propyleneamine oxime，ECD：ethyl cysteinate dimer，IMZ：イオマゼニル iomazenil，FP-CIT：イオフルパン ioflupane，DTPA：ジエチレントリアミン五酢酸 diethylenetriamine pentaacetic acid，FDG：フルオロデオキシグルコース fluorodeoxyglucose

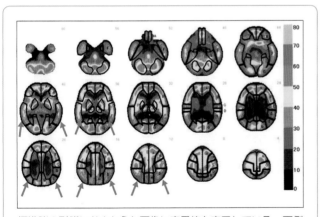

標準脳の形態におきかえた画像に定量値を表示している。両側の頭頂側頭葉の血流低下が明らかで(→)，アルツハイマー病に特徴的な脳血流分布を示す。

▶図6-6　アルツハイマー病の⁹⁹ᵐTc-ECD SPECT像

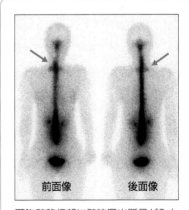

頸胸髄移行部に髄液漏出所見がみとめられ(→)，腎臓・膀胱の早期描出がある。

▶図6-7　脳脊髄液減少症

2 内分泌系(▶表6-5)

[1] **甲状腺シンチグラフィ** 甲状腺機能の画像化であり，機能する甲状腺組織に集積した放射性核種の分布から位置・形態・大きさ・内部構造を知ることができる(▶図6-8〜11)。

▶表6-5 内分泌系の核医学検査

核医学検査	対象疾患	放射性医薬品*	検査法
甲状腺シンチグラフィ	原発性甲状腺機能低下症の原因検索，甲状腺機能亢進症の鑑別，機能性甲状腺結節	Na^{123}I	・ヨウ素制限を行い，^{123}Iカプセル3.7MBqを内服後，3，6，24時間値を組み合わせて摂取率を測定し，撮像も同時に行う ・摂取率正常値は，3時間値5〜20%，6時間値10〜30%，24時間値10〜40%
		^{99m}TcO$_4^-$	・ヨウ素制限を行わなくても撮像可能 ・静注後20分で摂取率測定・撮像する ・摂取率正常値は0.5〜4%
副甲状腺シンチグラフィ	過機能性副甲状腺の数と局在，自家移植された副甲状腺の機能	^{99m}Tc-MIBI	・静注後10〜15分の早期像と2〜3時間の後期像を撮像 ・異所性副甲状腺を見落とさないよう縦隔を撮像範囲に入れる ・後期像ではSPECT撮像も行う
副腎皮質シンチグラフィ	原発性アルドステロン症，クッシング症候群，ACTH非依存性大結節性副腎過形成，クッシング病，副腎性器症候群，副腎偶発腫瘍の質的診断	^{131}I-アドステロール	・静注後7日目に腹部後面像を撮像

＊NaI：ヨウ化ナトリウム，TcO$_4^-$：パーテクネテート，MIBI：methoxyisobutyl-isonitrile

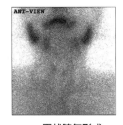
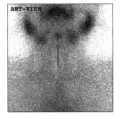

a. 甲状腺無形成　　b. 舌根部異所性甲状腺

　(a)では，甲状腺はまったく描出されないが，(b)では，舌根部に小さな集積が見られ(→)，下顎部の正常甲状腺がある部位は無集積である。(a)，(b)いずれも5歳の症例である。
　　　　　　　　(画像提供：埼玉県立小児医療センター)

▶図6-8 甲状腺無形成，異所性甲状腺の^{99m}TcO$_4^-$画像

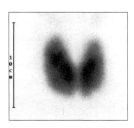

明らかな腫大と集積亢進がある。摂取率は83.2%と亢進し，予想重量は92gで腫大が明らかである。

▶図6-9 バセドウ病の^{123}I画像

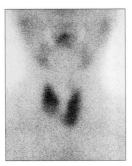 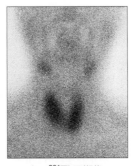 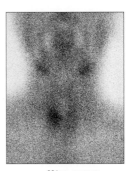

a. ⁹⁹ᵐTcO₄⁻ 画像
右葉下極に欠損があり，
腫瘤の存在を示す。

b. ²⁰¹Tl 早期像
腫瘤は周囲の甲状腺組織
と同程度の集積である。

c. ²⁰¹Tl 後期像
明らかな洗い出し遅延所
見が見られる。

a〜c は，典型的な甲状腺分化がんの所見である。

▶図 6-10　甲状腺乳頭がんの ⁹⁹ᵐTcO₄⁻ 画像と ²⁰¹TlCl 画像

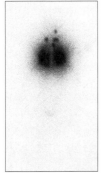 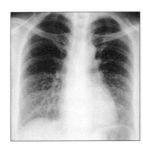 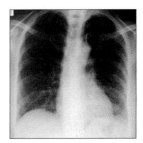

a. ¹³¹I 内照射療法後 4 日目の全身スキャン
ほぼ全肺野に ¹³¹I 集積があり，鎖骨上窩お
よび下頸部リンパ節にも集積している。

b. 治療前の胸部 X 線写真
多発肺転移が明らかである。

c. 治療後の胸部 X 線写真
治療 4 か月後には転移所見
の明らかな改善がある。

▶図 6-11　甲状腺濾胞がん術後の頸部リンパ節転移および肺転移症例

　　過塩素酸カリウム放出試験は，ヨウ素有機化障害の診断に用いる。ヨウ素有機化障害では摂取率は正常もしくは軽度亢進し，¹²³I 摂取率 3 時間値を測定後，過塩素酸カリウムを経口投与すると甲状腺からの ¹²³I 放出がおこり，1 時間後摂取率を測定すると 10%以上減少する。

　　[2] **副甲状腺シンチグラフィ**　ミトコンドリアの豊富な好酸性細胞に集積する薬剤を使用し，好酸性細胞の割合が多くなっている過機能性副甲状腺を検出する。

　　[3] **副腎皮質シンチグラフィ**　コルチゾール，アルドステロン，性ホルモンなどの副腎皮質ホルモンはいずれもコレステロールから合成されるため，¹³¹I 標識コレステロールを用いて観察できる。ホルモン過剰産生状態の腫瘍や過形成では高集積を示す（▶図 6-12）。

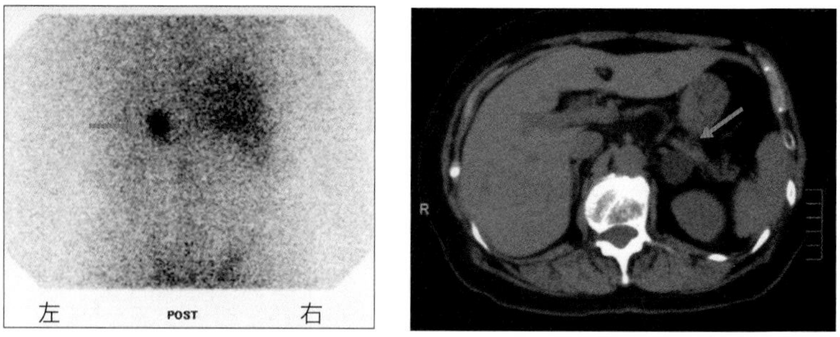

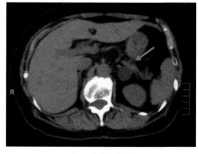

a. ¹³¹I-アルドステロール副腎皮質
　　シンチグラフィ，後面像

b. 腹部CT

（a）では，クッシング症候群における左副腎コルチゾール産生腫瘍があり，左副腎
に高集積がみとめられる（→）。コルチゾール高値のため副腎皮質刺激ホルモンが低
値となり，右正常副腎の集積は抑制され無集積となっている。
（b）では，左副腎に腫瘍がみとめられる（→）。

▶図6-12　クッシング症候群の副腎皮質シンチグラフィおよび腹部CT像

▶表6-6　呼吸器系の核医学検査

核医学検査	対象疾患	放射性医薬品	検査法
肺血流シンチグラフィ	先天性心疾患，肺動脈性肺高血圧症などの肺高血圧の鑑別，大動脈炎症候群，横隔膜ヘルニア術後の肺機能評価，肺塞栓症，肝肺症候群，気管支異物，肺および下気道障害	⁹⁹ᵐTc-MAA（大凝集ヒト血清アルブミン）	・静注直後から肺多方向撮像，さらに必要に応じSPECT撮像 ・右-左シャント率算出が容易 ・全身撮像し，シャント率＝（1－肺カウント/全身カウント）を求める
肺換気シンチグラフィ	洗い出し異常（肺気腫・細気管支狭窄），肺塞栓症，慢性閉塞性肺疾患，気道閉塞部位の診断，肺手術後の機能評価	⁸¹ᵐKrガス	・半減期13秒ときわめて短く，持続呼吸法での換気分布をみる
		¹³³Xeガス	・1回吸入検査，反復呼吸検査，洗い出し検査を連続して行う ・洗い出し相を定量評価することにより空気とらえ込みair trappingの程度や換気率をみる
		⁹⁹ᵐTc-テクネガス	・超微粒子であり，肺胞沈着率が85％と高く，SPECT撮影が可能である

3　呼吸器系（▶表6-6）

[1] **肺血流シンチグラフィ**　機能血管である肺動脈の血流分布を画像化する
（▶図6-13）。薬剤は肺毛細血管を通過できない程度の粒子径であり，多発微小
肺塞栓を生じさせるが，肺血管床の0.1％程度を塞栓するにすぎず，塞栓による危険はない。

[2] **肺換気シンチグラフィ**　⁸¹ᵐKrガス，¹³³Xeガスはともに不活性ガスであり，
吸入しても約95％は呼出されるため，肺の換気能検査に適する。¹³³Xeガスは
半減期が長いため，肺からの洗い出しの情報が得られる。超微粒子の⁹⁹ᵐTc-

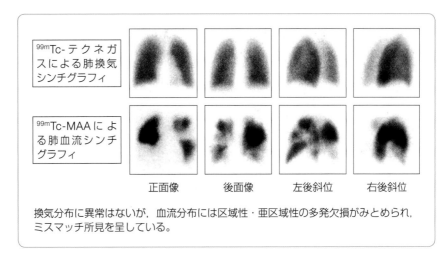

| | 正面像 | 後面像 | 左後斜位 | 右後斜位 |

^{99m}Tc-テクネガスによる肺換気シンチグラフィ

^{99m}Tc-MAAによる肺血流シンチグラフィ

換気分布に異常はないが，血流分布には区域性・亜区域性の多発欠損がみとめられ，ミスマッチ所見を呈している。

▶図6-13　肺血栓塞栓症の肺換気シンチグラフィおよび肺血流シンチグラフィ

テクネガスは，緊急検査に対応可能である（▶図6-13）。

4　循環器系（▶表6-7）

[1] **心筋血流シンチグラフィ**　非侵襲的に心筋血流を視覚的にとらえる（▶図6-14〜16）。心電図同期SPECTで壁運動を評価する。負荷試験も行われる。

(1) 運動負荷：狭心症など，負荷によってはじめて虚血をきたす疾患の診断を行う。トレッドミル法，自転車エルゴメータ法などがある。²⁰¹Tlは3時間後の後期像が安静時に近い画像となるため，再静注を行わなくともよく，早期像から後期像の洗い出し率を求める。虚血部では洗い出し率は低値となる。^{99m}Tc製剤は負荷時と安静時の2回投与が必要となる。

(2) 薬剤負荷：冠拡張薬であるアデノシン三リン酸二ナトリウム水和物やジピリダモール，心筋酸素消費量を増加させるドブタミン塩酸塩を負荷する。

[2] **心筋脂肪酸代謝シンチグラフィ**　心筋はエネルギー源としておもに脂肪酸とグルコースを用いているが，正常心筋では脂肪酸代謝に依存し，心筋障害などではエネルギー代謝が糖代謝に移行する。心筋代謝障害を画像化する。

[3] **心筋交感神経機能シンチグラフィ**　ノルアドレナリンと類似構造をもち，交感神経末端の小胞内に貯蔵される薬剤を用いて交感神経分布を画像化し，除神経領域を検出する。

[4] **心筋壊死シンチグラフィ**　急性期心筋壊死に集積する薬剤を用いて，梗塞巣を陽性描画する。

[5] **心プールシンチグラフィ**　心大血管の形態と循環動態の定性および定量評価を行う。

(1) 初回循環時法（ファーストパス法）：ボーラス注入し，右室ないし左室を通過する時点の数心拍を選び出し，時間放射能曲線より駆出分画を求め，

心拍出量・心係数・初回駆出量・駆出係数・肺平均通過時間を算出する。

(2) **平衡時法**：静注後 15 分で，核種の血液濃度が平衡に達してから心機能を評価する方法で，右室・左室の同時評価が可能である。心電図と同期させ，局所壁運動，心室容積曲線の算出，左室逆流性弁膜疾患の逆流分析を行う。さらに運動負荷を行うことにより，心臓の予備能力を評価する。

▶表 6-7　循環器系の核医学検査

核医学検査	対象疾患	放射性医薬品*	検査法
心筋血流シンチグラフィ	虚血性心疾患の診断，虚血・梗塞の広がりの評価，心筋生存能（バイアビリティ）評価，再灌流療法の適応決定・治療効果判定	^{201}TlCl／^{99m}Tc-MIBI／^{99m}Tc-テトロホスミン tetrofosmin	・静注後，planar（平面）および SPECT 撮像
心筋脂肪酸代謝シンチグラフィ	安静時検査のみで虚血心筋の同定，心筋バイアビリティの評価，心筋症の早期診断，重症・予後判定	^{123}I-BMIPP	・静注後，planar および SPECT 撮像
心筋交感神経機能シンチグラフィ	虚血性心疾患における除神経領域の評価，心筋症の病態や重傷度評価，心不全の予後や治療効果判定，糖尿病性心疾患，抗がん薬などによる薬剤性心筋障害	^{123}I-MIBG	・静注後 13〜30 分の早期像と 3 時間後の後期像を，planar および SPECT 撮像 ・心/上縦隔カウント比および心筋洗い出し率を算出 ・集積低下は交感神経除神経を示し，早期像に比べ後期像で洗い出しが亢進している場合は交感神経活動亢進がある
心筋壊死シンチグラフィ	発症後 12 時間〜2 週間の心筋梗塞，心筋挫傷，アミロイドーシス，心筋炎	^{99m}Tc-PYP	・静注後 2〜4 時間で撮像，SPECT 撮像も行う
心プールシンチグラフィ	右室・左室機能評価，局所壁運動・左室同期不全	^{99m}Tc-HSA／^{99m}Tc-RBC	・初回循環時法（ファーストパス法）または平衡時法

＊TlCl：塩化タリウム，BMIPP：15-(p–iodophenyl)-3-(R, S)-methyl-pentadecanoic acid，MIBG：meta–iodoben-zylguanidine，PYP：ピロリン酸 pyrophosphate，HSA：ヒト血清アルブミン，RBC：赤血球

NOTE
負荷心筋シンチグラフィの留意点

(1) 検査当日内服薬変更の必要がある場合，服薬指導を確認する。

(2) 24 時間ホルター心電図装着中に検査を行わない。

(3) 運動負荷・薬物負荷を行い，心筋虚血を誘発するため，緊急対応が必要な場合がある。

(4) アデノシン負荷心筋血流シンチグラフィでは，以下に注意する。

①ジピリダモール（ペルサンチン®など）は 24 時間前，キサンチン製剤（テオフィリン〔テオドール®，テオロング®など〕）は 12 時間前より中止。

②カフェインを含むお茶，コーヒー，薬剤は 12 時間前より中止。

③禁忌：Ⅱ度以上の房室ブロック，収縮期血圧 90 mmHg 未満の高度低血圧，気管支喘息。

④相対的禁忌：心拍数 40/分以下の徐脈。

⑤検査当日は朝食は軽食とし，昼食は検査終了後となる場合もあるため，糖尿病治療薬使用者には服薬指導が必要。

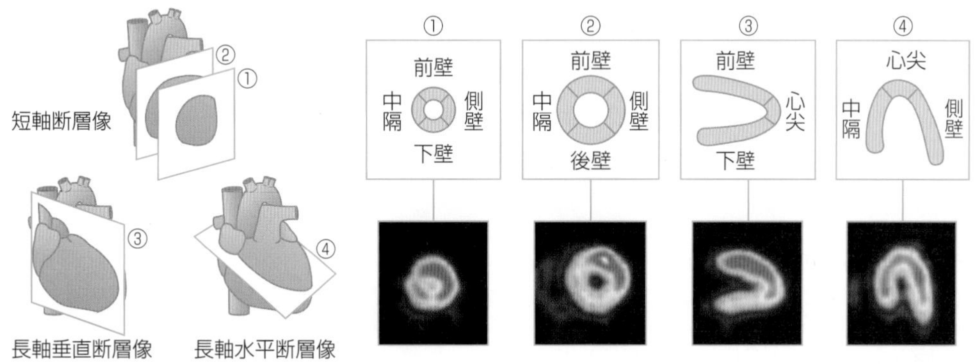

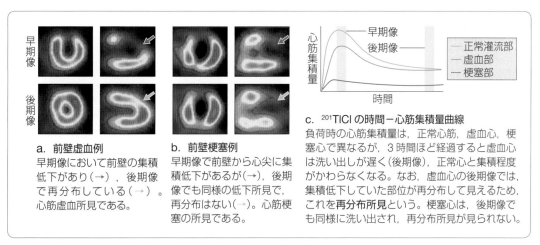

▶図 6-14　心筋血流シンチグラフィ（SPECT 像）

▶図 6-15　心筋血流シンチグラフィによる虚血性心疾患の診断

a. 前壁虚血例
早期像において前壁の集積低下があり（→），後期像で再分布している（→）。心筋虚血所見である。

b. 前壁梗塞例
早期像で前壁から心尖に集積低下があるが（→），後期像でも同様の低下所見で，再分布はない（→）。心筋梗塞の所見である。

c. ²⁰¹TlCl の時間－心筋集積量曲線
負荷時の心筋集積量は，正常心筋，虚血心，梗塞心で異なるが，3 時間ほど経過すると虚血心は洗い出しが遅く（後期像），正常心と集積程度がかわらなくなる。なお，虚血心の後期像では，集積低下していた部位が再分布して見えるため，これを**再分布所見**という。梗塞心は，後期像でも同様に洗い出され，再分布所見が見られない。

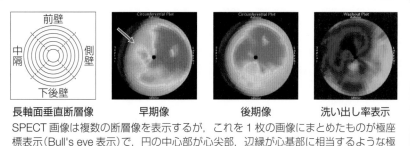

長軸面垂直断層像　　　早期像　　　後期像　　　洗い出し率表示
SPECT 画像は複数の断層像を表示するが，これを 1 枚の画像にまとめたものが極座標表示（Bull's eye 表示）で，円の中心部が心尖部，辺縁が心基部に相当するような極座標に表示する。²⁰¹TlCl 画像において，負荷後早期像で中隔から前壁に集積低下があるが（→），後期像で再分布所見が見られる。洗い出し率表示でもこの部は低下し，心筋虚血をあらわす。

▶図 6-16　極座標表示（Bull's eye 表示）

5 消化器系(▶表6-8)

[1] **唾液腺シンチグラフィ** 非侵襲的に唾液腺機能をとらえられる(▶図6-17)。

[2] **肝シンチグラフィ** コロイド状薬剤が肝細網内皮系細胞に取り込まれ、残りが脾臓、骨髄に分布する。

▶表6-8 消化器系の核医学検査

核医学検査	対象疾患	放射性医薬品*	検査法
唾液腺シンチグラフィ	シェーグレン症候群、急性・慢性唾液腺炎、唾石症、放射線障害、ワルチン腫瘍(高集積)、顔面神経麻痺の予後予測	$^{99m}TcO_4^-$	・検査前1時間は禁飲食 ・急速静注と同時にダイナミック撮像を行い、時間放射能曲線を作成する ・静注後15分目にクエン酸、レモン果汁を口腔内投与し、分泌能をみる
肝シンチグラフィ	慢性肝炎の活動度、肝硬変への進展、急性肝炎の重症度、集積腫瘍(肝限局性結節性過形成・肝腺腫様過形成・肝腺腫・肝芽腫)	^{99m}Tc-スズコロイド/^{99m}Tc-フィチン酸	・静注後15〜20分で撮像、SPECT撮像も加える
肝受容体シンチグラフィ	全肝・局所肝機能評価	^{99m}Tc-GSA	・検査前食禁食 ・急速静注と同時にダイナミック撮像を20分行う(動態SPECT撮像でもよい) ・その後、静態SPECT撮像 ・肝集積、心・血液プールの消退を定量評価
肝胆道シンチグラフィ	先天性胆道閉鎖症の診断、術後胆道系疎通性評価	^{99m}Tc-PMT	・検査前食禁食、乳児では3時間絶食し、急速静注と同時にダイナミック撮像を50分施行し、肝実質の時間放射能曲線を作成する ・胆嚢の描出、消化管への排泄像をみとめない場合は、必要に応じて、1、2、6、24時間と追跡する
胃食道シンチグラフィ	胃食道逆流	^{99m}Tc-DTPA	・検査前食禁食 ・ごく少量(10MBq)をミルクなどにまぜ、N-Gチューブにて胃内に注入し、仰臥位、腹臥位ともに30分間逆流の様子を観察する ・胃に関心領域を設け、時間放射能曲線を作成し、胃排出速度も同時に評価可能である
メッケル憩室シンチグラフィ	胃粘膜の迷入したメッケル憩室	$^{99m}TcO_4^-$	・検査前食禁食 ・急速静注と同時にダイナミック撮像を30分行い、50分目まで追跡し終了 ・胃粘膜の粘液産生上皮細胞に取り込まれた後、内腔に分泌される
消化管出血/タンパク漏出シンチグラフィ	消化管出血、タンパク漏出性胃腸症	^{99m}Tc-HSA-D	・検査前食禁食 ・急速静注と同時にダイナミック撮像を30分行い、1、3、6、24時間と追跡する

*GSA：ガラクトシルヒト血清アルブミンジエチレントリアミン五酢酸 galactosyl human serum albumin diethylenetriamine pentaacetic acid，PMT：*N*-pyridoxal-5-methyl tryptophan

[3] **肝受容体シンチグラフィ**　正常肝細胞表面に存在するアシアロ糖タンパク質受容体に特異的に結合する製剤を用いる。受容体の数は機能肝細胞数を反映し，肝細胞機能に相関する。

[4] **肝胆道シンチグラフィ**　胆道系の疎通性をみる目的で，肝細胞に取り込まれたのち，ビリルビンと同様の経路で毛細胆管に排泄される製剤を用いる（▶図6-18）。

[5] **胃食道シンチグラフィ**　胃食道逆流を評価するミルクスキャンである。実際摂取しているミルクや液状栄養食，コーンスターチミルクなどの治療乳で検査ができる。保険承認されていない。

[6] **メッケル Meckel 憩室シンチグラフィ**　異所性胃粘膜の検出を目的とする。

[7] **消化管出血/タンパク漏出シンチグラフィ**　間欠的出血が多い消化管出血

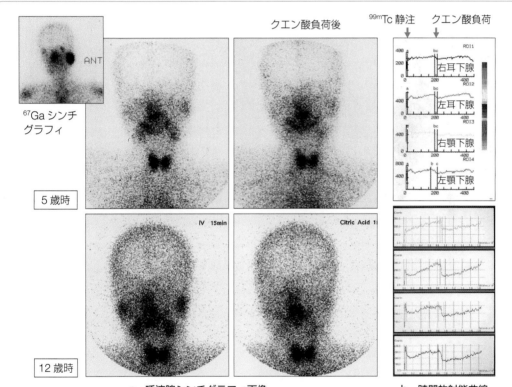

a. 唾液腺シンチグラフィ画像　　　　b. 時間放射能曲線

　発症は5歳である。受診後の ⁶⁷Ga シンチグラフィにて右耳下腺に異常集積が見られ，この部位の活動性炎症所見である。
　このときの唾液腺シンチグラフィでは，両側耳下腺・顎下腺の集積は明らかに低下し，唾液腺への ⁹⁹ᵐTcO₄⁻ の著しい分泌障害がある。クエン酸負荷に対しても，もともと集積が低下していることもあり，反応がかなり不良である（a）。また，時間放射能曲線でも，クエン酸負荷による下降が見られない（b）。
　12歳時（7年後）の同検査では，唾液腺機能はかなり回復し，唾液腺の集積は良好となり，クエン酸に対する反応性も見られる。とくに若年者のシェーグレン症候群は一時期かなり症状が強くても，機能の回復はよくみられる。

▶**図6-17**　シェーグレン症候群の唾液腺シンチグラフィ

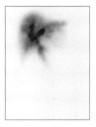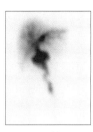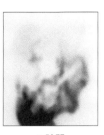

| 10分 | 20分 | 35分 | 3時間 |

膵頭部がんの膵頭十二指腸切除が行われ，胆汁の流れを確認する目的で肝胆道シンチグラフィが施行された。⁹⁹ᵐTc-PMT 静注 10 分後には，淡く肝内胆管が描出され，20 分以降では明瞭に描出されており，総胆管に吻合された空腸に良好に流れている。

▶図 6-18　膵頭十二指腸切除後の肝胆道シンチグラフィ

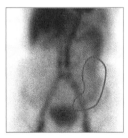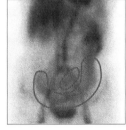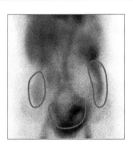

| 1時間 | 4時間 | 7時間 |

⁹⁹ᵐTc-HSAD を静注後，回腸，上行結腸，下行結腸へと，しだいに消化管内へのアルブミンの漏出が増加している。

▶図 6-19　タンパク漏出性胃腸症の消化管出血シンチグラフィ

をみるには，全身の血液プールに拡散し，出血部位でのみ漏出がおこり高集積部位として描出される ⁹⁹ᵐTc 標識アルブミンを用いる（▶図 6-19）。

6 腎・泌尿器（▶表 6-9）

　　[1] **腎静態シンチグラフィ**　近位尿細管の上皮細胞に取り込まれ長時間停滞する製剤を用い，局所皮質機能を評価する（▶図 6-20）。腎盂腎炎後の瘢痕の有無を評価する場合が多いが，臨床所見の乏しい急性腎盂腎炎の早期診断に用いる場合もある。

　　[2] **腎動態シンチグラフィ**　糸球体から濾過され再吸収されない ⁹⁹ᵐTc-DTPA，近位尿細管から能動的に尿中に分泌され再吸収されない ⁹⁹ᵐTc-MAG₃ を用い，腎血流，機能，尿路の流れを評価する（▶図 6-21, 22）。左右腎の薬剤摂取・排泄を経時的に計測した時間放射能曲線を**レノグラム**とよぶ。

　　負荷試験としては，水腎症の場合尿路の開存性を評価する目的で**利尿薬負荷**を行うほか，腎血管性高血圧症診断目的で**カプトプリル負荷**を行う。

▶表6-9　腎・泌尿器の核医学検査

核医学検査	対象疾患	放射性医薬品*	検査法
腎静態シンチグラフィ	腎形成異常，急性期尿路感染症の腎実質機能障害，腎瘢痕（尿路感染症治療後の瘢痕化の評価），腎血行障害，慢性腎炎・腎不全評価，腎外傷	99mTc-DMSA	・静注 2～3 時間後背面像，斜位像など撮影する。必要に応じて SPECT 撮影を行う ・各腎の摂取率の測定も行う
腎動態シンチグラフィ	各種腎疾患の分腎機能評価，腎血管性高血圧症，移植腎，尿路排泄障害の原因検索，尿路の開存性評価	99mTc-DTPA／99mTc-MAG₃	・前処置として，検査 30 分前に水分を摂取させ，水利尿状態で行う ・急速静注と同時にダイナミック撮像を 30 分行う

＊DMSA：dimercaptosuccinic acid，MAG₃：mercaptoacetyl-triglycine

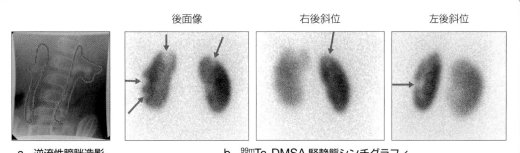

後面像　　　　　右後斜位　　　　　左後斜位

a. 逆流性膀胱造影　　　　　b. 99mTc-DMSA 腎静態シンチグラフィ

　　腎盂腎炎を繰り返す 8 歳男児の症例である。逆流性膀胱造影にて膀胱尿管逆流がみとめられる（a）。
99mTc-DMSA 腎静態シンチグラフィにて両側腎実質にくさび形の多発する欠損像をみとめ（→），
腎瘢痕を示す（b）。

▶図 6-20　膀胱尿管逆流の腎静態シンチグラフィ

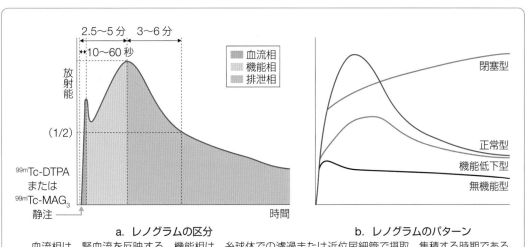

2.5～5 分　　3～6 分

10～60 秒

放射能

（1/2）

99mTc-DTPA または 99mTc-MAG₃

静注　　　　　　　　　　　　　　　時間

■ 血流相
■ 機能相
■ 排泄相

閉塞型

正常型

機能低下型

無機能型

a. レノグラムの区分　　　　　b. レノグラムのパターン

　　血流相は，腎血流を反映する。機能相は，糸球体での濾過または近位尿細管で摂取，集積する時期である。
一部血流，排泄も加わる。排泄相は，実質より分泌排泄される時期である。

▶図 6-21　腎動態シンチグラフィのレノグラム

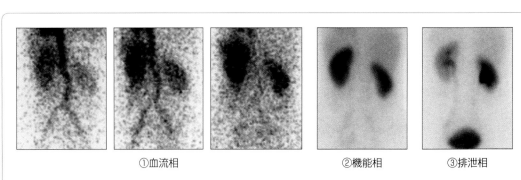

①血流相 ②機能相 ③排泄相

a. ^{99m}Tc-MAG$_3$ 画像

背側からの撮像であり，右側が右腎である。右腎は左腎に比べて小さく，①血流相で集積の遅れと低下があり，②機能相でも集積は低く，③排泄相で遅れて集積している。右腎動脈の狭窄を示す所見である。

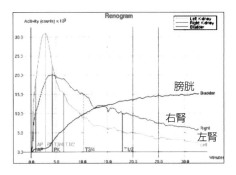 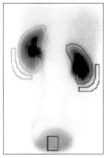

— 右腎
— 左腎
— 膀胱

b. レノグラム

右腎はピークの低下と排泄相の遅延が明らかである。血流低下に伴う，排泄相遅延所見である。

▶図 6-22 腎血管性高血圧症の腎動態シンチグラフィ

▶表 6-10 骨の核医学検査

核医学検査	対象疾患	放射性医薬品*	検査法
骨シンチグラフィ	悪性腫瘍の骨転移検索，原発性骨腫瘍の評価，疲労骨折や潜在性骨外傷，偽関節，代謝性骨疾患の骨代謝の把握，骨髄炎・関節炎・関節症，無腐性骨壊死の早期診断・経過観察，骨移植後の血流・成否判定，異所性石灰化・横紋筋融解症・アミロイドーシスなど軟部組織の評価	^{99m}Tc-MDP／^{99m}Tc-HMDP	静注2時間以降に排尿後，正面像・背面像・斜位像など撮影，必要に応じて SPECT 撮影を行う
骨髄シンチグラフィ	再生不良性貧血，骨髄異形成症候群，骨髄増殖症候群	^{111}InCl$_3$	静注48時間後に全身像を撮像

＊MDP：methylene diphosphonate，HMDP：hydroxymethylene diphosphonate，InCl$_3$：塩化インジウム

7 骨（▶表6-10）

[1] **骨シンチグラフィ** 全身の骨が検索できる特徴をもつ（▶図6-23，24）。薬剤がハイドロキシアパタイトに化学吸着し，造骨活性を陽性描画する。

[2] **骨髄シンチグラフィ** 全身の機能骨髄の分布を1画像としてとらえるこ

とが可能である（▶図6-25）。赤芽球に移行し，造骨骨髄に摂取される薬剤を用いて，正常造血骨髄の障害範囲・末梢進展と髄外造血巣を把握する。

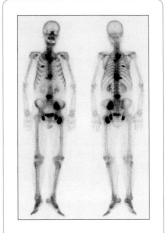

多発する異常集積をみとめ，多発骨転移を示す。

▶図 6-23　前立腺がんの多発骨転移の骨シンチグラフィ画像

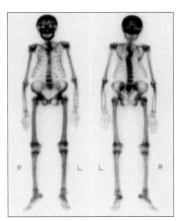

a．二次性副甲状腺機能亢進症

二次性副甲状腺機能亢進症を呈し，骨全体にびまん性の集積亢進がある。とくに下顎骨の高集積が目だつ。肋骨のベル型変形を伴う。

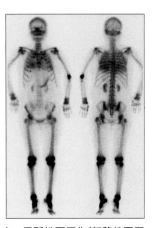

b．異所性石灰化（転移性石灰化）

肺および胃に異常集積をみとめる。異所性石灰化像である。

▶図 6-24　長期透析患者における腎性骨異栄養症の骨シンチグラフィ画像

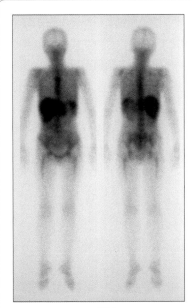

a．正常

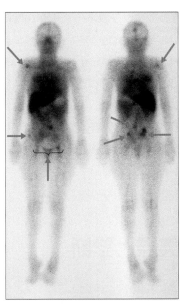

b．再生不良性貧血

（b）では，造骨巣が島状に残存し（→），多くの赤色髄部位が低集積となっている。びまん性集積低下や欠損として描出されることが多いが，本症例のように島状に造骨巣が残存することもある。

▶図 6-25　骨髄シンチグラフィ画像

▶表6-11 腫瘍・炎症の核医学検査

核医学検査	対象疾患	放射性医薬品	検査法
⁶⁷Gaシンチグラフィ	種々の悪性腫瘍, 炎症性疾患	⁶⁷Ga-クエン酸	・静注後3日目に全身像および胸腹SPECT撮像, 炎症疾患など結果を急ぐ場合は2日目などの撮像も行う ・消化管への排泄があるので, 腹部が検査対象の場合は, 撮像前日に下剤を服用させるか, 撮像前に浣腸を行う
²⁰¹Tlシンチグラフィ	甲状腺がん(とくに乳頭がん), 副甲状腺腫瘍, 脳腫瘍, 肺がん, 胸腺腫, 乳がん, 骨軟部腫瘍, 頭頸部がんなどで強い集積	²⁰¹TlCl	・静注後15~20分の早期像, 3時間の後期像を撮像, SPECT撮像も行う ・病変部のカウント濃度と対側正常部のカウント濃度の比, 洗い出し率などを定量評価する
¹²³I-MIBGシンチグラフィ	神経芽腫・褐色細胞腫の広がりの診断・治療効果判定	¹²³I-MIBG	・静注6時間, 24時間後に全身像を撮像, 必要に応じSPECT撮影を加える
ソマトスタチン受容体シンチグラフィ	神経内分泌腫瘍の診断, 転移検索, 経過観察	¹¹¹Inペンテトレオチド	・静注4時間後, 24時間後に全身像を撮像。必要に応じて48時間後の撮影やSPECT撮影を追加する

8 腫瘍・炎症(▶表6-11)

[1] **⁶⁷Gaシンチグラフィ** 分化度の低い悪性腫瘍, 悪性リンパ腫など広範な種類の腫瘍と炎症巣に集積する(▶図6-26)。

[2] **²⁰¹Tlシンチグラフィ** タリウム(Tl)はカリウム(K)と同様の生物学的挙動を示し, Na^+/K^+-ATPアーゼによる能動輸送で, K^+のかわりに細胞に取り込まれる。腫瘍のバイアビリティ, 細胞密度, 種類により集積が異なる。

[3] **¹²³I-MIBGシンチグラフィ** 神経分泌顆粒があると考えられる神経堤腫瘍へ特異的集積を示す。

[4] **ソマトスタチン受容体シンチグラフィ** 膵臓, 消化管をはじめとする神経内分泌腫瘍の診断, 転移検索, 経過観察に用いられる(▶図6-27)。ソマトスタチン受容体の発現を確認することによって, これを標的とする治療薬が有効な患者を選別することも可能である。

② PET検査の実際と診断

1 ¹⁸F-FDGを用いたPET検査の概要

特徴と集積機序▶ フルオロデオキシグルコース(FDG)はグルコースの類似体で, 体内に投与するとグルコースに類似したはたらきを示し, 糖代謝を画像化できる。がん細

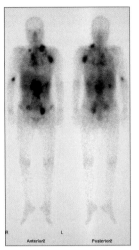

a. 治療前   b. 化学療法後

化学療法前はリンパ節の位置に一致して多発する異常集積
が見られるが，治療後は改善が明らかである。

▶図6-26　子宮内膜がん多発リンパ節転移の ^{67}Ga シンチグラフィ

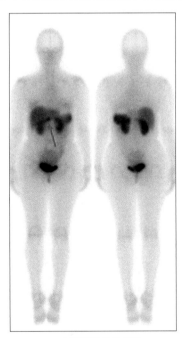

a. 4時間後の全身像

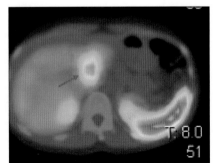

b. 4時間後の SPECT/CT フュージョン画像
膵頭部に集積をみとめる（→）。

▶図6-27　膵神経内分泌腫瘍

胞では増殖に伴い糖代謝が亢進するため，強く集積する（▶図6-28）。活動性の高い炎症性病変にも集積が見られることがある。

検査の流れ▶ (1) 前処置：最低4〜5時間程度の絶食を行う。血糖値が高いとFDGは競合的に低集積となり，画質がわるくなる。また，インスリンの濃度上昇により，筋肉への集積が強くなり，標的病変への集積が低くなる。

(2) 検査前の運動を控える。運動によりFDGの筋肉への集積増加が生じるため，検査前の過度な運動は避けるように指導する。

(3) 糖尿病の既往を確認し，血糖値を測定する。検査前血糖値としては200 mg/dL以下が望ましい。糖尿病患者では血糖値が正常でもFDG集積は影響を受けるため，300 mg/dLをこえる著しい高血糖の場合以外は，臨床的背景も考慮しながら，検査を延期せずに施行する場合もある。

(4) FDGの投与：投与量は撮像機種や再構成法，年齢，体重により適宜増減する。

(5) 安静待機：投与から撮像まで40分〜60分待機する。待機中に，筋肉に負荷がかかると筋肉集積が増加するため，雑談などは避け，安静にすることが望ましい。その間，500 mL程の水分を摂取し利尿を促す。撮影直前に排尿してもらう。

(6) 撮像：頭頂部から大腿部，場合によっては足先までの撮像を行う。投与後90分〜180分後の後期像を撮像する場合もある。後期像撮像の必要性の検討と患者から放出する放射線量の減衰を目的として，撮像後30分ほ

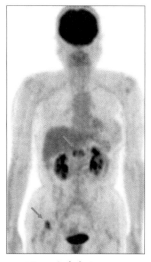

a. ¹⁸F-FDG全身PETのMIP
　処理画像

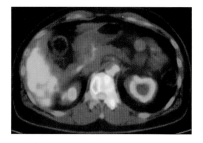
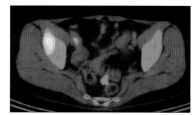

b. 第12胸椎（上）と腸骨（下）の
　PET/CTでのフュージョン画像

いずれも第12胸椎椎体全体と右腸骨臼蓋近傍に高集積がある。

▶図6-28　乳がん骨転移のPET画像およびPET/CTでのフュージョン画像

ど検査室で待機させる。

検査の注意点 ▶ (1) 検査前は食事以外の糖分を含む飲料にも注意が必要である。輸液中の場合は，6時間前よりブドウ糖非含有輸液に変更する。心サルコイドーシスの診断などで心筋集積を抑制する場合は，低炭水化物食に加え，12時間以上の絶食が必要となる。

(2) 常備薬は服用させるが，経口糖尿病用薬やインスリンは検査終了まで延期する。

(3) 消滅放射線は511 keV とエネルギーが高いため，医療従事者被曝低減の目的で，投与後の患者との接触は，時間を短縮できるように効率よく行う。

検査終了後 ▶ (1) 検査終了後も積極的な飲水を促し，退出前にも排尿を指導する。
の被曝低減

(2) FDG 投与2時間以内は，放射線に影響を受けやすい妊娠中の女性および10歳未満の小児との接触時間を短くし，距離をとることを指導する。

看護師の役割 ▶ 施設にもよるが，看護師の業務としては，検査前の問診(前処置を行ったことの確認など)，検査の流れの説明，血糖測定，FDG の投与，検査の介助，待機室・検査室の環境整備が主となる。看護師の役割拡大が進むなか，施設内での適切な教育訓練が重要である。

2 脳 PET 糖代謝イメージング

わが国で保険適用となっているのはてんかんと脳腫瘍である。前者では，難治性部分てんかんで外科的切除が必要とされる場合に，焦点部位を検出するのに利用される。後者では，脳実質への生理的集積のため，脳腫瘍に対するFDG PET の有用性は限られるが，高悪性度の神経膠腫・悪性リンパ腫・転移性脳腫瘍・脳膿瘍などで高集積を示す。

3 心筋 PET 糖代謝イメージング

わが国で保険適用となっているのは虚血性心疾患による心不全患者における心筋組織のバイアビリティ[1]評価と心サルコイドーシスにおける炎症部位の診断である。

前者の目的で検査を行う場合は，正常心筋に十分に FDG を集積させるため，FDG 投与60分前に経口ブドウ糖負荷(50〜75 g)を行う。PET でバイアビリティありと判定された心筋は血行再建術によって心事故を低下できるとされている。

後者の目的で検査を行う場合は，できる限り生理的心筋集積を抑制する必要があるため，長時間の絶食(少なくとも12時間以上)，検査前夜の低糖質食・高脂肪食などが試みられている。限局的な集積亢進をみとめた場合は心サルコ

---

1) バイアビリティ：生存能，血行再建後に機能的回復が見込める可能性。

イドーシスの炎症部位と判定でき，治療を開始することで致死的合併症を予防し予後が改善することが期待できる。

参考文献

1) 久保敦・木下文雄：核医学ノート，第 5 版．金原出版，2009.
2) 日本核医学会：FDG PET，PET/CT 診療ガイドライン 2018．2018.
3) 日本核医学学会・日本核医学技術学会：看護スタッフのための核医学 Q&A.
http://jsnm.org/wp_jsnm/wp-content/themes/theme_jsnm/doc/kango-qa.pdf（参照 2020-8-12）
4) 久田欣一監修：最新臨床核医学，改訂第 3 版．金原出版，1999.

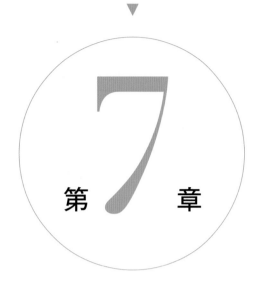

臨床放射線医学

第 **7** 章

IVR・血管造影

A｜IVR・血管造影の特徴

　　血管造影 angiography は，これがはじめて施行された 1923 年から CT や
MRI が一般的でなかった 1980 年代までは，重要な画像診断法の 1 つであった。
とくに頭の内部の情報は容易に得られなかったため，脳の血管造影が多く行わ
れ，その他の部位でも腫瘍の存在や病気の種類・進展の診断に多く利用されて
きた。

　　しかし，現在では CT や MRI の発達により，血管造影が腫瘍の診断に用い
られることは激減し，血管病変の診断においてさえも超音波，MR 血管造影
MR angiography（MRA），CT 血管造影 CT angiography（CTA）などにおきかえら
れている。ただし，血管造影は CT や MRI に比べ空間分解能や時間分解能[1]
などがすぐれているため，現在でも詳細な血管の観察や腫瘍の広がりなどの検
査に用いられている。

　　一方で，血管造影から始まった**インターベンショナルラジオロジー**（IVR[2]）
は近年低侵襲治療として発達し，その利用頻度は急激に増加している。

　　以下に IVR の基礎となる血管造影について記載し，そのあとで現在多く施
行されている IVR について解説する。IVR はその手技が多彩であるため，疾
患や解剖のみならず使用する装置や器具についてもよく理解する必要がある。

① 血管造影の原理

　　血管造影とは，周囲の組織と X 線吸収値の異なる造影剤を血管内に注入し
て，X 線的にコントラストをつけて撮影する方法である。使用される造影剤は
一般に陽性造影剤の水溶性ヨード造影剤であるが，陰性造影剤の二酸化炭素が
使用される場合もある。動脈から注入すると動脈相（造影早期相），実質相（毛
細血管相），静脈相（平衡相）が経時的に造影される。

---

1) 空間分解能・時間分解能：空間分解能とはどのぐらい短い距離のものが判別できるかを
　 示し，時間分解能はどのくらい短時間で画像が得られるかを示す。なお，後述する濃度
　 分解能とはどのくらいの少ない濃度差を判別できるかを示す。
2) IVR：interventional radiology の略。英語圏では IR と略される。和名では画像下治療。

血管には大きく分けて動脈・静脈・門脈・毛細血管がある。基本的には，肺静脈および門脈を除いて，血管が深部に存在しても，体表に近い鼠径部や肘窩部，頸部などの動脈や静脈から目的の血管に直接カテーテルを挿入して造影することができる。

② IVR の定義

対象が体内に存在する臓器や血管などの手術では，手術部分を観察するためになんらかの手段が必要である。以前は開腹や開胸などで術野を確保し，直接目で見て治療していたが，近年では小さな穴を開けて手術操作を行う腹腔鏡下手術が盛んに行われている。また，消化管などの管腔臓器においては内視鏡を用いた治療が多く行われている。これらの方法はいずれも可視光線を利用した光学的な方法である。

一方 IVR はそれらと異なり，CT および透視機器，超音波機器や MRI など，一般に放射線科で画像診断に使用される機器を使って，体内の画像を観察しながら治療する方法である。これは，放射線の電離作用を直接使用する放射線治療とは異なる。治療手技は基本的に，皮膚から血管や胆管などの体内の構造物を目がけて細い針で穿刺し，器具を入れて行う。

B IVR のなりたち

① IVR の手技

IVR は多種にわたっており，その手技も単一ではない（▶表 7-1）。

IVR の種類には大きく分けて血管系と非血管系がある。非血管系では管腔臓器として胆管，気管，膵管や消化管があり，管腔臓器以外では肺や肝臓などの

▶表 7-1 IVR の種類

血管系	物を入れる	動注術，門注術，静注術
		塞栓術	動脈塞栓術(腫瘍治療のための動脈塞栓術，出血に対する塞栓療法など)，門脈塞栓術，静脈閉塞術
		留置術	リザーバー留置術，フィルター留置術，ステント留置術
	物を取り去る	異物除去術，血栓除去術
	壁に対して操作する	血管形成術
非血管系	体腔内注入術，ドレナージ術，ステント留置術，拡張術，局所療法，生検術	

実質臓器，腹腔や胸腔などの体腔がある。血管系 IVR とは血管内治療とほぼ同義であり，血管内に器具を入れて治療する方法である。

血管系 IVR ▶　血管系の IVR では基本的に管腔に対して行う手技であるため，①管腔内になにか物を入れる，②管腔内から物を取り去る，③管腔壁に対してなにか操作する，の 3 種類が考えられ，それぞれに術名が対応している。

非血管系 IVR ▶　非血管系の IVR において，管腔臓器では，血管と同様に器具を留置する胆管・消化管・気管ステント留置術や，細くなった管腔を拡張する胆管に代表される拡張術がある。実質臓器では腫瘍に対する局所療法や膿瘍に対するドレナージ術がある。なお，IVR に含まれている生検術は治療ではないが，おもに腫瘍や実質臓器に対して行われ，経皮的以外に血管から行う方法もある。

② IVR に必要な装置

IVR に必要な装置は IVR の種類によって異なるが，前述した画像診断のための装置が必要となる。また，それぞれ併用されることもある。基本的には血管系 IVR では血管撮影装置やインジェクターが，非血管系 IVR では X 線透視装置，超音波診断装置，CT 装置や MRI 装置が使用されるが，場合によりそれぞれの機器を併用する。

1　X 線透視装置

X 線を出して透視や撮影をする装置の総称で血管撮影装置も含まれるが，ここではテレビ透視について述べる。テレビ透視は一般には消化管の造影に用いられ，X 線管(チューブ)が透視台の上方に離れて存在するため，**オーバーチューブ型**とよばれる。蛍光増倍管(I.I.)やフラットパネルデテクター (FPD)などの記録装置(▶37 ページ)は寝台(透視台)の下にある。IVR ではドレナージチューブ挿入や経皮経肝的胆管ドレナージ術の際に使用されるが，後述する超音波装置と併用することが多い。

2　血管撮影装置

近年の血管造影装置は，撮像装置として I.I. を搭載した機種よりも FPD を搭載した機種が主流となっている(▶図 7-1)。

DSA ▶　いずれの機種でも**デジタルサブトラクション血管造影** digital subtraction angiography (DSA)が撮影可能である。DSA では，まず血管造影前に撮影し，撮像された各点の X 線吸収値を記録する。そして造影後に撮影し，造影前の同じ画素での X 線吸収値を引き算して濃淡にかえ，モニター上にリアルタイムに表示する。その結果，骨などの構造物は造影の前後で吸収値に変化がないため消去され，造影で吸収値に変化のあった血管だけが描出されることとなる。

以前のフィルムによる撮影法と比較して，余分な構造物がないため血管が見

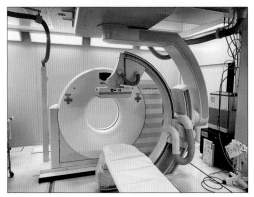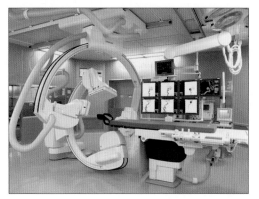

a. DSA 像を撮影するための透視台
後方の円形の装置は CT で，一般に IVR-CT 装置といわれるものである。前方の C アーム上部の四角形のものが I.I. である。

b. C アームにフラットパネルを搭載した DSA 装置
C アームが回転し，CT と同様の像も撮影できる。

▶図 7-1　血管造影装置

やすく，デジタル画像であるため濃度を変化させて病変を見やすくすることができる点ですぐれている（濃度分解能が高い）。一方で，画素数により細かい血管が見えないこと（空間分解能が低い）と，動きに弱いことが欠点である。

C アーム▶　血管撮影装置の X 線管と撮像装置は一体として C アームとよばれ，回転させて，とくに冠動脈領域や脳血管領域で多くの斜位撮影が行われている。なお，透視画像とは逆に造影された血管や血管に富む腫瘍は黒く描出するのが一般的であり，注意が必要である。

3　超音波診断装置

詳細は「第 5 章 超音波検査」（▶99 ページ）にゆずるが，体内の血管などの構造物を目がけて皮膚から穿刺する際に使用する。カラードプラつきの装置のほうが，血流のある血管とその他の構造物を識別しやすい。

4　CT 装置

透視装置や血管撮影装置ではからだの深さがわかりにくいが，CT には深さとともに構造もわかりやすいという特徴があるため，IVR ではおもに生検やドレナージで使用される。そのほかに，塞栓術のために腫瘍への栄養血管をさがす場合に使用されることもある。血管撮影装置と一体になった IVR-CT 装置もあり（▶図 7-1-a），前述のドレナージの際や腫瘍への血管をさがす場合に，患者移動が少ないため，時間短縮や合併症の軽減が可能である。

5　MRI 装置

磁性体の器具が使用できないことや，機械の奥行きが深く操作が困難である

ことから多くは使用されていないが，オープン型の機器がレーザー治療や凍結療法などの一部の手技で使用されている。

6 インジェクター（造影剤注入装置）

造影剤の注入は手押しで行う場合もあるが，大容量高圧で注入する場合にはインジェクターという機械を使用する（▶図7-2）。造影剤の量と注入速度は各撮影により異なる。全量は造影剤による腎障害などの副作用を生じない量とし，使用前にはアレルギーや腎機能などの確認が必要である。造影剤の種類や副作用などは他項を参照のこと。

③ IVRに用いる物品

必要物品の一例を表7-2に示す。また，使用する物品の一部がセットになったものもある（▶図7-3-a）。

カテーテルとシース▶ カテーテルの外径はフレンチサイズ(Fr)であらわされ，3Frが1mmである。経皮的に挿入するために，動脈にはおもに4〜6Frが使用される。また，カテーテル交換を容易にし，穿刺部の血管障害を軽減するためにシースが使用される。シースは一端に弁がありカテーテルの鞘（さや）となるもので，内腔のフラッシュ（生理食塩水などによるすすぎ）が可能である（▶図7-3-b）。

ガイドワイヤー▶ ガイドワイヤーの直径はインチサイズで表示され，おもに0.014〜0.035インチが使用される（1インチ＝25.4mm）。超弾性合金で親水性コーティングを施したガイドワイヤーの登場によりその操作性が飛躍的に向上した。

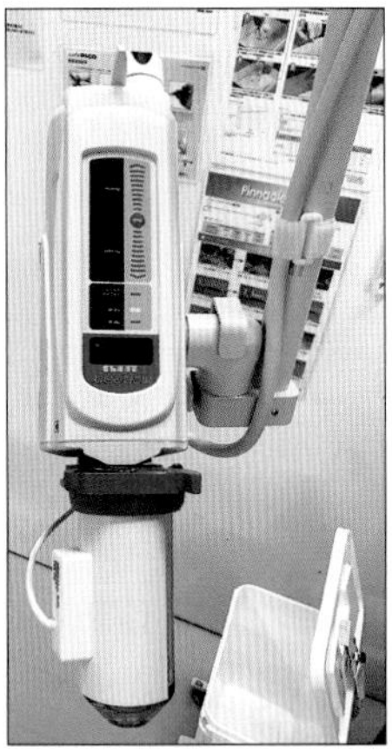

先端にディスポーザブルシリンジを装着し，強力なモーターの力で造影剤を押し出す。

▶図7-2 インジェクター

▶表7-2 血管造影に必要な物品

消毒薬	ポビドンヨードやクロルヘキシジンがおもに使用される。
ドレープ	ディスポーザブルの不織布が多く使用される。
局所麻酔薬	リドカイン塩酸塩（キシロカイン®）がおもに使用される。
シリンジと針	局所麻酔，生理食塩水フラッシュ，確認造影用に用いられる。
穿刺針	シースにセットとして付属している場合が多い。
生理食塩水	シース，ガイドワイヤー，カテーテルをフラッシュする際に使用する。
シース	内筒と外筒に分かれ，穿刺後最初に挿入することが多い。
ガイドワイヤー	シースを挿入する際や，カテーテルを挿入するガイドとして使用する。
カテーテル	造影剤・塞栓物質・薬剤などを入れるために用いられる。
水溶性ヨード造影剤	非イオン性造影剤がおもに使用される。

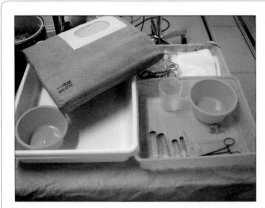

a. ドレープやパッド，ガーゼ，シリンジなどのセット

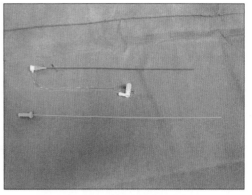

b. シースセットの一部
上が外筒，下が内筒。外筒に内筒を挿入して使用後，内筒を抜去する。

▶図7-3　血管造影に用いる物品の一例

C IVRの実際とおもな副作用

① 血管系IVR

　まず，IVRの基本である血管造影について述べる。

　穿刺部位の消毒を行ったのち，ドレープをかけ，穿刺部位周囲を局所麻酔薬にて浸潤麻酔を行う。基本的な手技ではカテーテル挿入には**セルディンガーSeldinger法**を用いることが多い。これは，エラスター針などのような内外筒をもつ針を血管に穿刺して行われる。内筒を抜去後，ガイドワイヤーを外筒から血管腔に通し，外筒を抜去する。この時点で血管内にはガイドワイヤーのみが挿入されている。ガイドワイヤーの体外端からカテーテルをかぶせていき，血管内にカテーテルを挿入したのち，ガイドワイヤーを抜去する（▶図7-4）。

　現在ほとんどの施設では，カテーテルのかわりにシースが使用される。シースにカテーテルを挿入して目的血管に入れ，造影を行う。IVRの際はマイクロカテーテルやバルーンなど目的に応じた器具を使用して治療を行う。

副作用▶　血管系IVRに共通する副作用のうち，重要なものはショックである。造影剤やキシロカインなどの薬剤によるものや，痛みによる迷走神経反射により生じるものが一般的である。そのほかには手技的な副作用があり，ガイドワイヤーやカテーテルなどでの血管穿孔による出血性ショックなどにも注意が必要である。

　また通常の手技でも，カテーテル挿入や薬剤注入による血管攣縮の強い疼痛や，塞栓による鈍痛，吐きけ・嘔吐などが生じる場合がある。

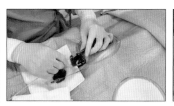
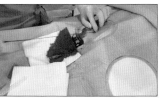
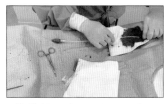
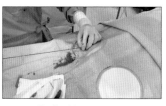

①内外筒針にて本穿刺　　②ガイドワイヤー挿入　　③ガイドワイヤーを残し穿刺針抜去

④ダイレーターつきシースをガイドワイヤーに沿って挿入　　⑤ガイドワイヤー，ダイレーター抜去

▶図 7-4　血管造影手技(セルディンガー法)

1　動注術・門注術・静注術

対象となる疾患により注入する血管や薬剤が異なる。

抗がん薬▶　抗がん薬は，腫瘍内での濃度を高め強い抗腫瘍効果を期待するため，腫瘍の栄養動脈に直接注入する。頭頸部腫瘍や腹部骨盤部腫瘍に多く用いられる。

血栓溶解薬▶　血栓に対する血栓溶解薬は，動脈では脳血管，冠動脈や四肢血管の閉塞に用いられるほか，四肢血管の静脈や門脈の血栓にも用いられる。

その他▶　クローン病などに対する抗炎症薬やステロイド薬，急性膵炎に対するタンパク質溶解酵素阻害薬などを動注する場合がある。

2　塞栓術

塞栓術とは塞栓物質(▶表7-3, ▶図7-5)を使用して血管を閉塞することである。なかでも**動脈塞栓術** trans(luminal) arterial embolization(**TAE**)は IVR のなかで最も施行される頻度が高い。塞栓物質の種類は大きく永久塞栓物質と一時的塞栓物質，液体と固体とに分類され，使い分けは疾患により異なる。わが国では治療を繰り返す必要がある肝細胞がんに対する肝動脈塞栓術などでは，一時的塞栓物質の使用が主だったが，永久塞栓物質のビーズ(▶図7-5-c)が登場してからはこちらも使用される場合がある。なお，末梢まで塞栓されると，梗塞などの合併症をおこす危険性の高い腸管の動脈などでは，液体塞栓物質は原則的に使用しない。塞栓術の種類を**表7-4**に示し，代表例について解説する。

肝動脈塞栓術▶　肝細胞がんに対する肝動脈塞栓術は，肝臓への栄養血管が肝動脈と門脈の二重支配であることを利用した治療法である(▶図7-6)。一般に肝組織は動脈と

▶表 7-3 おもな塞栓物質

固体	金属コイル		プッシャブルコイル，離脱式コイル（機械式・水圧式・電気式）
	脱着式バルーン		
	粒状塞栓物質	一時的塞栓物質	DSM（degradable starch microspheres），ゼラチンスポンジ細片（ジェルパート®，セレスキュー®，ゼルフォーム®，スポンゼル®），（自己凝血塊）
		永久塞栓物質	PVA（ポリビニルアルコール polyvinyl alcohol），エンボスフィア®，ディーシービーズ®，ヘパスフィア®，Bead Block™
液体	血管内膜障害		無水エタノール，ポリドカノール，モノエタノールアミンオレイン酸塩（オルダミン®）
	重合による固体化		NBCA（N-butyl-2-cyanoacrylate）

※表中の薬剤には認可されていないものもあるが，臨床で使用される場合がある。

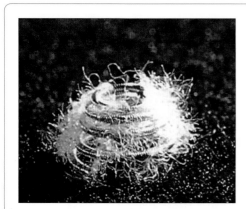
a．プッシャブルコイル

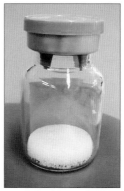
b．ゼラチン細片

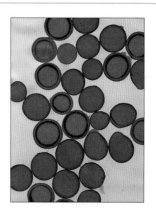
c．永久塞栓用ビーズ

▶図 7-5　塞栓物質

▶表 7-4　塞栓術の種類

動脈塞栓術（TAE）	腫瘍縮小を目的としたTAE	・悪性腫瘍（肝細胞がん，腎細胞がんなど） ・良性腫瘍（子宮筋腫など）
	止血を目的としたTAE	・予防的（腎臓の血管筋脂肪腫など） ・緊急的（術後出血，肝細胞がん破裂，消化管出血など）
	その他	・臓器の血流の低下（門脈圧亢進症に対する脾動脈塞栓術など） ・側副血行路などの塞栓（リザーバーや大動脈ステントなど）
門脈塞栓術		・経皮経肝門脈塞栓術 ・バルーン下逆行性経静脈的塞栓術（B-RTO）など
静脈塞栓術		
リンパ管塞栓術		

　　門脈から 1：3 の割合で栄養を受けている。それに対し肝細胞がんのほとんどは動脈から栄養を受けている。よって，動脈を塞栓すると肝細胞がんを死滅させることができるが，門脈血流の多い正常肝組織は梗塞には陥らないというの

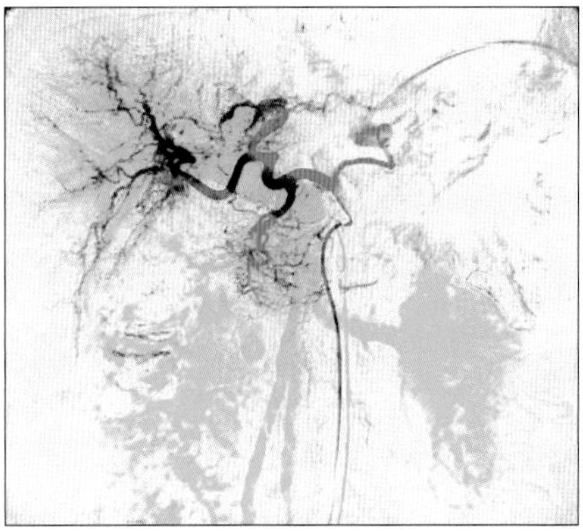

腹腔動脈およびその分枝である肝動脈像(赤)と門脈像(青)を重ねたものである。

▶図 7-6　腹腔動脈と門脈撮影

が肝動脈塞栓術の原理である。

　門脈にまでがんが進展して腫瘍塞栓がある場合は，動脈の塞栓で肝臓が梗塞に陥ることから，動脈塞栓術は一般的に禁忌である。肝機能が非常にわるく，動脈からの支配がなくなると肝機能が保てない場合も禁忌である。また，動脈血流の乏しい肝細胞がんでは，動脈塞栓術による効果は低い。

　わが国ではゼラチンと抗がん薬，ヨウ素(ヨード)を含む油性造影剤であるリピオドール®で塞栓する化学塞栓術が主流であった(▶図 7-7)が，最近では，前述のビーズに抗がん薬を含ませて行う化学塞栓術も多くなってきている。

子宮筋腫塞栓術▶
(UFE)
　子宮筋腫塞栓術 uterine fibroid embolization (UFE)は，過多月経・月経困難症・腫瘤感など，筋腫による症状の緩和を目的として，子宮の栄養血管である子宮動脈を塞栓するものである。方法は，両側子宮動脈にカテーテルを挿入し，塞栓物質にて塞栓を行う。わが国では，塞栓物質としてはゼラチンがおもに使用されていたが，ビーズが保険適用となりその使用の増加が見込まれる。過多月経や月経困難症の症状改善率は，85%以上と良好である。

急性出血の塞栓術▶
　急性出血の塞栓術は外傷性骨盤骨折，術後出血，肝細胞がんの破裂，急性膵炎後の血管破綻，特発性出血(原因不明の出血)などがおもな対象疾患である。所見として造影剤の血管外漏出や仮性動脈瘤がみられるが，これらに対して，責任動脈の中枢側での塞栓，瘤内塞栓やアイソレーションとよばれる破綻血管の末梢側と中枢側とを塞栓する方法が行われる(▶図 7-8)。その侵襲度の低さと治療効果の高さから，動脈塞栓術は確立された治療法となっている。

門脈側副血行路
塞栓術▶
　門脈側副血行路塞栓術は，門脈圧亢進症により側副血行路に静脈瘤を生じた症例でおもに施行される。内視鏡による治療の発達により，食道静脈瘤では内視鏡治療の適応が多いが，非適応例に対しては門脈側副血行路塞栓術が行われる。一方，胃の噴門部から穹窿部(底部)の静脈瘤は内視鏡治療が困難な場合が多く，門脈側副血行路塞栓術の適応となることが多い。

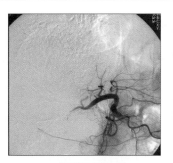
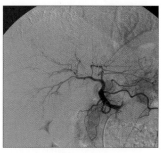

a. 術前 DSA 像
肝内に濃染する 2 つの大きな腫瘍
（黒）がみとめられる。

c. 術直後 DSA 像
右肝動脈が塞栓されている。

d. 術 1 年後 DSA 像
右肝動脈は再開通しているが，肝
内に腫瘍濃染はみとめられない。

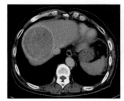
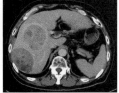
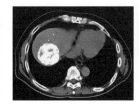
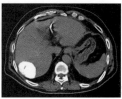

b. 術前 CT 像
造影平衡相で腫瘍の被膜がリング状に染まっている。

e. 術 1 年後 CT 像
腫瘍にはリピオドール®の高吸収（白）が見られ，前回
と比べ縮小している。

▶**図 7-7　肝細胞がんに対する塞栓療法**

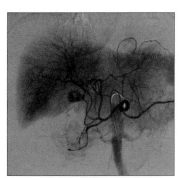
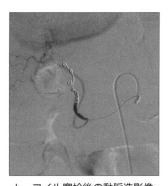
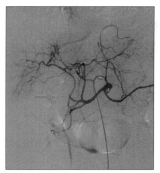

a. コイル塞栓前の血管造影像
胃十二指腸動脈からの出血が
見られる（→）。

b. コイル塞栓後の動脈造影像
→は金属コイルである。

c. 術後
出血は見られない（→）。

▶**図 7-8　胃出血に対する塞栓術**

　　　現在最も施行されているのが，左腎静脈からの胃腎シャントをバルーンで閉
塞してモノエタノールアミンオレイン酸塩（オルダミン®）を注入して塞栓を行
う**バルーン閉塞下逆行性経静脈的塞栓術** balloon-occluded retrograde trans-
venous obliteration（**B-RTO**）である。B-RTO における特有の副作用は，オルダ
ミン®によるショックや溶血による血尿である。

3 留置術

● リザーバー留置術，CV ポート留置術

　リザーバーとは，カテーテルの一方の端を血管に留置し，もう一端にポートとよばれる器具を接続して皮下に埋め込むことにより，システム全体を体外に出さずに血管内へのアクセスを確保できるよう工夫したものである（▶図 7-9）。動注や静注が必要な場合には，皮膚からポートに針を刺して薬剤などの液体を注入すると，カテーテル先端から注入された液体が出るようになっている。一般的に，自動的に薬剤を出す機構はついていない。

　最近では，とくに静脈の場合は CV ポートとよばれており，カテーテル先端は中心静脈 central vein（上大静脈や下大静脈）に置かれる（▶図 7-9）。CV ポートは，抗がん薬の投与や中心静脈栄養目的で用いられる。

　動注は，末期の肝細胞がんや骨盤領域の腫瘍などでおもに行われている。以前は大腸がんの肝転移に用いられることが多かったが，現在はこの目的では CV ポートを用いた経静脈的な全身化学療法にとってかわられている。ポートを留置する部位は前腕，上腕，鎖骨下，腹部，大腿部などであり，長期に及ぶため注入部を含めたシステムの管理が必要となってくる。

　ポートの管理については，システムの破損対策，薬剤の漏出予防と感染対策が重要である。破損対策について，穿刺針は専用のものを使用し，10 mL 以上のシリンジでポートをフラッシュする。逆血を確認し，注入時の抵抗や滴下不良に注意する。薬剤漏出や感染を疑う徴候は，ポート部の痛み，腫脹，発赤であり，これらの徴候があれば医師に相談する。針の留置は，感染予防の面から基本的には 1 週間程度とする。穿刺時や抜針の際は針事故に注意し，針やチューブは医療用廃棄物として廃棄する。

　CV ポート特有の合併症としては，右心房から肺動脈の空気塞栓や鎖骨下静

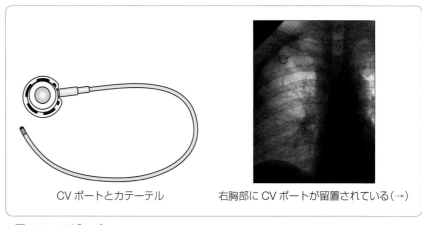

　　　　CV ポートとカテーテル　　　　　右胸部に CV ポートが留置されている（→）

▶図 7-9　リザーバー

脈からの穿刺で生じる可能性のある気胸や胸管損傷によるリンパ漏である。気胸は軽微なものは経過観察でよいが，重篤になると呼吸不全により脱気を行わなければならない事態も生じる。内頸静脈から穿刺の場合には，動脈誤穿刺による血腫により気管の閉塞を生じる場合もあるので，十分な観察が必要となる。また，カテーテルやガイドワイヤーが右心房に接して不整脈を生じることもあり，心電図モニターの装着は必須である。

● フィルター留置術

フィルターは，下肢の深部静脈や骨盤などの静脈から浮遊した静脈血栓が飛散し，肺動脈に血栓症を生じる静脈血栓塞栓症を予防するために下大静脈inferior vena cava (IVC)に留置される。右内頸静脈や大腿静脈から，折りたたまれた状態で挿入し，下大静脈の任意の位置で開く。留置位置は，一般には腎静脈合流部の下方である。

フィルターには永久留置型と一時留置型があり，一時留置型には，さらに回収可能型といわれる永久留置としても使えるタイプがある(▶図7-10)。近年，長期留置による合併症が問題となっており，純粋な永久留置型フィルターより，回収可能型が主流となっている。

合併症としては，右心房を経由する際の不整脈や異所性留置がある。

● ステント留置術

留置のみを行う場合と，後述する血管形成術に引きつづき行われる場合がある。冠動脈のほか腸骨動脈，腎動脈(▶図7-11)や頸動脈の狭窄にも使用されており，その有効性は確立されている。静脈や門脈系にも使用される場合がある。

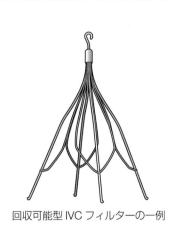

回収可能型 IVC フィルターの一例

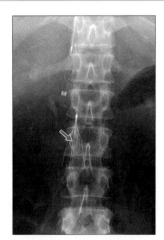

下大静脈に IVC フィルターが挿入されている(→)

▶図 7-10　IVC フィルター

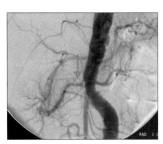

a. ステント留置前

腹部大動脈造影で大動脈の蛇行が見られ，右腎動脈には根部で不整な狭窄が見られる（→）。DSA像のため骨は見えない。

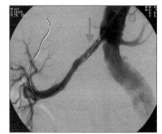

b. コイル塞栓後の動脈造影像

右腎動脈にステントが留置され（→），動脈は拡張している。

▶図 7-11　腎血管性高血圧症に対するステント留置術

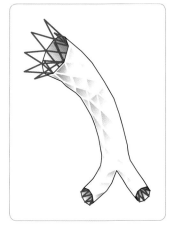

▶図 7-12　ステントグラフトの一例

　ステントの種類は，人工血管に使われる材質で被覆されたカバードステントと，被覆されていないベアーステントがある。カバードステントが大血管内に使用される場合は，ステントグラフトとよばれ，大動脈瘤の治療に多く使用される（▶図7-12）。またベアーステントには，ステント挿入後の狭窄を予防する薬剤を塗布した薬剤溶出ステントもある。

4　除去術

● 異物除去術

　血管内異物としては，IVR術中におけるカテーテルやガイドワイヤーの断片，コイル，フィルター，ステントなどの異所性留置，術後に生じる中心静脈カテーテルの断裂や移動したフィルターなどがある。ループスネアーやバスケット，把持鉗子などの器具を用いて，これらを血管内から除去する。

● 血栓除去術

　動脈や静脈の血栓除去には，血栓溶解剤を併用して多孔性のカテーテルで血栓を粉砕して溶解する方法，血栓を各種吸引用のカテーテルで吸引する方法がある。なお，古い血栓は器質化[1]してかたく，除去は困難である。最近では，急性期の脳血管における血栓除去に，血栓をからめとる器具が開発され良好な成績をおさめている。

5　血管形成術

　狭窄・閉塞した血管を拡張・開通させる手技で，ダイレーターやバルーンな

---

1) 器質化：滲出物，壊死組織を肉芽組織で置きかえること。

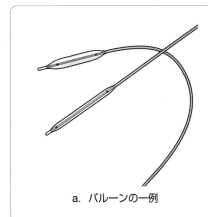
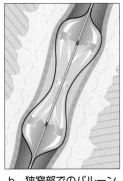
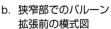
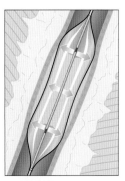

a. バルーンの一例　　b. 狭窄部でのバルーン　　c. 狭窄部でのバルーン
　　　　　　　　　　　　拡張前の模式図　　　　　　拡張後の模式図

▶図 7-13　血管形成術

どの器具が使用される(▶図 7-13，14)。狭窄・閉塞部位により多少手技や適応が異なるが，動脈硬化性病変に行われることが多い。施行される動脈とおもな疾患を表 7-5 にあげる。そのほかには前述した動脈瘤など拡張病変に行うステントグラフト内挿術や，透析シャント不全による静脈狭窄(▶図 7-14)，肝移植後などの門脈狭窄に対して施行される場合もある。

② 非血管系 IVR

非血管系では，おもに超音波や CT を使用した穿刺が行われる。カテーテルを血管系 IVR と同様の手技で挿入する場合が多いが，局所療法や生検術では針を直接穿刺して行う。

1 体腔内・囊胞内薬剤注入術

婦人科領域などで腹腔内に抗がん薬を注入するためのリザーバー留置，肝臓や腎臓などの囊胞内の液体を吸引し，アルコールなどの硬化剤を入れて固定する手技などがある。

2 ドレナージ術

胆管狭窄に対して肝内胆管を穿刺し，ドレナージチューブを留置する経皮経肝的胆管ドレナージ術や，実質臓器や体腔内に貯留した胸水や膿瘍などの液体を排出するため，ドレナージチューブを留置するドレナージ術がある。前述した IVR-CT(▶161 ページ)を使用すると手技が容易になる。

胆道ドレナージの際に，胆汁が腹腔内に漏出すると激痛を生じショックになる場合があるため注意が必要である。

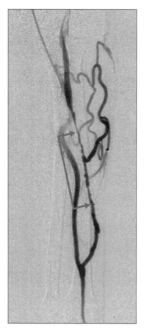
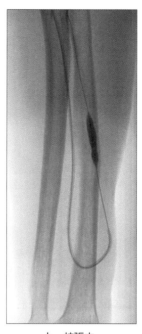
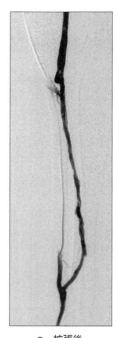

a.　拡張前	b.　拡張中	c.　拡張後
透析シャント吻合部静脈側で狭窄が見られる(→)。	バルーンにて狭窄部を拡張している。	静脈側が拡張されている。

▶図7-14　透析シャント不全に対する血管形成術

▶表7-5　血管形成術のおもな対象疾患

血管	疾患
頸動脈	脳虚血(動脈硬化性など)
鎖骨下動脈	鎖骨下動脈盗血症候群(動脈硬化性など)
冠動脈	心筋梗塞
大動脈	大動脈縮窄症・高安動脈炎
腎動脈	腎血管性高血圧症(動脈硬化・線維筋異形性・高安動脈炎など)
上腸間膜動脈	腸管虚血(動脈硬化性・動脈解離など)
骨盤四肢動脈	四肢虚血(動脈硬化性・動脈解離など)

3　ステント留置術

　　狭窄した胆管・消化管・気管などの管腔臓器を拡張するためにステントを留置する手技である(▶図7-15)。一般にベアーステントが用いられるが，食道気管の瘻孔に対してはカバードステントを使用する場合もある。

4　拡張術

　　胆管など狭窄した管腔臓器を，おもにバルーンを使い拡張する手技である。

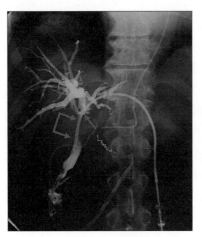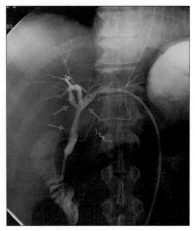

a. ステント留置前	b. ステント留置後
肝門部胆管がんにより両側肝管から総胆管に狭窄が見られ（→），肝内胆管は拡張している。	両側肝管の胆管ステント挿入により狭窄部は拡張しており（→），肝内胆管は正常化している。

▶図7-15　胆管ステント留置術

5 局所療法

　おもに肝細胞がんなどの実質臓器の腫瘍に対して行われる。肝細胞がんでは，エタノールなどを注入し細胞を壊死させる方法や，マイクロウェーブやラジオ波で熱凝固させる方法がある。その他肺がん・腎がん・転移性骨腫瘍に対しても，ラジオ波での熱凝固療法や，組織を冷凍する凍結療法などが行われている。

　また骨腫瘍や骨粗鬆症にセメントを注入し，補強や疼痛の改善をはかる経皮的椎体形成術 percutaneous vertebroplasty（PVP）といった方法もある。

6 生検術

　疾患の鑑別のために行われる。肺の結節に対するCT下生検や，肝臓などの腹部の腫瘍に対する超音波下生検が多く行われている。専用の生検針を用い組織や細胞を採取する。

　肺の場合は気胸や肺静脈穿刺による脳動脈への空気塞栓に注意し，後者が生じた場合はただちに頭低位とするなど緊急の対策をとらなければならない。

D IVRを受ける患者の看護

　IVRの特徴の1つは，局所麻酔で行われることが多いことである。その際，

患者は覚醒しているため，医療スタッフはその言動に注意が必要である。不注意な言動は患者の恐怖や不信感をまねき，患者の協力が得られずに手技が困難となるばかりでなく，合併症の発生や死亡につながる可能性がある。とくにはじめて IVR を受ける患者は，入室時には検査室の大きな機械などに対して強い不安をいだきやすいため，不安解消を行うのも医療者の務めである。

看護師の役割▶　IVR には医師，看護師以外にも診療放射線技師がかかわっており，この 3 者のチームワークが IVR の成功のカギを握るといっても過言ではない。看護師の立場は患者側に最も近く，患者の不安の除去や十分な患者観察において重要な役割を果たす。

　IVR の現場は他の手術と比較して術者が少人数で，局所麻酔が多いことから，患者の状況を常時観察している麻酔科医のような存在がないことが多い。また，画像を見ながら行う手技であるため，術者はこれに集中していて患者の異変に気づかない場合もある（▶図 7-16）。さらには全身ドレープがかかっていることや，前述した I.I. や FPD といった撮像装置がじゃまで，術者には患者の状態把握は困難である。そのため看護師は，麻酔科医のように術中の患者観察を十分行うだけでなく，IVR の手順や薬剤による副作用，合併症についても熟知しておく必要がある。

① 手技前の準備

　第一に，スタッフそれぞれが患者の疾患やそれに対する手技，解剖，使用薬剤，おこりうる合併症について術前に同一認識をもつことが重要である。そのために，術前のスタッフミーティングは必須である。また，看護師も医師と同様に術前の病棟回診をすることも推奨される。その際の確認事項は，同意書の取得，検査依頼表，クリニカルパス，患者が現在使用している薬剤，アレルギー歴や患者状態（意識状態，麻痺，糖尿病，透析など）などである。

(1) 前処置としての検査前の絶食は，嘔吐の際の誤嚥予防や蠕動抑制のためであるが，前 1 食分で十分である。ほとんどの造影検査では食事制限があるが，CT や MRI などでは施設によって多少の違いがある。

(2) 内服薬は基本的に中止するが，循環器の薬や糖尿病治療薬などは中止する必要はない。

(3) 緊急時に備え末梢ルート確保を行うが，患者が不慣れな検査室にとどまる時間を短縮し，不安を軽減するためにも，事前に病棟で行っておく。

(4) 尿道バルーンは挿入しておくほうが術後安静中はらくであるが，患者の希望を優先する。

(5) 穿刺部位からの出血を予防するため，術後穿刺側の下肢伸展，床上安静になることを説明しておく。

(6) 検査着に着がえさせ，コンタクトレンズや義歯は外しておく。マニキュア

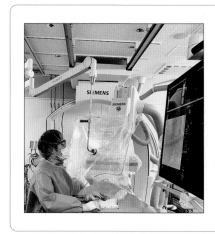

医師はマキシマムバリアプリコーション，X線防護眼鏡を装着して手技中。モニターに集中しており，患者の変化に気づきにくい。

▶図7-16　手技中の医師の状況

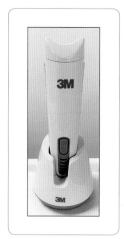

▶図7-17　サージカルクリッパー

などの化粧も落としておく。

(7) 下肢静脈血栓予防のため，術後の下肢の安静が必要な場合は弾性ストッキングの着用を検討する。

(8) 造影剤は腎排泄のものが主であるため，腎機能の確認が重要である。

(9) 脱水を予防するために飲水制限は行わない場合が多いが，飲水制限が必要な場合は点滴によって尿量を確保する必要がある。

(10) かみそりなどによる剃毛は感染の原因となるため，サージカルクリッパーなどを用いた除毛が必要に応じて行われる（▶図7-17）。除毛の施行は術直前が推奨されている。

(11) 入室前には合併症対策として救急カートの点検，酸素・吸引の準備を必ず行う。

② 入室から手技の開始まで

以下に血管系 IVR での例を示す。看護師は非常に多くの役割を担っている。

(1) 入室時にはまず，自己紹介から始める。

(2) 患者確認を行う。氏名や血液型などを患者自身に言ってもらい，ネームバンド・依頼票と照合する。

(3) 入室時は不安と緊張が強いため，簡単な検査の手順を説明し緩和をはかる。

(4) 検査台は高く狭いことが多いため，落下防止対策を行う。

(5) 検査中は体動が制限されるので，除圧マットなどで安楽な姿勢を保てるように工夫する。

(6) バスタオルを掛け，保温，羞恥心の軽減に努める。

(7) 自動血圧計・酸素飽和度モニターなどの機器を装着し，検査前の測定を行う。

(8) 輸液残量，尿量などを記載する。

(9) 穿刺部の末梢側の動脈の拍動を確認する。

(10) 点滴・除毛・消毒を行う。その際薬剤アレルギーなどを確認する。

(11) 局所麻酔時にはキシロカインショックに注意し，患者のそばにつき声か
け，観察を行う。

(12) 穿刺時には迷走神経反射による血圧低下や，徐脈に注意する。苦痛，緊
張をできるだけ緩和させるよう処置前に声かけする。

(13) 指示されたカテーテル類を清潔操作で開封し，医師へ渡す。

(14) 造影剤使用時は副作用・アレルギー出現の有無に注意する。造影時，灼
熱感を訴える場合もあるので，事前に声かけなどの介入を行う。

③ 手技中

放射線被曝対策▶　放射線を使用した検査では，患者は当然として医療従事者の被曝も問題とな
る。被曝防護の3原則にのっとり，X線管からの距離を十分にとり，撮影時な
ど不必要な場合はできるだけ退室する。被曝の原因は，非常に強いX線管か
らの直接線よりも，比較的弱い患者からの散乱線が主である。そのため問題と
なるのが，前述したX線透視装置(オーバーチューブ型)で，放射線がおもに
上方に散乱するため，医療従事者の被曝が多い。

　またCアーム型の血管撮影装置において，腹部のIVRではX線管が寝台の
下で使用されることが多く被曝はそれほど問題ではないが，とくに冠動脈撮影
ではX線管の方向をかえることが多く，強い直接線を医療従事者が浴びるこ
とがあり注意が必要である。プロテクターを着用するなどの防護を行うととも
に，防護衝立(▶279ページ)や遮蔽板が設置されている場合はその影を定位置と
して，必要な際のみに患者に近づくように心がけ，撮影時には退室する。通常
はその原則をまもっていれば問題となる被曝は受けない。

　放射線を扱う部屋は放射線管理区域とされ，その部屋に立ち入るものは放射
線業務従事者とされる。「電離放射線障害防止規則(電離則)」により放射線業
務従事者には被曝限度が定められており，被曝線量の把握のためには基本線量
計であるガラスバッジの着用が必須である。公式の被曝線量を測定するために
は，補助線量計であるポケット線量計は推奨できない。また電離則では健康診
断と教育訓練が義務づけられている。詳細については「第11章 放射線による
障害と防護」を参照のこと(▶265ページ)。

　なお，看護師は，医師または歯科医師の指示のもとであっても放射線を人体
に照射できない。「診療放射線技師法」第24条で，照射できるのは「医師，
歯科医師又は診療放射線技師」と規定されている。

副作用対策▶　IVR手技が多彩であるように，その副作用も多彩である。強い疼痛や吐き
け・嘔吐などを生じる場合もあるが，最も重篤なものはショックである。造影

剤やキシロカインなどの薬剤によるものや，迷走神経反射により生じるものが一般的である。そのほかには手技的な副作用があり，血管系 IVR では，ガイドワイヤーやカテーテルなどでの血管穿孔による出血性ショックなども注意が必要である。また，胆管ドレナージなどで腹腔内に胆汁が漏出した場合も激痛を訴える場合がある。肺生検では気胸や空気塞栓などがおこりうる。

④ 手技後

大腿部からの血管系 IVR の例を示す。

(1) 手技の終了後，圧迫止血を行う。ポビドンヨード（イソジン®）消毒の場合は，残存していると化学熱傷（イソジン焼け）や色素沈着をおこすため，殿部や背部も入念に確認し，周囲の消毒薬を落とす。

(2) 止血部位に圧定軸をのせ，テープで位置がずれないようにしてからバンドを巻く。圧定バンドがきついと静脈還流を妨げ，血栓をつくりやすくなる。

(3) 下肢伸展位保持のため，全介助で移動する。

(4) 水分出納バランス，バイタルサイン・全身状態，使用薬剤と使用量，足背動脈触知・左右差，止血状況，検査後の安静時間，圧定解除の時間，術中の患者の訴えなどを病棟看護師に申し送り，帰室となる。

(5) 帰室後，病棟ではバイタルサインなどの全身状態の把握はもちろん，穿刺部の出血の確認，末梢動脈の拍動の確認，造影剤の遅発性副作用の有無などに注意する。

(6) 圧迫解除後の歩行には必ず付き添い，静脈血栓塞栓症の出現がないかを確認する。

参考文献

1) 「系統看護学講座」編集室：2021 年版 医学書院看護師国家試験問題集．医学書院，2020．
2) 福田国彦監修：ナースのための画像診断（ナース専科 BOOKS）．アンファミエ，2007．
3) 臨床放射線編集委員会編：Interventional Radiology のコツ．臨床放射線 51(11)，2006．

第**2**部

放射線治療

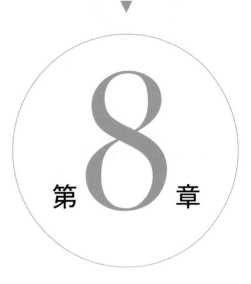

第 **8** 章

放射線治療総論

本章で学ぶこと | □放射線治療は悪性腫瘍の効果的な治療法であり，近年の治療技術の飛躍的進歩も相まって，その役割は増加の一途をたどっている。放射線治療を受ける患者の看護にあたっては，放射線治療のしくみを十分に理解して，放射線治療を安全に，しかも効果的に進めていく援助をしていかなければならない。

□本章では，放射線治療の原理，特徴，対象となる疾患，治療の流れ，照射方法などについて学んでいく。また，最新の放射線治療技術の概要を把握し，放射線治療中にみられる放射線皮膚炎，放射線粘膜炎，放射線宿酔，骨髄抑制の病態とその対処法について理解すること。

A 放射線治療の原理

　　放射線治療 radiotherapy は，悪性腫瘍に電離放射線をあてる（照射という）ことにより腫瘍細胞を死滅させ，その増殖を抑える治療法である。人体組織に電離放射線を照射することによって，細胞死などの生物効果がおこる原理を示すと次のようになる。

　　①電離放射線を人体に照射する。②放射線が人体を通過する際に，放射線が有する運動エネルギーの一部を人体が吸収する。③吸収したエネルギーによって染色体を構成する DNA がイオン化する。または，水分子のイオン化によって発生した OH・や H・などのフリーラジカル（遊離基）が DNA と化学反応をおこす。④ DNA が損傷を受け，一部は細胞死，ひいては細胞死に伴う組織の変化，つまり腫瘍の縮小・消失，正常組織の有害反応をおこす（▶図 8-1）。

　　イオン化（電離）は，放射線照射中のきわめて短時間（10^{-12} 秒程度）におこる

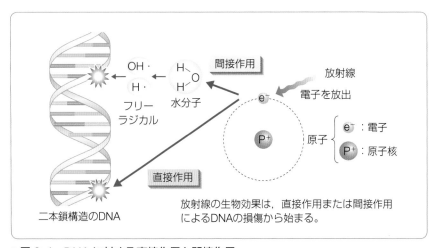

▶図 8-1　DNA に対する直接作用と間接作用

が, 細胞死や組織変化などの生物効果は照射後数秒から数日, ときに数年・数十年かけておこる。

直接作用と間接作用▶ DNAのイオン化による損傷を**直接作用**といい, フリーラジカルとの化学反応による損傷を**間接作用**という。放射線治療で頻用されているX線・γ線では間接作用が大部分である。

DNAの損傷▶ DNAは, 長い二本鎖構造の一方, あるいは両方の鎖が切断されることで損傷を受ける。一方だけの鎖切断は修復が容易であるが, 両方の鎖切断(二本鎖切断)は修復がむずかしい。修復されない損傷が細胞死へとつながる。誤って修復されると将来, 突然変異や発がんをおこす。

照射による細胞死▶ 細胞死とは, 細胞が増殖能を失うことをさしている。照射による細胞死には, 照射後, 数回の分裂を経てから死にいたる**分裂死**(増殖死)と, 分裂せずに死にいたる**間期死**がある。放射線治療に用いる通常の1回線量(数Gy)では, ほとんどが分裂死である。間期死をおこすには一般に高線量(数十Gy)を必要とするが, リンパ球や唾液腺細胞は, 低線量で間期死をおこすといわれている。照射による細胞死は, 腫瘍のみに選択的におこるわけではなく, 周囲の正常組織にもおこる。腫瘍の治療効果を最大にし, それに伴う正常組織の障害を最小にすることが放射線治療の目的であるため, 腫瘍に集中した照射, あるいは正常組織と比べて腫瘍により効果的な20〜35回に分けた分割照射が行われる。

放射線感受性▶ がん細胞でも正常組織の細胞でも, 細胞の種類によって細胞死に必要な線量が異なる。少ない線量で細胞死をおこすものを放射線感受性が高いという。分裂・増殖が盛んな, あるいは未分化な腫瘍細胞, 細胞分裂の盛んな骨髄, 生殖腺, 粘膜・皮膚上皮細胞, 毛根の細胞, 成長期にある小児の正常組織細胞は放射線感受性が高い。低線量で間期死をおこすリンパ球や唾液腺細胞も感受性が高い。

ベルゴニー–トリボンドウの法則とは, ①細胞分裂の盛んな細胞, ②将来行う分裂回数が多い, つまり再生能力が旺盛な細胞, ③形態的あるいは機能的に未分化な細胞ほど放射線感受性が高いという法則である。1906年に行われたラットの精巣の各種細胞を用いた照射実験によって導かれた。分裂が盛んな細胞や未分化な腫瘍細胞は放射線感受性が高いなどの点で, 現在でも通用する。

B 放射線治療の基礎

① 放射線治療に用いられる放射線の種類

放射線治療に用いられる放射線は, X線やγ線などの電磁波(光子), 電子線, 陽子線・重イオン線などの荷電粒子線に分けられる(▶図8-2)。標準的に用いられているX線と電子線は, リニアックなどの加速器によって発生させる。小線源治療に用いるγ線は, イリジウム192, ヨウ素125, 金198などの放射

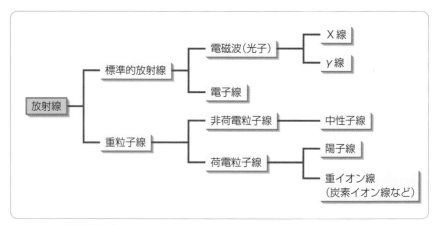

▶図 8-2　放射線治療に用いられる放射線

性核種から放出されるものを利用する。ガンマナイフ(▶204 ページ)は，コバルト 60 より放出される γ 線を利用する。陽子線や炭素イオンなどの重イオン線は，シンクロトロン・サイクロトロンとよばれる専用の大型加速器によって発生させる。

② 放射線の単位

吸収線量(Gy)▶　吸収線量の単位である**グレイ(Gy)**は，すべての放射線で用いられる放射線の基本単位で，組織 1 kg が吸収したエネルギー量をいう。1 Gy＝1 J(ジュール)/kg である。放射線によってもたらされる生物効果の大きさは，吸収されたエネルギー量に依存するので，治療線量の単位に適している。

等価線量と▶
実効線量(Sv)　同じ吸収線量でも，放射線の種類やエネルギー(線質)，組織・臓器の放射線感受性によって人体への影響は異なる。吸収線量に線質に基づく影響の強さ(放射線荷重係数)を乗じたものを**等価線量**といい，さらに等価線量に組織・臓器ごとの相対的放射線感受性(組織荷重係数)で重みづけした線量を全身について合計したものを**実効線量**という。等価線量と実効線量は被曝管理に用いられ，単位は**シーベルト(Sv)**である。

放射能の単位▶
(Bq)　放射能の強さをあらわす単位に**ベクレル(Bq)**がある。放射能の強さは，単位時間あたりに原子核が壊変する数で示され，1 Bq は 1 秒間に 1 個の原子核が壊変することを示す。

③ 生物学的効果比(RBE)と線エネルギー付与(LET)

生物学的効果比▶　すでに述べたように放射線によって及ぼされる生物への効果は，同じ吸収線量であっても，放射線の種類，エネルギーの違いにより量的な差がある。**生物学的効果比** relative biological effectiveness (RBE)とは，対象となる放射線の生

物効果の強さをあらわす尺度で，RBE が大きいほど生物効果が大きい放射線といえる。RBE は次のように求められる。

$$\text{RBE} = \frac{\text{ある生物効果を与える X 線・}\gamma\text{線の吸収線量}}{\text{同一の生物効果を与える対象放射線の吸収線量}}$$

線エネルギー付与▶ 電子(X 線や γ 線の照射によって発生する二次電子を含む)，あるいは陽子線や重イオン線などの粒子線は，物質内での飛程[1]に沿ってエネルギーを付与しながら最終的に停止する。飛程に沿ったエネルギーの付与は一定でないが，付与された全エネルギーを飛程距離で割った平均値を線エネルギー付与 linear energy transfer(LET)という。

高 LET 放射線・▶ 粒子が重くなるほど LET は高く，RBE は大きくなる。重イオン線は高 LET
低 LET 放射線　放射線，X 線・γ 線，電子線，陽子線は低 LET 放射線である。

④ 放射線の生物効果に影響を与える因子

回復▶ 腫瘍，正常組織ともに放射線照射後，数時間で放射線損傷の一部が修復される。一般に，正常組織は腫瘍に比べて回復が大きい。

酸素濃度▶ 腫瘍細胞内の酸素濃度により放射線感受性が異なる。低酸素細胞に酸素細胞と同じ効果を与えるためには，2.5～3 倍の線量が必要とされる。細胞を栄養する毛細血管から離れた部分の細胞が低酸素細胞になると考えられている(▶図 8-3)。照射によって毛細血管に近い酸素細胞が死にいたる結果，低酸素細胞が毛細血管に近づき酸素に富んだ細胞になる。これを再酸素化という。

細胞周期▶ 分裂細胞は，細胞周期(分裂期[M 期]→ G_1 期→ DNA 合成期[S 期]→ G_2 期→ M 期)を周回して分裂を繰り返し増殖する[2]。細胞周期により細胞の放射線

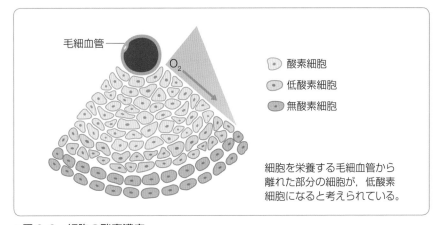

毛細血管

O_2

酸素細胞
低酸素細胞
無酸素細胞

細胞を栄養する毛細血管から離れた部分の細胞が，低酸素細胞になると考えられている。

▶図 8-3　細胞の酸素濃度

---

1) 飛程：放射線などのエネルギーをもったものが物質を通過し，停止するまでの道すじ・距離。
2) G は gap(間隙)，S は synthesis(合成)，M は mitosis(有糸分裂)を意味する。

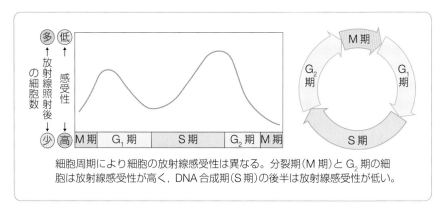

細胞周期により細胞の放射線感受性は異なる。分裂期（M期）とG₂期の細胞は放射線感受性が高く，DNA合成期（S期）の後半は放射線感受性が低い。

▶図8-4　細胞周期と放射線感受性

感受性は異なる（▶図8-4）。M期とG₂期は感受性が高く，S期の後半は感受性が低い。照射によって感受性の高い周期にある細胞が死滅する結果，照射直後には放射線抵抗性細胞が優勢になるが，時間が経過すると照射前と同じ細胞周期分布に戻る。これを**細胞周期の再分布化**という。

加速再増殖▶　照射を開始してしばらく日数が経過すると，腫瘍や分裂の盛んな正常組織では生き残った細胞が照射前より速いスピードで増殖する。これを**加速再増殖**という。

線質：高LET・　高LET放射線は，低LET放射線と比べて，RBEが大きく，放射線損傷か
低LET放射線　らの回復が小さい。また，細胞周期や細胞内酸素濃度の違いによる感受性の差
の違い　が小さい。これは高LET放射線では直接作用の割合が高く，修復不能なDNAの二本鎖切断が多いことに起因している。

C 正常組織の有害反応

① 急性期反応・晩期反応

放射線治療による細胞死の多くは分裂を介した死であるため，細胞の入れかわりが早い組織ほど早期に放射線による反応が出現する。放射線による反応は，照射中や照射後3か月までの間にみられる**急性期反応**と，照射後3か月以降から数年におこる**晩期反応**に分けられる。急性期反応は，程度の差はあっても照射中に出現するが，適切なケアによって多くは治療後に消失する。一方，晩期反応は有効な治療がなく難治性である。

急性期反応▶　皮膚・粘膜上皮，精巣・卵巣，骨髄などのように，短期間で機能をもった成熟細胞が入れかわっている組織には，たえず分裂を繰り返しながら一部が分化して成熟細胞を供給しつづける幹細胞がある。分裂が盛んな幹細胞は放射線感受性が高いため，照射中早期に幹細胞が減少し，これによって少し遅れて成熟

細胞の減少が明らかになる。しかし，生き残った幹細胞の分裂・分化によって再び成熟細胞が増えると，組織は再生してくる。このような成熟細胞の一時的な減少による組織変化が急性期反応である。

晩期反応▶ 　骨・筋肉，肺，肝臓，腎臓，中枢神経など，分裂がないか，あっても遅い組織の細胞は，放射線感受性が低く，組織変化が出現するまでに長期間を要するため，晩期反応を示す。晩期反応には，結合組織(線維化)や血管(狭窄・閉塞)などの変化も関与する。分裂再生能力が低いため，組織の回復はむずかしい。

　なお，肺は放射線治療後数か月で反応があらわれるので，亜急性期反応として別に分類されることもある。

② 急性期反応系組織・晩期反応系組織

　急性期反応を呈する組織を急性期反応系組織，晩期反応を呈する組織を晩期反応系組織という。腫瘍細胞は，分裂増殖の盛んな幹細胞に類似しているため，腫瘍と急性期反応系組織の放射線反応は同じ特徴をもつ。

③ おもな急性期反応の特徴と対処

　外部照射(▶196ページ)は皮膚を通して深部に放射線をあてるため，皮膚反応がおこり，腫瘍の発生母地である粘膜組織には粘膜炎が出現する。また，ときに照射部位にかかわらず放射線宿酔とよばれる全身症状や骨髄抑制が出現する。照射部位特有の急性期反応，および晩期反応については各論で扱うことにして，ここでは放射線治療中にみられる代表的な急性期反応である放射線皮膚炎，粘膜炎，放射線宿酔，骨髄抑制の特徴・増悪因子・対処について述べる。

1 放射線皮膚炎

特徴▶ 　正常な皮膚でも，表皮の角質層から定期的に皮膚細胞は脱落するが，基底層にある基底細胞が分裂・分化し，表層へ移行することによって補充される(基底細胞→有棘細胞→顆粒細胞→角質細胞→脱落，▶図8-5)。幹細胞である基底細胞は分裂増殖が活発で放射線感受性が高く，放射線の影響が早期に出現する。

　放射線皮膚炎の発生は次のような経過をたどる。

(1) 照射開始後2〜3週で，毛包を構成する細胞の減少と真皮の血管拡張により，紅斑が出現する。また，汗腺や皮脂腺の分泌障害により，皮膚は乾燥する。

(2) 照射開始後3〜4週では，皮膚の基底細胞の分裂増殖が低下するため，表皮の細胞が減少し，角質層の落屑がおこる(乾性皮膚炎，▶図8-6-a)。

(3) 照射開始後5〜6週では，基底細胞がさらに減少し，表皮の細胞が消失するか，擦過などの刺激により表皮が剥離して真皮が露出する。毛細血管か

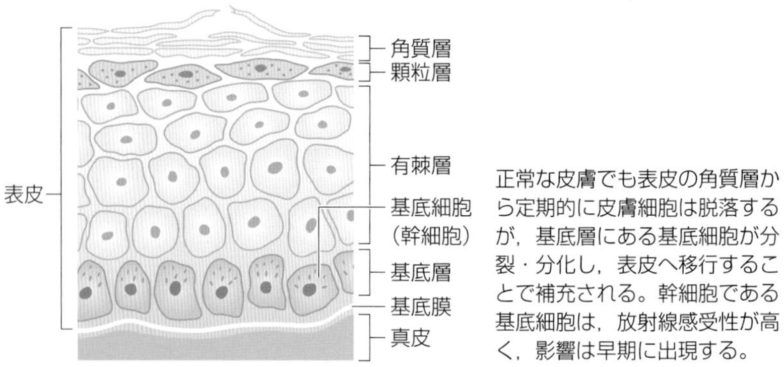

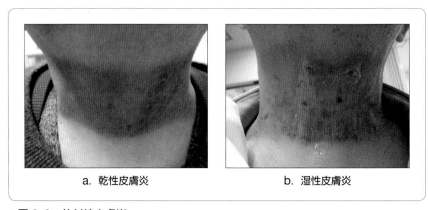

角質層
顆粒層
有棘層
表皮
基底細胞
(幹細胞)
基底層
基底膜
真皮
正常な皮膚でも表皮の角質層から定期的に皮膚細胞は脱落するが，基底層にある基底細胞が分裂・分化し，表皮へ移行することで補充される。幹細胞である基底細胞は，放射線感受性が高く，影響は早期に出現する。

▶図 8-5 皮膚の表皮の構造

a. 乾性皮膚炎　　b. 湿性皮膚炎

▶図 8-6 放射線皮膚炎

らの滲出液により皮膚は湿潤する(湿性皮膚炎，▶図 8-6-b)。

(4) 照射終了後 2〜3 週で基底細胞の再増殖により表皮は再生し，皮膚炎は治癒する。

(5) 皮膚炎が治癒したあとも，色素沈着は数か月〜1 年程度持続する。

(6) ときに，数年後に晩期反応として皮膚の線維化や毛細血管拡張がみられる。

増悪因子▶ 腋窩・鼠径部・会陰などのヒダを形成する部位や，放射線がかするようにあたる部位では皮膚反応が強い。また，多分割照射や化学療法の併用で増強・遷延する。

対処▶ 皮膚への刺激を極力避け，保湿を保つことが重要である。湿性皮膚炎では清潔を保ち二次感染を防ぐ。具体的対処を以下にあげる。

(1) 放射線を照射した皮膚に直射日光があたらないようにする。

(2) やわらかい材質の衣類を着用する。のりのついた襟は避け，ネクタイ，ベルト，ブラジャーをきつく締めない。

(3) 照射範囲に絆創膏(ばんそうこう)や湿布をはらず，照射前には軟膏を塗布しない。

(4) 無意識に擦過しないよう爪は短く切る。

(5) 放射線を照射した皮膚はシャワー浴で洗い流す程度にする。かみそりでひげをそらない。

(6) 瘙痒感が強い場合はステロイド軟膏を塗布する。軟膏を塗布する場合はすり込まない。

2 放射線粘膜炎

特徴▶　代表として口腔の粘膜炎についてその経過を述べるが，どの部位の粘膜炎でも病態は同一である(▶図8-7)。粘膜の基底部にある基底細胞は，粘膜上皮細胞を産生する幹細胞で，分裂・増殖が盛んなため放射線による障害を受けやすい。

放射線粘膜炎の発生は次のような経過をたどる。

(1) 照射開始後2週で粘膜に発赤と紅斑が出現する。この時期では無症状なことが多い。

(2) 照射開始後3週で，基底細胞の分裂低下による上層部の上皮細胞の減少に伴って粘膜の部分的欠損(粘膜のびらん)がおこり，偽膜とよばれる斑状の白苔でおおわれる。偽膜は露出した粘膜下層から漏出した線維素(フィブリン)などからなる。また，口腔・咽頭の疼痛が出現する。

(3) 照射開始後4〜5週では上層部の上皮細胞はさらに減り，散在していた偽膜が広く融合する。擦過などの刺激で偽膜は剝離しやすく，出血を伴う。疼痛は増強し，食事摂取が困難になる。

(4) 照射開始後5週を過ぎると基底細胞の再増殖が活発になり，上皮が再生してくる。

増悪因子▶　粘膜炎の増悪因子として，次のようなものがある。

(1) 金属製の義歯。近傍は散乱X線のために反応が増強する。

(2) 唾液の分泌低下による口腔乾燥

(3) 刺激物，喫煙，アルコール

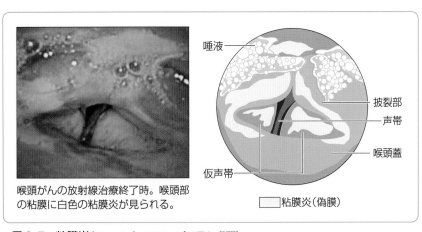

喉頭がんの放射線治療終了時。喉頭部の粘膜に白色の粘膜炎が見られる。

唾液
披裂部
声帯
喉頭蓋
仮声帯
▨ 粘膜炎(偽膜)

▶図8-7　粘膜炎(ファイバースコープで見た喉頭)

(4) 多分割照射や化学療法の併用。とくに化学放射線療法。

対処▶ (1) 粘膜の刺激を避け，二次感染を防ぐために口腔内を清潔に保つ。

(2) 歯ブラシはやわらかいものを使用する。とくに食事のあとや就寝時など，頻回にうがいをする。照射時には義歯を外す。

(3) 疼痛が強い場合は，アズレンスルホン酸ナトリウム水和物，リドカイン塩酸塩を混合した含嗽水で口腔・咽頭をゆすぐ。さらに，口腔用のステロイド軟膏(デキサメタゾン)を塗布する。

(4) 熱いものや刺激物を避け，飲酒や喫煙を控える。

(5) 食事指導を行う。外来患者の場合は，食事をつくる家族に十分指導する。

3　放射線宿酔

特徴▶ 　放射線宿酔の発生機序は明らかにされていない。人体組織に放射線が照射されて生じる過酸化物質やヒスタミン系物質といった副産物が体内を循環することによって発生すると推測されている。

(1) 放射線治療を開始して比較的早い時期に，倦怠感，食欲不振，吐きけ・嘔吐，微熱などの全身症状としてみられる。

(2) 眠けが出現し，においにも敏感になる。

(3) 1 週間以内に消失することが多いが，症状の出現やその程度は個人差が大きい。疾患によるそれぞれの症状も複雑に関与する。

増悪因子▶ 　広範囲な照射や上腹部への照射，化学療法の併用でおこりやすい。

対処▶ (1) 患者は病気が悪化した，あるいは体力が消耗したと感じて心配することがあるので，一過性の症状であることを十分に説明し，安心してもらうことが重要である。

(2) 照射前後に軽い食事をとったほうがよい。においに過敏になるため，食事は少しさましたものがよい。食事や水分は少量ずつ頻回にとる。嘔吐で脱水が生じたり，電解質のバランスがくずれた場合には補液が必要となる。

4　骨髄抑制

特徴▶ 　放射線の照射によって，骨髄での正常な血球細胞の産生が障害された状態を骨髄抑制という。

　骨髄のなかでもリンパ球は間期死をおこしやすいといわれ，放射線感受性が最も高い。ついで，赤血球，顆粒球，血小板の順で各幹細胞の感受性が高いが，顆粒球や血小板の寿命(前者が数日，後者が 10 日)は，赤血球(120 日)よりかなり短いため，末梢血中の成熟細胞はリンパ球，顆粒球，血小板の順に減少がみられ，赤血球の減少は緩徐にあらわれる。

増悪因子▶ 　広範囲な放射線治療や化学療法との併用でおこりやすい。

対処▶ (1) 白血球が 2,000/μL 以下または顆粒球が 1,000/μL 以下では感染に十分に注意する。生ものの摂取は避け，発熱がみられた場合は抗菌薬を投与する。

(2) 必要があれば照射の休止を考慮したり，G-CSF (顆粒球コロニー刺激因子)を投与する。

D 治癒線量・耐容線量と治療可能比

① 腫瘍の種類別の治癒線量

リンパ腫，セミノーマ(精上皮腫)，ウィルムス腫瘍，神経芽腫は高感受性(20〜45 Gy)であり，骨軟部肉腫やメラノーマ(悪性黒色腫)は低感受性(80 Gy以上)である。悪性腫瘍の大部分を占める扁平上皮がんや腺がん，移行上皮がん(尿路上皮がん)の感受性(50〜70 Gy)はその中間に位置する(▶図8-8)。

同じ種類の腫瘍でも，サイズが大きくなると，腫瘍細胞数が増加すると同時に，内部に低酸素細胞が増えるなど，さまざまな理由で放射線感受性が低くなり，より多くの線量が必要になる。

② 正常組織の臓器別の耐容線量

晩期反応などの回復不能な障害の発生率が数%(一般的には1〜5%)にとどまる線量を耐容線量という。障害発生の危険がまったくない線量では，腫瘍の治癒率が低い。そのため，数%までの障害発生の可能性のある線量が，耐容線量として容認される(▶図8-9)。

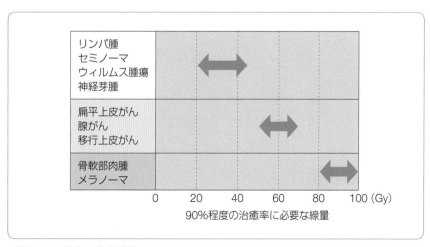

▶図8-8　腫瘍の治癒線量

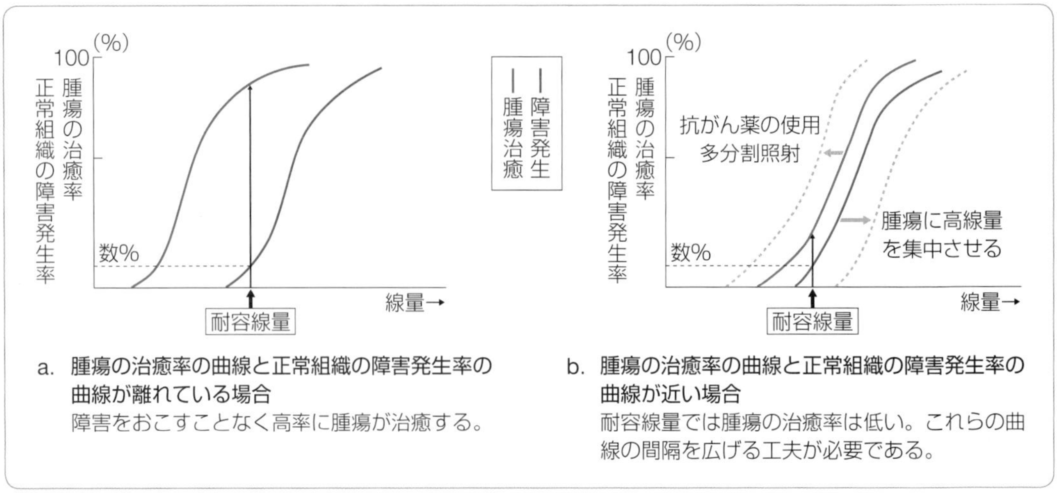

a. 腫瘍の治癒率の曲線と正常組織の障害発生率の
曲線が離れている場合
障害をおこすことなく高率に腫瘍が治癒する。

b. 腫瘍の治癒率の曲線と正常組織の障害発生率の
曲線が近い場合
耐容線量では腫瘍の治癒率は低い。これらの曲
線の間隔を広げる工夫が必要である。

▶図8-9　治療可能比

▶表8-1　正常組織の耐容線量（1～5%以内の障害発生率）

臓器	耐容線量（Gy）		あらわれる症状	臓器	耐容線量（Gy）		あらわれる症状
	全体	部分的（1/3）			全体	部分的（1/3）	
卵巣	10 以下		不妊	小腸	40	50	閉塞・穿孔
精巣	10 以下		不妊	脳	50	60	壊死
水晶体	10 以下		白内障	胃	50	60	潰瘍・穿孔
骨髄	10 以下		白血球・血小板減少	直腸	55		潰瘍・穿孔
肺	20～30	45	肺炎	食道	55	60	狭窄・穿孔
肝臓	20～30	50	肝不全	皮膚	60	70	潰瘍・壊死
腎臓	20～30	50	腎不全	口腔咽頭粘膜	60		潰瘍・壊死
脊髄	45	50	脊髄症	骨	60		壊死・成長障害

　　卵巣・精巣, 水晶体, 骨髄などは放射線感受性がきわめて高く, 耐容線量が
10 Gy 以下であり, 肺, 肝臓, 腎臓は 20～30 Gy, 小腸は 40 Gy, 脊髄は
45 Gy, 脳は 50 Gy, 直腸は 55 Gy, 皮膚, 口腔咽頭粘膜, 骨は 60 Gy 程度で
ある(▶表8-1)。照射体積によっても耐容線量は異なり, とくに肺, 肝臓, 腎
臓, 骨髄などは部分的な照射であればこれよりずっと高い。非照射部位の組織
によって臓器としての機能が保てればよいからである。

③ 治療可能比

　　周囲の正常組織の耐容線量を腫瘍の治癒線量(致死線量)で割ったものを治療
可能比とよび, 放射線治療によって障害を残さずに腫瘍を治癒できるかの指標
としている(▶図8-9)。

　　治療可能比が1より大きければ治癒を目ざした放射線治療が成立する。腫瘍と正常組織における放射線感受性の相対的な差が治療可能比に最も影響するが，腫瘍の大きさや正常組織の照射体積も関係する。一般に腫瘍が小さいほど治療可能比は高く，放射線治療で治癒させやすい。

治療可能比を▶
高める方法

　　治療可能比を高めるには，腫瘍に高線量を集中させる物理工学的方法(術中照射，高精度3次元放射線治療，小線源治療，粒子線治療)と，抗がん薬を使って腫瘍の放射線感受性を高める方法(化学放射線療法)，正常組織にやさしく腫瘍に厳しい分割照射法(多分割照射)を用いる生物学的方法がある(▶図8-9)。

E｜放射線治療の特徴と目的

① 放射線治療の特徴

　　放射線治療は次にあげる特徴をいかして，悪性腫瘍への効果的な治療法として利用されている。

　[1] **局所療法である**　放射線治療は手術と同様に局所療法であるため，病巣が身体の一部に限局している疾患に適している。全身に広がる傾向の強い疾患には化学療法の併用が必要である。化学療法と比較して，局所に対する効果は一般に高く，副作用は局所に限局する。

　[2] **機能と形態が温存できる**　患部を切除しない臓器温存治療であるため，機能と形態をそこねない。手術と比べた場合の放射線治療の最大の長所である。

　[3] **低侵襲性である**　侵襲が小さいため，手術にリスクを伴う高齢者や基礎疾患を有する患者にも安全に行える。放射線治療単独の場合，しばしば外来通院での治療も可能である。

② 放射線治療の目的

　　放射線治療はその目的から，大きく①治癒を目ざした根治的放射線治療，②手術や化学療法・免疫療法との併用で行う補助的放射線治療，③症状を緩和して生活の質(QOL)を回復・維持させる緩和的放射線治療の3つに分けられる。

1 根治的放射線治療

　[1] **機能と形態の温存を優先する疾患**　頭頸部の早期がんのように，手術と放射線治療の治療成績が近いものは機能・形態の温存(たとえば，喉頭の温存)を優先して放射線治療が選択される。子宮頸がんや前立腺がんでも，手術と放射線治療の成績は同等といわれている。手術が標準的な疾患でも，機能・形態の

温存や低侵襲性を患者が強く望む場合には，放射線治療が選択される。

[2] **悪性リンパ腫の一部**　悪性リンパ腫のなかで，低悪性度の結節性リンパ球優位型ホジキンリンパ腫・MALTリンパ腫・濾胞性リンパ腫の限局期が対象となる。

[3] **治癒切除が困難ながん，高齢者や基礎疾患を有する患者のがん**　治癒切除が困難な部位のがん（脳幹腫瘍，上咽頭がん）や局所進行がん（子宮頸がん・前立腺がん・食道がん・肺がんなど），手術またはそれに伴う全身麻酔に対するリスクが高い高齢者や心疾患・肺疾患などの基礎疾患を有する患者のがんが対象となる。

化学放射線療法▶　進行がんでは，患者の全身状態と腎機能に余力があれば，局所への効果を高めると同時に臨床的には検出できない微小転移を根絶させる目的で，**化学放射線療法**が行われることが多い。

放射線治療と化学療法の施行順序から，化学療法→放射線治療，放射線治療→化学療法，同時併用に分かれるが，化学放射線療法という場合は一般的に同時併用をさす。最近の報告では頭頸部がん，食道がん，子宮頸がん，肺がん，膀胱がんなどで同時併用がすぐれていることがわかってきた。がんへの効果が高いぶん，さまざまな副作用も増強し，患者の負担も大きくなる。

2　補助的放射線治療

[1] **手術との併用**　腹部消化器から発生したがんに代表されるように，腫瘍の治癒線量より周囲正常組織の耐容線量が低いため根治的放射線治療が不可能な場合，あるいは腫瘍のサイズが大きく放射線治療では治癒率が低い場合などには手術が行われる。その場合でも，手術の前後に中等量の放射線治療を併用することによって，手術単独よりも治療成績を向上させることができる。乳房温存療法のように，術後の機能障害と形態の劣化を最小限にするために縮小手術と放射線治療を組み合わせることもある。

術前照射の目的は，腫瘍を縮小させ，周囲への浸潤・癒着を取り除くことによって摘出を容易にすると同時に，手術操作による腫瘍細胞の散布を防止することである。一方，**術後照射**の目的は，摘出した腫瘍周囲やリンパ節領域の顕微鏡的残存腫瘍を根絶することである。

脳腫瘍，乳がん，肺がん，子宮頸がんでは，術後照射が行われることが多いが，直腸がんでは，術前照射のほうが小腸への副作用が少なく好まれている。頭頸部がんや骨・軟部腫瘍ではどちらも行われている。

[2] **化学療法との併用**　悪性リンパ腫は，放射線，抗がん薬ともに感受性が高く，両者単独でも治療が行われるが，それぞれの副作用を軽減させるため，あるいは治療成績を向上させるために両者を併用することも少なくない。白血病に対しては，骨髄移植前に白血病細胞を減らし，移植に伴う拒絶反応を防止するための**全身照射**が行われている。

[3] 集学的治療　ウィルムス腫瘍，神経芽腫，横紋筋肉腫，ユーイング肉腫などの小児の腫瘍では，手術，化学療法，放射線治療すべてを組み合わせ，それぞれの長所を最大限に活用する集学的治療によって治療成績の向上が得られている。

[4] 免疫療法との併用（免疫放射線療法）　免疫チェックポイント阻害薬 immune checkpoint inhibitor（ICI）の登場により，進行肺がんの治療成績は大きく改善されたが，ICI 単独では遠隔病巣を制御する力は十分でない。ICI などの免疫療法と放射線治療を併用することにより，放射線治療による局所効果と ICI による全身効果がともに増強される可能性を示す知見が最近になって報告されており，とくに全身効果の増強に期待が寄せられている。NOTE「アブスコパル（遠達）効果」を参照すること。

3　緩和的放射線治療

　治癒を目ざした治療がすべてではない。余命が限られていても，患者の QOL をよりよくし，しかもより長く維持することはきわめて重要である。

　悪性腫瘍の骨転移による疼痛，脳転移・脊髄圧迫による神経症状，上大静脈の圧迫・閉塞による顔面・頸部・上肢の腫脹（上大静脈症候群）などは，患者の QOL を著しくそこなう。このような症状がみられた場合は，早急に放射線治療を行う。なるべく短期間で，しかも放射線治療による副作用をおこさずに症状を軽減し，通常の生活に復帰してもらうことが理想である。放射線治療はこのような状況にもきわめて有効な治療法である。

　治癒は望めないまでも，腫瘍の増大をできる限り遅らせる目的で放射線治療が行われる場合もある。

　転移が広範囲に広がらずに 3〜5 個までの転移のみに長い間とどまっている状態は少数個転移（オリゴメタスタシス）といわれる。原発腫瘍が制御されている少数個転移には，症状がなくても積極的に放射線治療を行うことで生命予後の延長も期待されている。おもに定位放射線照射が行われる（▶203 ページ）。

NOTE
アブスコパル（遠達）効果

　放射線照射部位から離れた病巣に腫瘍縮小効果がみとめられることを，アブスコパル（遠達）効果という。これは放射線照射により，全身の抗腫瘍免疫応答が増強するためにおこるとされている。アブスコパル効果は，放射線治療単独での発生頻度は高くないが，ICI との併用によってその頻度や効果が高まる。別の言い方をすれば，放射線治療による抗腫瘍免疫応答の活性化を介して，ICI の全身効果を増強させることができる。ただし，放射線照射による抗腫瘍免疫応答の活性化を効率よく誘導するには，どのようなタイミングでどのような線量分割の放射線治療が適しているかはまだ明らかにされていない。

F 照射法の種類

放射線治療は，照射方法から，外部照射，小線源治療(腔内照射，組織内照射)，核医学治療に分けられる。このうち，高エネルギー X 線・電子線による外部照射が最も頻繁に用いられている。

① 外部照射

1 外部照射装置

外部照射では，体外から高エネルギー X 線や電子線を体内の病巣部に照射する。放射線治療用の高エネルギー X 線や電子線を発生させる加速器(放射線治療装置)にはリニアック，マイクロトロン，ベータトロンがあり，そのなか

NOTE

光免疫療法

病巣に人体に無害な近赤外線を照射してがん細胞を死滅させる光免疫療法が，新しいがん治療法として注目を集めている(▶図)。光免疫療法は，アメリカ国立衛生研究所の小林久隆主任研究員によって開発された。

光免疫療法では，がん表面にある特定のタンパク質と結合する抗体に，光感受性物質を付加した薬剤を静脈内注射したあと，病変に光ファイバーを到達させて近赤外線を照射する。近赤外線が照射されると，抗体に結合した光感受性物質が化学反応をおこしてエネルギーを吸収し，がん細胞を破壊する。さらに，細胞が破壊されることで放出された腫瘍抗原によって全身の免疫が活性化され，近赤外線が届かない部位の腫瘍(転移巣)にも効果が期待できるという。放射線治療とは異なり，同じ部位に治療を繰り返すことができる。

これまでの臨床試験では，有効性，安全性はおおむね良好で，現在，局所再発頭頸部がんに対して国際共同第3相臨床試験が進んでいる。わが国では厳しい条件のもとではあるが，2021 年 1 月から世界に先駆けて切除不能な局所進行・再発の頭頸部がんに対し保険診療(頭頸部アルミノックス治療)が開始された。臨床試験やアルミノックス治療に用いるのは，上皮増殖因子受容体(EGFR)と選択的に結合する抗体セツキシマブに光感受性物質を付加した複合物である。

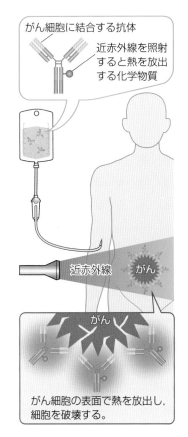

がん細胞に結合する抗体

近赤外線を照射すると熱を放出する化学物質

近赤外線　がん

がん

がん細胞の表面で熱を放出し，細胞を破壊する。

▶図　光免疫療法のしくみ

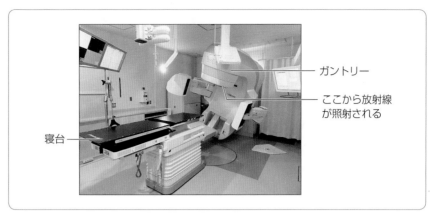

▶図 8-10　リニアック（Varian 社製の TrueBeam®）

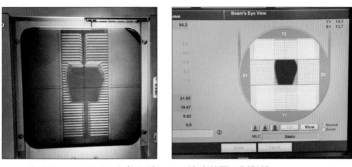

a．マルチリーフコリメータ（MLC）
2.5〜10 mm 幅の複数の遮蔽金属板

b．治療装置の制御盤
コンピュータ制御で MLC を 1 本単位で駆動させ，照射野の形状を自在に変化させる。

▶図 8-11　マルチリーフコリメータ（MLC）

ではリニアックが広く普及している。リニアックが普及する以前には，コバルト 60（^{60}Co）より放出される γ 線を利用した遠隔照射装置が用いられていた。

リニアック▶　リニアック（直線加速器 linear accelerator〔linac〕，▶図 8-10）は，電子を直線的に加速させ，タングステンなどのターゲット金属に衝突させて X 線を発生させる。加速した電子を直接取り出し，電子線としても利用できる。リニアックは，X 線・電子線の出力量が大きく，短時間で治療ができる。照射ヘッド（ガントリー）は 360° 回転でき，任意の角度から，あるいは回転させながら照射することが可能である。最近のリニアックには，コンピュータによって駆動する 2.5〜10 mm 幅のマルチリーフコリメータ multileaf collimator（MLC，▶図 8-11）が装備されており，病変の形状に合った照射野の設定が可能になった。

2　放射線治療計画

　放射線治療は，事前に放射線を照射する範囲や照射方法を決定する治療計画

をたてたうえで実施される。放射線治療計画をたてるにあたっては，理学所見・内視鏡所見・画像診断をもとに，X線シミュレータ(照射装置と同じ幾何学的条件をもった治療計画専用の透視装置)やCTシミュレータ(CTと治療計画用コンピュータが連結したシステム)を用いて照射野を決め，患者の体表面に投影される光によって示された照射野の中心と辺縁にマーキングする。体幹部や四肢では，患者の皮膚に直接マーキングする。脳や頭頸部では，患者1人ひとりに熱可逆性樹脂製の頭頸部固定具(シェル)を作成し，その表面にマーキングする(▶図8-12)。シェルを利用すれば皮膚にマーキングをしないですみ，また毎回の照射の再現性も良好になる。最近では，体幹部でも固定具を用いる場合がある。

CTシミュレータ▶ 　薄いスキャン間隔で撮像された連続するCT画像に腫瘍と周囲正常組織の輪
による3次元　郭を入力し，コンピュータ演算によって作成された3次元画像と3次元線量
治療計画　分布をもとに治療計画の最適化を行う方法が，CTシミュレータによる3次元治療計画である(▶図8-13)。最適化の方法には，選択した照射方法によって得られる線量分布を見て満足いくまで繰り返し照射方法を修正していく順方向治療計画(フォワードプラン)と，はじめに望ましい線量分布を決定し，その分布が得られる照射方法をコンピュータの繰り返し演算によって求める逆方向治療計画(インバースプラン)がある。高精度3次元放射線治療(▶202ページ)では，CTシミュレータによる3次元治療計画が必要不可欠である。

3 標準的なX線・電子線照射

● 線種

深部の病変にはX線を用い，表在性の病変には電子線を用いる。放射線の

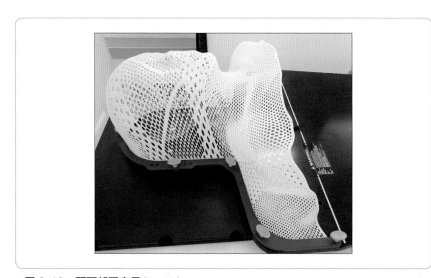

▶図8-12　頭頸部固定具(シェル)

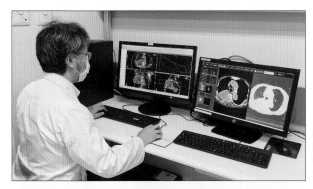

CTシミュレータから
得られた3次元画像を
もとに放射線治療計画
をたてる。

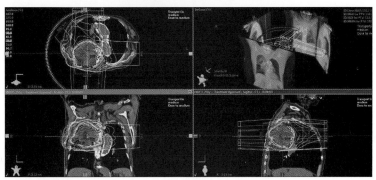

線量分布

▶図8-13　CTシミュレータによる3次元治療計画

種類による相対的深部線量の曲線を図8-14に示す。

X線▶　治療用のX線は，エネルギーが60〜120 KV(キロボルト)の診断用X線と異なり，4〜10 MV(メガボルト)の高エネルギーX線である。高エネルギーX線の特徴は，表面より数cm深い部分に線量のピークが来ることである。エネルギーが大きいX線ほどこのピークは深くなり，相対的に皮膚や皮下組織の線量が少なくなる。このため，頭頸部がんや乳がんのように比較的浅い病巣には4〜6 MVのX線が用いられ，子宮がん，前立腺がん，食道がんのように深い病巣には10 MV以上のX線が用いられる。

電子線▶　電子線は4〜20 MeVのものを用いる。エネルギーの大きさに応じて，ある深さで急激に線量が減る。このため，病巣に適したエネルギーの電子線を選択すれば深部臓器への影響を少なくできる。

●照射方法

　古くから用いられてきた基本的な照射方法は，対向2門照射(前後あるいは左右)，脊髄，肺，腎臓，消化管などの特定の重要臓器を保護するための斜入照射(食道がん，肺がんなど)，接線照射(温存乳房)，直交2門照射(上顎が

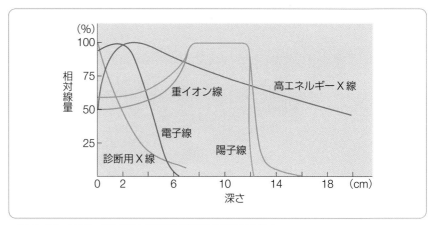

▶図 8-14　Ｘ線・電子線と荷電粒子線の深部線量分布

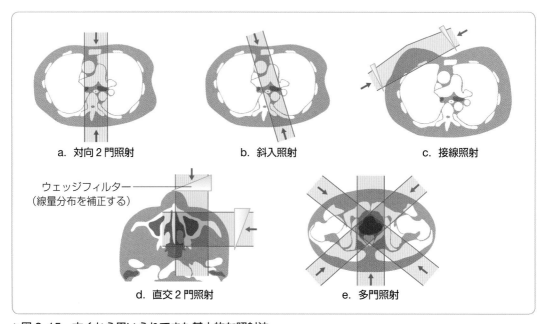

▶図 8-15　古くから用いられてきた基本的な照射法

ん），多門照射（前立腺がん，直腸がんなど）などである（▶図 8-15）。後述する高精度 3 次元放射線治療では，多門照射や回転照射が用いられる。

術中照射▶　切除できない病巣を手術で露出させ，直視下で病巣の深さに適した高エネルギー電子線を 1 回照射する方法もある。照射筒を体内に挿入し，露出した病変に近接させて照射するため，病巣周囲の正常組織を照射野から外すことができる。膵がん，胃がん，軟部肉腫などに用いられている。病巣を手術で露出させて術中に照射するため，**術中照射**とよばれている。

● 分割照射の理論と処方線量

1 回線量，治療期間，総線量の 3 つによって放射線治療の効果が決定される。

放射線損傷からの回復は腫瘍より晩期反応を示す正常組織で大きいため，照射を分割し，1回線量を小さくすることによって，正常組織を効率よく回復させることができる。また同時に，腫瘍の再酸素化や細胞周期の再分布を通して腫瘍の放射線感受性を高めることができる（▶図8-16，▶185ページ，「放射線の生物効果に影響を与える因子」）。ただし，腫瘍の加速再増殖を最小にするためには治療期間は短いほうが有利である。

標準分割照射 ▶ 　通常は1日1回，1回1.8〜2 Gy，週5回（月曜日〜金曜日）の分割照射が用いられる。がんに対する根治的放射線治療では，6〜7週程度の治療期間で計60〜70 Gy，予防的照射として顕微鏡的病巣への照射を行う場合では，4〜5週程度の治療期間で計45〜50 Gyを照射する。治療期間の延長は腫瘍の再増殖による治癒率の低下をきたすため，休止期間は可能な限りとらない。

　一方，症状緩和を目的とした緩和的放射線治療では，少ない照射回数でできるだけ早期に症状緩和を達成することを最優先にするために，3〜4 Gy程度の1回線量（30 Gy/10回/2週や20 Gy/5回/1週）を用いることが多い。また，副作用を出さないように休止期間をおくことも合理的である。

多分割照射 ▶ 　多分割照射は，放射線損傷からの回復のために6時間程度の照射間隔をおき1日2回以上の照射を行う。その目的から，過分割照射と加速照射の2つに分類される。

　過分割照射は，標準分割照射と比べて1回線量を小さくし（1.1〜1.2 Gy），治療期間をかえずに総線量を20%ほど増やす照射法である。

　一方，加速照射は，標準分割照射と比べて1回線量をいくらか小さくし（1.5〜1.6 Gy），より短い治療期間で同じ総線量を投与する照射法で，増殖速度が速い腫瘍に適している。

　両者とも腫瘍と急性期反応系組織へは効果が強まる反面，晩期反応系組織への効果は増強しないという理論が背景にある。

寡分割照射 ▶ 　寡分割照射は，標準分割照射と比べて1回線量を大きくして照射回数を減

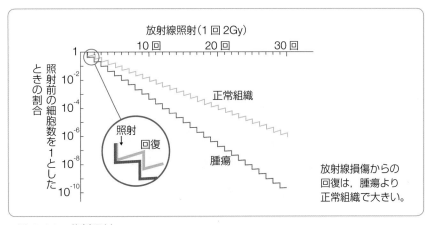

▶図8-16　分割照射

らす分割照射である。術中照射や後述する定位手術的照射・定位放射線治療
(▶203ページ)で行われる1回あるいは数回照射(1回線量として10〜25 Gy 以
上)は，寡分割照射の極端な例といえる。乳房部分切除後の乳房照射や前立腺
がんの根治的放射線治療においては，寡分割照射(1回線量 2.5〜3 Gy)と標準
分割照射(1回線量 2 Gy)は腫瘍効果と正常組織への影響ともに同等とされ，
日常臨床で用いられている。

4　高精度3次元放射線治療

　高精度3次元放射線治療とは，CTシミュレータによる3次元治療計画を用
いた高精度な3次元的照射手法によって，腫瘍に選択的に高線量を照射し，
周囲の重要臓器への影響を最小限にする放射線治療方法の総称である。体動や
臓器の動き，呼吸性移動への対応(固定，呼吸同期，照射中の位置確認)も重要
である。実際の照射方法には次のようなものがある。

● 3次元原体照射 3D conformal radiotherapy(3D-CRT)

　3次元原体照射とは，多数の異なる方向より，あるいは回転させながら，そ
れぞれの方向から見た病巣形状に照射野形状を一致させて照射する方法である。
高精度3次元放射線治療の基本となる照射方法である。

● 強度変調放射線治療 intensity-modulated radiotherapy(IMRT)

　照射野内の部分ごとに線量の強弱をつけた照射を多方向から繰り返すことに
よって，病巣の3次元形状への線量集中度を3次元原体照射より格段に高め
る照射方法が，強度変調放射線治療(IMRT)である。これにより，頭頸部がん
の治療における唾液腺機能の温存(▶図8-17)や前立腺がんにおける高線量照射
が実現できる。固定多門IMRTと回転型IMRT(volumetric modulated arc
therapy：VMAT)があるが，照射時間が短いなどの利点から後者が主流になり
つつある。治療計画にはCTシミュレータによる逆方向治療計画が用いられる。
ただし，照射手順がきわめて複雑なため，医学物理士などの専門家による品質
保証・管理が不可欠である。IMRT専用の装置にはトモセラピーがある。

トモセラピー▶　トモセラピー TomoTherapy®は，CT装置に似たドーナツ形の照射装置とコ
ンピュータで動きが制御された寝台で構成されている(▶図8-18)。照射ビーム
は薄いスリット状にしぼられ，照射装置が身体のまわりをらせん状に360度
回転する間に照射野形状や線量を調節する。寝台が段階的に移動しながら同じ
ことを繰り返す。断層スライスへの照射が組み合わさって，全体として複雑な
3次元形状の照射体積が形成される。頭尾方向に長い病巣や複数の病巣への照
射を1回のセットアップで行うことができる。アメリカで2003年に開発され，
2019年9月現在，わが国でも70台近い装置が稼働している。

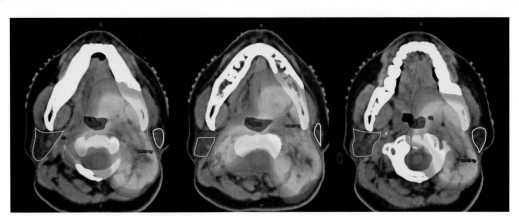

肉眼病巣には高線量（茶色の部分），顕微鏡的病巣には中等度線量（緑・紺色の部分）が照射されている。
右耳下腺のすべて（緑線の囲み）と左耳下腺の一部（白線の囲み）は中高線量域に含まれていない。中高線量域の
左側は左耳下腺を避けるように内側にへこんでいる。

▶図 8-17　頭頸部がん（中咽頭がん）に対する強度変調放射線治療（IMRT）

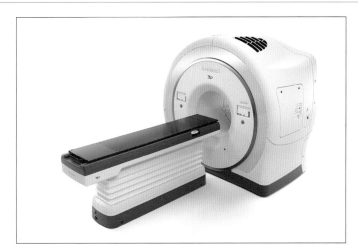

（写真提供：日立製作所）

▶図 8-18　トモセラピー

● 定位放射線照射 stereotactic irradiation（STI）

　頭蓋内小病巣に多方向から集中させて 1 回大線量を照射することにより，病巣部のみを破壊する方法を**定位手術的照射** stereotactic radiosurgery（SRS）とよぶ。照射野のずれを 1〜2 mm 以内に抑える高精度の照射装置が必要である。対象疾患は直径が 3 cm 以下の転移性脳腫瘍（▶256 ページ，図 10-14），脳動静脈奇形，聴神経腫などである。

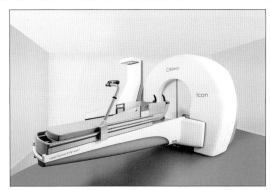
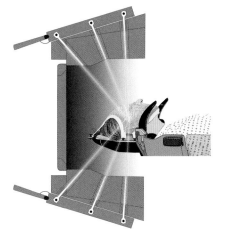

（写真提供：エレクタ株式会社）

個々の線源から病巣に集中して照射する。

（エレクタ株式会社パンフレットより）

▶図8-19 ガンマナイフ

定位手術的照射専用の装置にはガンマナイフやサイバーナイフがあるが，リニアックでもガントリーの回転と治療寝台の回転を組み合わせることにより，定位手術的照射が可能である。この技術は最近になって肺や肝臓などの体幹部のがんに対しても応用されている。この場合には1回照射でなく，数回の分割照射が行われ，**定位放射線治療** stereotactic radiotherapy（SRT）とよばれる。

SRSとSRTを総称して定位放射線照射（STI）とよぶ。

専用の定位放射▶ [1] **ガンマナイフ** Gamma Knife® ヘルメットの形をした金属ヘッドに192個
線照射装置 の ^{60}Co線源を配置し，個々の線源から放出する γ 線を病巣に3次元的に集中して照射するように設計された頭部専用の装置である（▶図8-19）。金属製の固定フレームを頭蓋骨に4つのピンで固定する必要があったが，最新機種Iconでは照射中の位置ずれを感知する赤外線カメラが装備されたことにより低侵襲のマスク固定が実現し，分割照射が可能となった。1968年にスウェーデンで開発され，2019年9月現在，わが国でも40台近い装置が稼働している。

[2] **サイバーナイフ** CyberKnife® X線発生装置（小型のリニアック）を6か所の関節を有する産業用ロボットアームで動かすことにより，任意の方向から3次元的に集中して照射することが可能である（▶図8-20）。頭蓋内，体幹部どちらも治療対象となる。治療直前の画像照合ばかりでなく，治療中にも画像照合を行い，標的の位置ずれを瞬時に補正しながら動く。そのため，固定マスクは用いるが頭蓋固定フレームは必要としない。標的近くに金マーカーを留置し，それを指標として呼吸同期照射を行う動体追尾システムも備えている。1994年にアメリカで開発され，現在は第6世代のCyberKnife® M6へと進化している。2019年9月現在，わが国でも30台をこえる装置が稼働している。

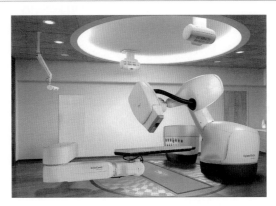

（写真提供：株式会社千代田テクノル）

▶図 8-20　サイバーナイフ

● 画像誘導放射線治療 image-guided radiotherapy（IGRT）

　病巣形状に一致させて高線量を照射する高精度放射線治療においては，治療計画と実際の照射が正確に合致することがきわめて重要になる。照射直前あるいは照射中に取得した画像と治療計画時の画像とを重ね合わせて照射位置や範囲を定量的に比較し，ずれがあれば補正したのちに照射する方法が画像誘導放射線治療（IGRT）である。

　サイバーナイフやトモセラピーでは画像誘導放射線治療が行われるが，汎用のリニアックにおいても最近の装置では電子ポータル画像装置（EPID）やオンボードイメージャ（OBI）などの画像装置が装備されている。フラットパネルディテクターである EPID では，治療用 X 線によるポータルイメージをデジタル画像としてリアルタイムにモニター上で確認できる。また，診断用 X 線発生装置と画像検出器からなる OBI では，透視や X 線撮影に加えて円錐状に X 線を照射するコーンビーム CT も撮像可能である。最近では MRI 装置による画像誘導も，一部の施設で用いられている。

5　粒子線治療

　陽子線や重イオン線などの粒子線では，粒子がとまる寸前で高線量域（ブラッグ Bragg ピーク）を形成する（▶200 ページ，図 8-14）。このピークの深さや幅を調整することによって深部腫瘍に線量を集中できる。また重イオン線は高 LET 放射線で，腫瘍に対する生物効果が高いため，標準的な高エネルギー X 線では治癒の期待が低い難治性腫瘍に対して効果が期待できる。2019 年 9 月現在，わが国での粒子線治療は，量子科学技術研究開発機構 QST 病院，国立がん研究センター東病院，筑波大学，群馬大学，兵庫県立粒子線医療センターをはじめとする 23 施設（陽子線治療 17 施設，重イオン線治療 5 施設，両方 1

施設)で行われており，限局性前立腺がん，頭頸部がん(口腔・咽頭の扁平上皮がんを除く)，根治手術が困難な骨軟部腫瘍(陽子線治療ではこれに加えて小児がん)が保険収載されている。

② 小線源治療

　　放射性核種をステンレスなどのカプセルに封入した密封小線源を腫瘍組織内に刺入したり(組織内照射)，腫瘍近接部分に密着させたり(モールド照射)，体腔内に挿入して(腔内照射)，そこから放出される γ 線を病巣に照射する方法を**小線源治療**という。小線源治療は，線源近傍に高線量を集中でき，また腫瘍や臓器の動きにも追従できるという長所をもつ。子宮頸がんには腔内照射，前立腺がんや口腔咽頭がんには組織内照射(▶図 8-21，22)，口腔がんや皮膚がんなどの表在性病変にはモールド照射が行われている。

　　小線源治療は，使用する小線源の強さによって低線量率小線源治療と高線量率小線源治療に分けられる。

低線量率 ▶
小線源治療
　　低線量率の小線源としては，現在，イリジウム 192 (^{192}Ir)，金 198 (^{198}Au)，ヨウ素 125 (^{125}I)が用いられている。セシウム 137 (^{137}Cs)は以前には大変よく用いられていたが，現在は供給されていない。小線源の形状は，その用途により，針状，管状，ワイヤー状，粒子状がある。舌がんなどの口腔咽頭がんには，^{192}Ir，^{198}Au，^{137}Cs(以前)が用いられ，前立腺がんには ^{125}I が用いられている。

NOTE
ホウ素中性子捕捉療法 boron neutron capture therapy(BNCT)

　ホウ素中性子捕捉療法(BNCT)は，ホウ素と熱中性子との核反応で生じる α 粒子と ^{7}Li 粒子を用いてがん細胞を破壊する放射線治療である(▶図)。がん細胞に特異的に集積するホウ素化合物をあらかじめ投与して，腫瘍にホウ素が集まったときに熱中性子線を照射する。正常組織にはホウ素はあまり集まらず，また発生する α 粒子と ^{7}Li 粒子は組織内での飛程が約 10～14 μm で，がん細胞 1 個の直径に相当する距離であるため隣接する正常組織に与える影響は小さい。他方，α 粒子と ^{7}Li 粒子の生物学的効果は X 線や γ 線と比べて 2～3 倍高く，放射線抵抗性がんにも効果を発揮する。実質治療期間は 1 日である。従来，中性子は原子炉でつくられていたが，最近になって加速器でつくることに成功し，装置を病院内に設置できるようになった。現在，わが国で BNCT が可能な施設は南東北 BNCT 研究センター(頭頸部がん)，大阪医科薬科大学関西 BNCT 共同医療センター(再発頭頸部がん，悪性脳腫瘍)，国立がん研究センター中央病院(皮膚血管肉腫，治験中)である。切除不能な局所進行・再発頭頸部がんには保険が適用される。

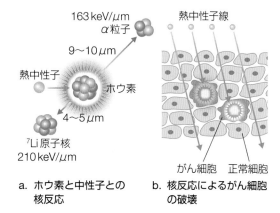

163 keV/μm
α 粒子
9～10 μm
熱中性子
ホウ素
4～5 μm
^{7}Li 原子核
210 keV/μm

熱中性子線

がん細胞　正常細胞

a. ホウ素と中性子との
　核反応
b. 核反応によるがん細胞
　の破壊

▶図　ホウ素中性子捕捉療法の原理

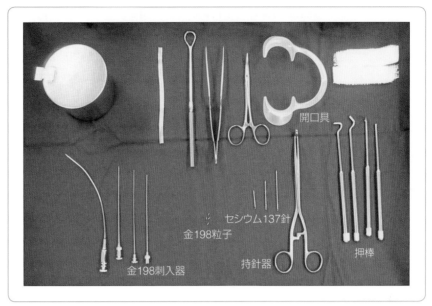

▶図 8-21　組織内照射用の器具一式

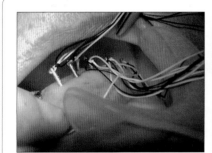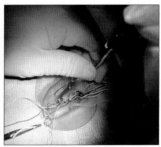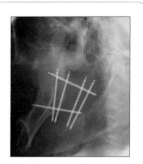

a. 線源の刺入　　　　　　　　　b. 線源刺入後のX線写真

▶図 8-22　舌がんに対する組織内照射

前立腺がんの小線源治療については第10章放射線治療各論の「前立腺がん」の項を参照すること(▶249ページ)。

　^{198}Auや^{125}Iは線源を抜去しない永久刺入として,他の線源は一時刺入として利用される。低線量率の線源を用いる場合は専用の病室に入院する必要があるが,^{198}Auや^{125}Iの永久刺入では放射能が一定以下に減弱すれば退院が可能である。

高線量率▶　高線量率の小線源による治療には,線源の出し入れを遠隔操作で行う小線源
小線源治療　治療装置(遠隔操作式後装塡法 remotely controlled after-loading system〔ラルス RALS〕)が用いられるため,医療従事者の被曝は皆無である。また照射時間が短く患者の負担も少ないため,子宮頸がんなどの腔内照射では高線量率小線源治療が標準となっている。子宮頸がんなどの腔内照射については第10章放射

線治療各論の「子宮頸がん」の項を参照すること（▶244 ページ）。前立腺がんに対する組織内照射には低線量率小線源治療ばかりでなく高線量率小線源治療も行われている。高線量率の小線源としては ^{192}Ir やコバルト 60 （^{60}Co）が用いられている。最近では子宮頸がんの腔内照射においても，アプリケータ挿入後の CT/MRI 画像を用いた 3 次元治療計画に基づき腫瘍のサイズや形状に即した治療を行う，画像誘導小線源治療が普及してきた。

③ 核医学治療

特定の臓器に集積するか腫瘍親和性の高い放射性医薬品を，内服もしくは静注して腫瘍やその他の疾患を治療する方法を，放射線核種による**内部照射療法**あるいは**内用療法**とよぶ。体外からの放射線照射治療を外部照射とよぶのに対し，内部照射という用語で区別する。核医学診断で用いる核種はγ線を放出するものであるが，核医学治療ではβ線やα線を放出する核種が用いられる。β線やα線は透過性が非常に低く，飛程距離が短い。そのため，放出された放射線エネルギーの大部分を，核種が集積した腫瘍やその近傍に集約させることができ，周囲の正常組織への被曝は最小限に抑えることができる。核医学治療として保険適用になっている核種には，ヨウ化ナトリウム（Na^{131}I），塩化ラジウム（RaCl$_2$），イットリウム（^{90}Y）イブリツモマブ チウキセタン，ルテチウムオキソドトレオチド（^{177}Lu），3-ヨードベンジルグアニジン（^{131}I-MIBG）がある。

^{131}I による治療▶　甲状腺は無機ヨウ素を有機化して甲状腺ホルモンを合成する。このため，無機ヨウ素の取り込みが亢進する甲状腺機能亢進症や無機ヨウ素を取り込む甲状腺分化がんは，β線放出核種である放射性ヨウ素を用いることにより治療が可能である。甲状腺機能亢進症には，びまん性甲状腺腫を伴うバセドウ病（グレーブス病）と自律性機能性甲状腺結節を伴うもの（プランマー病）があり，いずれも治療対象となる。甲状腺分化がんである乳頭がん・濾胞がんはヨウ素を取り込む性質が残っていることが多く，再発・転移の治療や術後の再発予防目的で施行される。

去勢抵抗性前立腺▶
がんの骨転移治療　去勢抵抗性前立腺がんの骨転移治療には，塩化ラジウムが用いられる。塩化ラジウムは骨転移などの骨代謝の亢進した領域に集積し，α線を放出することにより抗腫瘍効果を発揮する。α線は隣接する細胞において高頻度に DNA の二本鎖切断をもたらし，骨転移に対して強力な抗腫瘍効果が期待できる。一方でα線の飛程距離は 100 μm 未満と短いため，隣接する正常組織，とくに骨髄への細胞毒性は小さく，腫瘍選択的に高い線量を与えることが可能である。

モノクローナル▶
抗体による
放射免疫療法　モノクローナル抗体による放射免疫療法とは，放射性核種で標識されたモノクローナル抗体を投与し，悪性腫瘍への放射線照射を行う内部照射療法をさす。わが国で使用可能な核種にはイットリウム（^{90}Y）イブリツモマブ チウキセタンがある。イブリツモマブはモノクローナル抗体であり，キレート剤である

MX-DTPA を介してβ線放出核種であるイットリウム(^{90}Y)と結合させ，悪性リンパ腫の治療に用いる。

参考文献

1) Emami, B. et al. : Tolerance of normal tissue to therapeutic irradiation. International Journal of Radiation Oncology Biology Physics, 21(1) : 109-122, 1991.
2) 永山悦子・小林久隆：がん光免疫療法の登場──手術や抗がん剤，放射線ではない画期的治療．青灯社，2017.
3) 日本医学放射線学会ほか：塩化ラジウム(Ra-233)注射液を用いる内用療法の適正使用マニュアル，第2版．2019.
4) 日本医学放射線学会ほか：イットリウム-90 標識抗 CD20 抗体を用いた放射免疫療法の適正使用マニュアル，第3版．2016.
5) 日本中性子捕捉療法学会ホームページ．(www.jsnct.jp)(参照 2020-05-14)

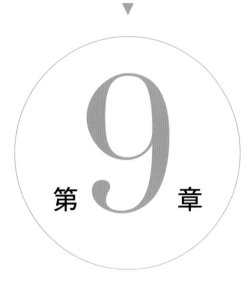

第 **9** 章

放射線治療と看護

> 本章で学ぶこと □本章では，まず放射線治療を受ける患者・家族の特徴について学んだのち，放射線治療における看護師の役割，有害反応に対する看護について学ぶ。

A 放射線治療を受ける患者・家族の特徴

放射線治療は，照射技術の進歩や比較的侵襲性が低いことなどを理由に，近年がん患者などへの治療として適応されることが増えている（▶図9-1）。その適応は広く，患者の年齢もさまざまであり，その目的も根治・症状緩和・予防など患者によって異なる。放射線治療を受ける患者は病気になってからの期間がさまざまで，診断後まもない時期にある患者もいれば，終末期に近い患者がいることも特徴の1つである。また，治療に関する意思決定や治療に伴うさまざまな苦痛は，どの病期においても生じる問題である。

身体的苦痛▶ 放射線治療そのものは手術療法と比べて低侵襲で身体的負担が少ないが，手術療法後の補助療法として，あるいは化学療法と併用して施行されることも多いため，患者がかかえる身体的苦痛の程度はさまざまである。

心理的苦痛▶ 心理的苦痛に関しても，身体的苦痛の程度がさまざまであるのと同様に，その程度は患者によって異なる。病気や治療に対する不安のみならず，わが国が被爆国であることなどを背景に，放射線そのものへの漠然とした不安をかかえる患者や家族もいる。「自分のせいで身近な人も被曝してしまうのではないか」「放射能を浴びるとからだが弱ってしまうのではないか」「放射線療法をすすめられたということは，予後がわるいのではないか」など，誤った認識から強い

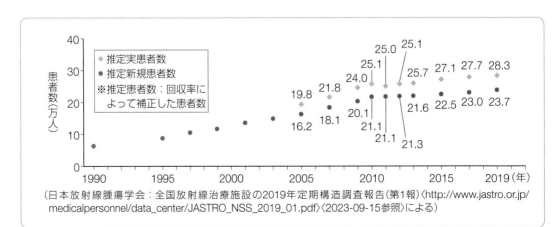

（日本放射線腫瘍学会：全国放射線治療施設の2019年定期構造調査報告（第1報）〈http://www.jastro.or.jp/medicalpersonnel/data_center/JASTRO_NSS_2019_01.pdf〉〈2023-09-15参照〉による）

▶図9-1　放射線治療を受ける患者の数

不安をいだく場合もある。

社会的苦痛▶　さらに，治療は分割照射法で行われることが多く，この場合治療期間は1か月以上かかる。外来治療はこれまでの生活を比較的維持しやすいが，その場合でも，患者や家族はこれまで担ってきた社会的役割を遂行できるのかという不安や，経済的負担に関する不安などをかかえやすい。

　　これらの苦痛は，ともに生活をしている家族にも影響をもたらし，場合によっては対処を求められるため，看護師は家族へのケアも行う必要がある。

高齢の患者・家族▶　高齢の患者は，手術や抗がん薬治療が行えないような状態であることや，既往歴が複数あることが多い。そういった患者でも，放射線治療は施行可能であることが多いため，治療の選択肢となりやすい。しかしながら，加齢によるさまざまな機能の低下や治療環境への適応力の低下などによって，治療の完遂に困難が生じやすい（▶表9-1）。治療開始前に，患者の身体面（既往歴，心肺機能，栄養・代謝機能，視力，聴力，骨・関節の変形など），認知機能，家族のサポート力などのさまざまな情報を十分得るようにし，細やかなかかわりをする必要がある。また，治療環境に適応できるよう可能な限り初診時から同じ医療者がかかわることや，安全に治療を完遂するために聴力や認知機能などの情報も多職種で共有し連携することなども重要となる。

小児の患者・家族▶　放射線治療は，乳幼児から治療の選択肢となりうる。小児がんは放射線に対する感受性が高いが，成長途中にある正常細胞への影響も強く出るため，発達段階に合わせたきめ細かいケアや家族支援を医療チームで長期的に行うことが必要不可欠となる。具体的には，放射線治療後の患児や家族に対して，晩期有害反応に対するセルフケア支援を行い，予防や早期発見，早期の受診へとつながるようはたらきかける。多くの晩期有害反応が，青年期や成人期になるまで顕在化しないことも考慮し，患児本人へも発達に合わせたアプローチが求められる。

▶表9-1　高齢患者における放射線治療の完遂を妨げる要因

○認知機能（理解力，記憶力など）の低下や脊柱の彎曲の変化に伴い，照射中の体位保持が困難である。
○認知機能の低下に伴い，セルフケアが困難である。
○既往やフレイルをかかえる場合に，有害事象が重篤化しやすい。
○運動機能や認知機能の低下に伴い，通院に介助を要する。しかしながら，介助を担える家族がいない，または家族も高齢である。
○入院治療を要する場合，筋力低下や活動性の低下によって認知症の発症・悪化，せん妄や抑うつなどの精神症状の発生，褥瘡の発生などのリスクがある。
○認知機能（理解力，記憶力など）の低下に伴い治療の意思決定ができず，家族などへ代理意思決定の負担が生じる。

B 放射線治療における看護師の役割

　看護師の役割は，有害反応などに伴う苦痛を予防・軽減しながら患者が治療を完遂できるよう支援することである。放射線治療は，治療目的を達成するために必要な放射線量を分割して照射するため，治療の「完遂」が重要なポイントになる。

　前述のように，患者がかかえる苦痛は身体面だけに限られない全人的なものであり（▶図9-2），身近な家族がかかえる負担も大きい。そのような患者や家族を支援するためには，看護師自身も放射線治療の基本的な知識を習得し，個々の治療計画や流れを理解したうえで，時宜を得たケアを提供する必要がある。

　また放射線治療は外来で実施されることも多いため，患者や家族のセルフケア能力を高め，主体的に必要な対処を行ってもらえるようかかわる必要がある。

① チーム医療としての看護

職種間の連携▶　放射線治療にはさまざまな職種がかかわる。具体的には，主治医，放射線治療医，放射線治療専門放射線技師，医学物理士，歯科医，栄養士，そして看護師などである（▶図9-3）。患者や家族がチーム医療の中心になれるように，看護師がこれらの専門家とかかわることが重要である。そのために看護師は，多職種間のコミュニケーションを促進するためのカンファレンスの運営や，有効

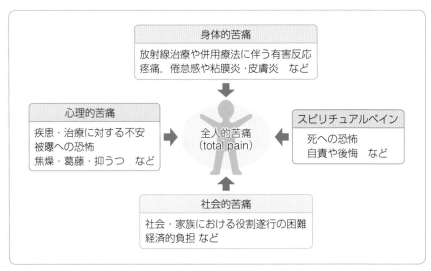

▶図9-2　放射線治療を受ける患者の全人的苦痛

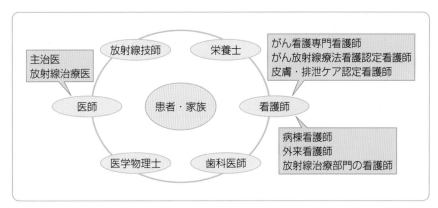

▶図 9-3　放射線治療にかかわる医療チーム

な情報共有のための方略の提案・推進などで，積極的な役割を果たしていかなければならない。

看護師間の連携▶　また，病棟・外来・放射線治療部門などで患者とかかわる複数の看護師間の連携も，チーム医療の重要な構成要素である。各員がそのことを理解し，情報共有や継続看護を実践することも必要である。

　さらに，解決困難な問題をかかえる患者や家族について，がん放射線治療に関する系統的な教育を受けているがん看護専門看護師やがん放射線療法看護認定看護師，あるいは皮膚障害への対応に熟知した皮膚・排泄ケア認定看護師と相談することも，よりよいケアにつながる連携の 1 つである。

患者・家族との▶
パートナーシップ　患者や家族に対しては，医療者と共同の目標がもてるように支援を行う。看護師には，医師や放射線技師からの説明を補足する，患者が質問しやすいよう支援する，患者のニーズを医療チームに伝える代弁者となる，などの役割がある。

② 放射線治療のプロセスと基本的なケア

　放射線治療を受ける患者・家族の療養プロセスは，放射線治療開始前・放射線治療中・放射線治療終了後に大別される。基本的なケアの内容は，すべてのプロセスにおいて求められるケアと，各段階に特徴的なケアに分けられる。

　すべてのプロセスにおいて患者や家族から求められるケアは，おもに有害反応の出現・悪化予防を目的としたケアである（▶219ページ）。

　また，各段階における特徴的なケアとしては，放射線治療に伴う意思決定支援や，治療前オリエンテーション，治療室内で生じる苦痛へのケア，放射線治療中・放射線治療終了後の生活支援などがある。

1　放射線治療に伴う意思決定支援

患者の主体性▶
の尊重　がん患者や家族は，療養プロセスのさまざまな段階で意思決定を求められる。主体的に治療の選択にかかわることは，自己効力感を高め，セルフケア能力の

　向上やいきいきと生活する力を得ることにつながる。

　しかしながら，主体性は個々人によって異なり，放射線治療を受ける患者のなかにも，積極的に情報を集める者もいれば，医療者から得た情報をそのまま受けとめ，心配しないようにするといった対処をとる者もいる。そのため看護師は，患者や家族と信頼関係を築き，必要としている情報や価値観を理解し，治療選択できるようかかわることが重要である。また，高齢患者では，家族主導で治療選択が進む場合もあるが，本人の自律を尊重したかかわりが求められる。

支援の内容 ▶　具体的な支援としては，放射線治療に関する正しい知識，治療目的や予測される効果，予測される有害反応やその予防・対処法についての知識の提供がある。とくに，わが国では放射線そのものへのマイナスイメージをもつ人が多いため，患者や家族がかかえている認識を確認し，安心して治療が受けられるようていねいにかかわることが必要である。医療者が考える治療目的(根治か，症状緩和か，予防か)を患者や家族が受け入れているか否かも確認し，ズレのないように調整することも必要である。予測される有害反応については，生活レベルでイメージできるように説明し，予防・対処の方法もあることを伝える。放射線治療に関連する不安の質問票といったアセスメントツールも開発されているため，適宜活用するのもよい。

　また，医療技術の進歩により，放射線治療のなかでも陽子線や重粒子線などの先進医療と標準治療との間で意思が揺れる患者も多い。看護師は，それぞれの特徴や有害反応を理解したうえで情報を提供できるようにする。また，専門的な相談が受けられる場を紹介するなどの準備をしておくとよい。いずれの場合も，一方的な情報提供にならないよう，患者が求める治療の意味や希望，生きるうえで大切にしていることなどを傾聴し，思いを整理する作業を患者とともに行うことも重要である。

代理意思決定 ▶
の支援　一方で，病状によっては放射線治療の開始に緊急を要する場合や，年齢などの問題から，患者自身が意思決定できないこともある。このような場合には，家族が代理意思決定を行わなければならない。しかし，放射線脳壊死・成長障害・不妊などの晩期有害反応が，患者のQOLに負の影響を及ぼすことなどの理由から，治療の選択に困難を伴うこともある。看護師は，家族の思いを傾聴し，正しい知識や対処法を伝え，意思決定のプロセスを支援することが求められる。

2　治療前オリエンテーション

オリエンテーショ ▶
ンの目的と方法　放射線治療前のオリエンテーションは，患者や家族がかかえる不安の軽減をはかり，治療の流れや日常生活における注意点などの理解を促進することがおもな目的である。また，治療を完遂できるように全人的な視点でアセスメントを行い，必要な援助や調整をはかることも重要である。患者や家族はさまざま

な情報を必要としているため，クリニカルパスやパンフレットなどを用いて効果的に説明を行うことが望ましい。

とくに高齢患者の場合は，認知機能や聴力に合わせた方法で説明する必要がある。静かな環境の確保や説明速度の配慮を行い，誤解や勘違いがないか理解状況を確認しながら進める。説明内容のイメージをもてるように，実際の治療室の見学を行ったり，有害事象の画像などを積極的に活用したりするとよい。

オリエンテーション の内容 ▶ 内容としては，治療計画や生活上の注意点，急性の有害反応などがあげられる（▶表9-2）。治療環境，照射中の姿勢や時間についてもていねいに説明し，閉所や暗所に対する拒否反応の有無や，とくに疼痛のある患者や小児などでは正確な体位を維持することの困難性の有無をアセスメントする。照射野に口腔が含まれる場合には，金歯や齲歯の有無を確認し，適切な対処を行うことも必要となる。

また，外来で治療を受ける場合には，仕事などの社会的役割の遂行のために調整が必要になるため，照射以外の診察や検査の予定なども具体的に説明することが重要である。有害反応については，症状のみならず，出現時期・落ち着く時期などを伝えておく。そのうえで予防や対処のための方法を伝え，セルフケアが必要な期間の見通しを患者自身がたてられるように支援する。一方的な情報提供は避け，治療に対する思いを傾聴しながら心理・社会的側面のアセスメントや介入も行う必要がある。

▶表9-2　治療前オリエンテーションに必要な項目

○治療計画（治療目的，方法，期間など）
・1回の照射時間は数分であるが，体位を整え，照射範囲を確認する時間などを含めると20〜30分程度を要する。 ・再現性を保つために，照射中に固定具を用いる場合もある。

○治療中の生活上の注意点
・治療の中断や変更が生じないよう，食事や睡眠を十分にとり，かぜなどをひかないよう健康管理を心がける。 ・照射部位の再現性を保つために，入浴時などにマーキングを消さないよう注意する。 ・マーキング後は適宜衣類の調整をする。 　濃い色の衣類のほうが，ふだんの生活でマーキングが目だたない。 　マーカーが衣服につくことがあるため，よごれてもよい下着をつける。 ・照射部位の皮膚は脆弱になるため，直射日光があたらないよう注意し，接触する衣類の質にも注意する（やわらかい木綿素材のものがよい）。 ・治療が始まると倦怠感が出現し，照射回数に従って強くなるため，活動と休息のバランスについてあらかじめ考えておく必要がある。 ・周囲の人にも治療に伴う体調の変化をあらかじめ伝えておく。

○急性の有害反応（症状のみならず，出現時期・落ち着く時期なども含む）
観察・予防・対処方法（▶第10章の各項目を参照）

3　放射線治療期間中のケア

　　放射線治療期間中の看護では，計画された治療が完遂されるよう患者の安全と安楽に対してとくに配慮する必要がある。

治療期間中のケア▶　治療を完遂するためには全身状態を整えておく必要があり，禁煙指導や食事，感染予防に関する教育的介入などを通して，療養中の患者のセルフケアを支援することが重要となる。さらに，それらの情報が医療チームで共有されるように連携をはかることも求められる。

　　疼痛や吐きけなどは，治療前に鎮痛薬や制吐薬などの薬剤を使用することで治療中の苦痛の緩和がはかれることから，患者や医師と相談しながら症状マネジメントを行う必要がある。とくに，治療室で疼痛や吐きけによる苦痛が増悪しないよう，治療時間に合わせて鎮痛薬や制吐薬などの薬剤を使用することも重要である。

　　照射中におこる有害反応へのケアは後述するが，治療中に身体的苦痛が出現することは心理的にも負の影響を及ぼし，治療の完遂を妨げる可能性もある。適宜アセスメントを行いながら必要な心のケアも行うことが重要である。

治療室でのケア▶　治療室では，照射台へ移動する際の安全確保や，照射中の同一体位の保持に伴う苦痛への支援，保温，プライバシーの保護，閉所で実施されることによる精神的苦痛への支援など，こまやかなケアが求められる。とくに高齢患者の看護では，転倒・転落に注意する。照射台は高く，幅も狭いため，転倒・転落の危険がある。また，照明の暗さや機械音，ガントリーの回転などに気をとられて移動すると転倒・転落リスクも高まるため，こまめに声かけを行う。

　　ペースメーカ，植込み型除細動器などを装着している患者や，輸液ポンプ使用中の患者が治療を受ける場合には，照射中の誤作動に注意し，緊急時には対処できるよう支援体制を整えておく必要がある。

4　治療終了後の生活支援

　　治療終了後に求められる支援は，治療中に生じた有害反応へのセルフケア支援，晩期有害反応に関する教育的介入などがある。患者によってはボディイメージの変容に対する支援を要する場合もある。いずれの場合も，看護師はつねに相談にのる姿勢があることを患者に伝え，治療前の生活に戻ることを促進する役割を果たす必要がある。患者によっては 5〜10 年という長い期間の経過観察を要する者もいるため，医療チーム内での連携を十分にはかることも重要である。

C 放射線治療に伴う有害反応と看護

　放射線の線種（X線，γ線，陽子線，重粒子線など），照射方法，照射線量などにより出現する有害反応は異なる。以下に出現時期で分けておもな有害反応の基本的なケアについて説明する（照射部位ごとのケアは第10章参照）。治療計画やセルフケア能力によって必要な支援が異なるため，患者個々のかかえるリスクファクターを含んだアセスメントをしっかり行うことが必要である。たとえば，高齢患者で既往やフレイルをかかえる場合には，有害事象が重篤化しやすい。また，喫煙などの生活習慣が治癒にかかわることもある。患者個々のアセスメントを行い，顕在型のみならず潜在型の看護上の問題までも把握することが必要である。

　また，基本的に放射線治療に伴う有害反応は照射部位にしかおこらない限局的な症状が多い。したがって，それ以外の身体的苦痛を患者が訴える場合には，病気や他の治療の影響も考え，適切に対処する必要があることも理解しておかなければならない。

① 急性期反応への基本的なケア

　急性期反応とは，一般的に治療開始から3か月以内に出現する症状をさす（▶186ページ）。多くの症状は適切な対処をすることで1〜2か月で軽快する一過性のものである。

　代表的な症状としては，全身照射の場合，吐きけ・嘔吐，白血球の減少などがあり，局所照射の場合には，脱毛・皮膚障害・粘膜障害・放射線肺炎・下痢などがある。また，照射部位に関係なく生じる有害反応として倦怠感や放射線宿酔などがある。化学療法を併用している患者は，局所照射の場合でも骨髄抑制が生じやすい。いずれの有害反応も，化学療法の併用や血管障害（糖尿病など）の既往のある患者は，回復が遅延することがある。

　照射終了後は患者が自宅でセルフケアをすることとなるため，予防方法，観察のポイント，症状悪化に伴う受診の目安などをていねいに説明する必要がある。

皮膚炎▶　皮膚炎は，皮膚がつねに細胞分裂を繰り返しているために有害反応として出現しやすい。ケアの目標は，急性期における疼痛・かゆみ，熱感などの苦痛が軽減され，晩期に生じる皮膚浮腫や乾燥を予防することである。そのため，まずは予防的にスキンケアを行うよう教育的なかかわりをすることが重要である（▶表9-3）。また，照射野の皮膚に触れる衣類への配慮も伝える必要がある。

▶表9-3　一般的な予防的スキンケアの実際

○洗浄薬は弱酸性のものが望ましい。ベビー石けんや薬用石けんなどのアルカリ性のものや，刺激の強いものは使用を避ける。
○洗浄薬はよく泡だて，泡を皮膚に塗るようにして洗う（こすらない）。
○洗浄薬は微温湯で十分に洗い流す。
○シャワーの圧力は弱めにする。
○洗浄後は，水分が残らないようやわらかいタオルで軽く押さえるようにふき取る（こすらない）。
○保湿薬を塗布する場合には，使用する保湿薬の成分について放射線科医に相談する。
○爪は短く整える。

とくに高齢患者は，皮膚の弾力性の低下や乾燥などが生じているため，皮膚炎が早期から生じやすい。また，悪化もしやすいため，患者だけでなく家族にもはたらきかけて予防的スキンケアの重要性を理解してもらう。

皮膚炎が生じた場合は，部位と程度を観察し，放射線腫瘍医や主治医に報告・相談しながら創傷ケアを行う。軟膏やドレッシング材は，使用方法を誤ると創傷の悪化や創傷周囲の皮膚を新たに傷つけることもあるため，注意して用いる。また，喫煙は治癒遅延の要因となるため，禁煙指導を行う。

粘膜炎▶　粘膜も放射線の感受性が高いために障害をおこしやすい。口腔，咽頭，会陰部，腟などが照射野に含まれている場合は，適切な予防と対処を行う必要がある。とくに，口腔や消化管の粘膜炎は栄養摂取量の低下に陥りやすい。そのため，薬剤などを用いて効果的な鎮痛をはかりながら，食事の支援をすることが重要になる。なかでも高齢者は栄養状態が悪化しやすいため，栄養師や医師などと連携しながら，食事内容の工夫や胃瘻造設の検討などを行う必要がある。

倦怠感▶　倦怠感は，放射線治療を受ける患者の60％以上が体験しており，治療が進むにしたがって増悪する。とくに高齢患者では発生のリスクが高い。客観的に評価することは困難なため，患者の訴えを傾聴し，休息と活動のバランスを整えることが必要となる。治療のない週末は治療のある平日よりも倦怠感が軽減するといわれているため，患者に症状の特徴を伝え，活動の調整を促すようなケアも必要である。随伴症状としては食欲不振や不眠などがあるため，倦怠感による患者の生活の変化を広い視点でとらえ，適切な援助を行うことが重要である。

さらに，集中力の低下や気分の落ち込みなど，他者に理解されがたい精神的苦痛も伴うため，家族などの身近な人々が症状の特徴を理解できるよう調整する必要もある。また，うつ症状をかかえている患者は，倦怠感によってその症状が増悪し，薬物治療を見直す必要性も出てくることから，とくに注意深い観察を行う必要がある。

放射線宿酔▶　放射線宿酔は，倦怠感ほど出現頻度は高くないが，治療開始から数日間，吐きけ・嘔吐，食欲不振，めまいなどの症状があらわれる状態をさす。通常は1週間程度でおさまるが，不安の強い患者などは遅延することもある。患者に一

▶表9-4　骨髄抑制へのケア

○バイタルサイン，感冒症状，貧血症状，血液データをモニタリングする。
○日常生活上の注意点を説明する。
　・外出する際は，マスクを着用する。
　・外出から戻ってきた際は，うがいや手洗いを行う。
　・十分な栄養とビタミン摂取をする。
　・人の多いところには極力出かけないようにする。
　・全身の衛生を保つため，陰部や肛門周囲を含めた十分な保清を行う。
　・生ものの摂取をできるだけ避ける。
　・歯ブラシはやわらかいものを使用する。
　・強く鼻をかまないようにする。
○環境整備を行う。
○面会者の健康状態をチェックし，適宜制限を行う。
○採血時の止血を確実に行う。
○便秘をおこさないよう下剤の調整や食事指導などを行う。
○転倒リスクをアセスメントし，予防する。

過性であること，薬剤などの有効な対処があることを伝え，食事などの支援を行うことが重要である。

骨髄抑制▶　骨髄抑制は，すべての放射線治療でおこるわけではない。そのため，患者の治療歴や化学療法との併用の有無（併用の場合は薬剤の種類），照射計画を把握しながらアセスメントをする必要がある。症状としては，赤血球の減少に伴う貧血，白血球や顆粒球の減少に伴う易感染状態，出血傾向に伴う脳出血などがある。生命に危機の及ぶ重篤な状態に陥る患者や，骨髄機能の回復まで治療を一時休止せざるをえない患者もいるため，十分な観察とセルフマネジメント支援を行う必要がある（▶表9-4）。

② 晩期反応への基本的なケア

晩期反応とは，一般的に治療開始から3か月以降に出現する症状をさす（▶186ページ）。急性期反応よりも出現頻度は低いが，発症すると，難治性であるため生活や生命へ大きな影響を及ぼすものもある。また，治療終了から数年が経過したころに生じる症状もあるため，長期的な経過をみる必要がある。

代表的な症状としては，全身照射の場合，成長障害・不妊・発がんなどがあり，局所照射の場合には，放射線脳壊死・肺炎・白内障・直腸炎・膀胱炎・放射線脊髄炎などがある。正しい情報を患者や家族へ提供し，症状が出現した際に受診するという適切な対処行動がとれるようセルフケア支援を行う必要がある。

参考文献

1) 下津咲絵ほか：放射線治療に関連する不安の検討と質問票作成の試み．精神科治療学 21(2)：191-198，2006．
2) 野澤桂子・藤間勝子：臨床で活かす　がん患者のアピラランスケア．pp.130-138，南山堂，2017．
3) 三本芳・藤田佐和：放射線治療を受けているがん患者の不確かさと対処．日本がん看護学会誌 26(2)：76-85，2012．

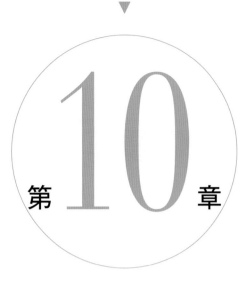

臨床放射線医学

第**10**章

放射線治療各論

本章で学ぶこと │ □放射線治療の適応となる疾患は，脳腫瘍，頭頸部がん，肺がん，乳がん，食道がん，子宮頸がん，前立腺がん，悪性リンパ腫，骨軟部腫瘍，小児がん，転移性腫瘍など多岐にわたる。本章では，疾患ごとの放射線治療の役割，治療法，治療成績，有害反応とその対処法を学んでいく。

A 脳腫瘍

　　　脳腫瘍は脳という完全摘出不能な臓器に発生するために，良性腫瘍であっても完治がむずかしい疾患である。一方，膠芽腫など悪性度が高い腫瘍であっても，頭蓋外に転移することは例外的である。ただし，髄芽腫を代表とする一部の脳腫瘍では，腫瘍が髄液流にのって髄腔内に播種する。

① 放射線治療の適応と治療法

　　　放射線治療の対象となる脳腫瘍には，悪性グリオーマ(悪性神経膠腫)，髄芽腫，聴神経鞘腫，胚腫，中枢神経原発リンパ腫などがある。

　[1] **悪性グリオーマ**　神経症状を増悪させない範囲でできるだけ腫瘍摘出を行ったのち，腫瘍が存在する可能性が高い周囲の浮腫を十分に含めた拡大局所照射を行う。拡大局所照射の総線量は 60 Gy/30 回/6 週である。テモゾロミドの内服による化学療法の併用が有効とされる。低悪性度のグリオーマでも肉眼的腫瘍が残存する場合は術後に局所照射を行う。総線量は 54 Gy/27 回/5.5 週程度である。

　[2] **髄芽腫**　小脳虫部に発生する髄芽腫は，髄腔内播種をしばしば伴うため，神経症状を増悪させない範囲でできるだけ腫瘍摘出を行ったのちに全脳全脊髄への放射線治療と化学療法を行う。全脳全脊髄に 36 Gy/20 回/4 週照射後，後頭蓋窩に 18 Gy/9 回/2 週の追加照射を行う。全脳全脊髄への照射は，標準リスク[1]で化学療法を併用する場合は線量を減らすことができる。中枢神経が発達段階にある 3 歳未満の幼児では化学療法単独で治療し，放射線治療は待機する。全脳と全脊髄のつなぎ目は一定の線量ごとに移動させて，その部分が過線量にならないようにする。

　[3] **聴神経鞘腫**　従来は外科的手術が原則であったが，近年では侵襲の少ない定位手術的照射や定位放射線治療の頻度が増加してきた。定位手術的照射では，

---

1) 3 歳以上，術後残存腫瘍が 1.5 cm² 以下，転移(播種)がない，という 3 つの条件をすべて満たすものを標準リスク群，それ以外を高リスク群とする。

辺縁線量で12～13 Gy程度を照射するのが標準的である。大部分の腫瘍では治療後半年で一過性に増大するが，1年程度で治療時の大きさまで戻る。

[4] **胚腫** 松果体やトルコ鞍上部に発生する胚腫は，抗がん薬，放射線ともに感受性が高く，化学療法後に全脳室を含めた照射野で低線量(24～30.6 Gy)の放射線治療を行うことが多い。

[5] **中枢神経原発リンパ腫** 中枢神経原発リンパ腫には，大量メトトレキサートによる化学療法を行ったのちに中線量(～36 Gy)の全脳照射を行う。メトトレキサートと放射線治療の併用により，副作用として白質脳症が生じる可能性があり，とくに高齢者でそのリスクが高い。

治療効果・結果▶ 5年生存率[1]は，神経膠芽腫5%以下，退行性星細胞腫25%，髄芽腫ではリスク群により差があるが全体で60%であり，胚腫の10年生存率は90%以上，中枢神経原発リンパ腫の生存期間中央値は40か月程度である。聴神経鞘腫の局所制御率は90～98%である。

② 有害反応と対処

急性期の有害反応▶ [1] **脳浮腫** 照射により腫瘍周囲の脳浮腫(ふしゅ)が増強することがある。頭痛，吐き
け・嘔吐などの頭蓋内圧亢進症状が出現したときは，ステロイド薬や浸透圧利尿薬をただちに使用する。

[2] **脱毛と頭皮の皮膚炎** 照射開始2～3週で放射線の照射範囲に一致した脱毛が出現する(▶図10-1)。脱毛は一時的であり，治療後3か月くらいで再びは

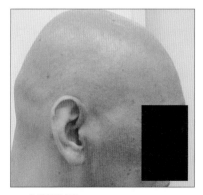 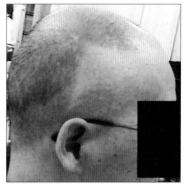

a. 全脳照射後
頭髪全体に脱毛が生じている。

b. 部分脳照射後
側頭部に脱毛が生じている。

▶図10-1 放射線治療により生じた脱毛

---

1) ◯年生存率：治療を受けた者のうち◯年後に生存している者の割合をいう。このほか，増悪のない生存者の割合＝無増悪生存率，原疾患による死亡者以外の割合＝原病生存率，照射野に再発がない者の割合＝局所制御率なども治療成績の評価に用いられる。

えてくる。脱毛が気になる場合は，前もってかつらや帽子を用意してもらう。頭皮は極力刺激を避け，洗髪は刺激の少ないシャンプー，たとえばベビーシャンプーで行う。瘙痒感があればステロイド軟膏・ローションを使用する。

[3] **外耳炎・中耳炎**　照射後期にあらわれ，症状は耳閉感や耳漏である。症状が出現したときは耳鼻科の受診が望ましい。

晩期の有害反応 ▶　放射線脳壊死，白質脳症，学習能力の低下，認知機能の低下，内分泌障害などがみられる。

③ 放射線治療を受ける脳腫瘍患者の看護

　脳腫瘍患者の多くは，機能障害や意識障害，神経障害などをかかえながら放射線治療を受ける。目的は根治や緩和などさまざまであり，組織型により照射の方法や範囲も異なる。患者の年齢層も幅広く，治療前後のフィジカルアセスメントや症状緩和，家族支援など，必要な看護は多岐にわたる。

　たとえば，全脳照射と定位放射線照射では治療計画や出現しやすい有害反応にも相違があるため，患者への情報提供や有害反応へのケアもそれに合わせて行う必要がある。例として，全脳照射のケアについて**表 10-1** に示す。全脳全脊髄照射の場合は，骨髄抑制や若年者の脊椎骨の発育障害などが生じるため，セルフケア支援や長期のフォローアップ体制の整備が重要である。

　患者は，脳腫瘍に伴う障害によってセルフケア能力が低下している可能性もある。意思決定支援や有害反応へのセルフケア支援に関しては，医療チームによる十分な検討と，継続性が求められる。また，機能障害の程度に合わせて移乗・移動時，治療中における転倒・転落予防などの対応をする必要がある。

　重要臓器である脳に放射線をあてることに対してさまざまな不安をいだく患者や家族が多いため，十分な心理・社会的支援を行うことも重要である。

B｜頭頸部がん

　頭頸部領域は，構音，発声あるいは咀嚼，嚥下といった重要な機能を担っており，また美容的観点からも大切な部位であるため，機能と形態を温存して治療する放射線治療の役割はことさらに大きい。

　唾液腺を除く大半が扁平上皮がんであり，放射線感受性は全般的に良好である。低分化型のがんは感受性がとくに高い。頸部にリンパ節転移をきたすことが多いが，声門がんと上顎がんではまれである。他部位の頭頸部がんや食道がん，肺がんなどとの重複がんをしばしば併発する。

▶表 10-1 全脳照射を受ける患者・家族へのケア

情報提供	有害反応へのケア	
・分割照射となるため，治療は 1 か月程度を要する。 ・急性期有害反応は一過性である。脳浮腫により神経症状の増悪を伴う場合もあるが，経過とともに軽減する。 ・脱毛後は 6〜7 か月程度で新しい髪がはえそろうが，総線量が 55Gy をこえると永久脱毛になる可能性もある。 ・線量によっては，晩期有害反応として認知機能障害の可能性がある。症状としては，見当識障害・人格障害・集中力や意欲の低下・物忘れ・不安定な歩行などがみられる。 ・線量によっては，晩期有害反応として痙攣や脳壊死の可能性もある。症状としては，片麻痺・失語・意識障害・痙攣などがみられる。 ・視床下部や下垂体を照射野に含む場合には，晩期有害反応として内分泌障害が生じる可能性がある。 ・眼球や視交叉を照射野に含む場合は，晩期有害反応として視機能障害が生じる可能性がある。視力・視野障害，白内障や網膜症の症状が出現する。 ・晩期有害反応が生じた場合には，早期に医療機関を受診する。	皮膚炎	照射部位を固定するため使用する固定具は，放射線皮膚炎の増強因子となるため注意する。
	中耳炎	照射野に中耳が含まれる場合には，中耳炎が生じる可能性がある。発生した場合は耳鼻科医などとも連携し，適切な対応をとる。
	脳浮腫	**観察**：脳浮腫は，生命にかかわりうるため，十分な観察を行う。脳腫瘍そのものの影響で生じる場合もあるが，頭痛，吐きけ・嘔吐，めまい，ふらつき，眠けなどの症状には注意する。患者や家族に対しても，これらの症状が出たら医療者へ報告するよう伝えておく。 **対処**：ステロイド薬による治療を行う際には，高血圧・高血糖・眼圧亢進などの副作用にも留意する。急激な血圧の上昇を予防するために，排便マネジメントやリラックスできるような環境調整を行うことも重要である。予防的なケアとしては，脳の静脈還流を妨げるような頸部を屈曲させる姿勢を避け，枕の高さを調整する。神経症状が一時的に増悪する場合には，患者や家族の不安の要因となるため，観察や必要な処置だけではなく，精神的な支援も行う。
	脱毛	治療前からボディイメージの変化に対する対処（かつらやスカーフなど）について話し合う。脱毛が生じた場合には，頭皮の保護のため，①爪は短く切る，②シャンプーは弱酸性のものを使用する，③洗髪は指の腹でやさしくマッサージするように行う，④極端に熱いお湯を頭皮にかけないようにする（ドライヤーも避ける），⑤ブラッシングはしない，⑥直射日光を避ける，ことなどについて説明する。頭皮へのケアは，新しい髪がはえそろうまで継続する。

① 放射線治療の適応と治療法

適応▶ 根治的放射線治療の適応疾患は，喉頭，中咽頭，下咽頭，口腔，鼻副鼻腔のがんの一部と上咽頭がんである。

[1] 喉頭・中咽頭・下咽頭・口腔・鼻副鼻腔がん 声帯の可動制限がない早期喉頭がんは，放射線治療によって発声機能を保持したまま 8〜9 割が治癒するため，放射線治療の適応疾患の代表である。ある程度進行した喉頭がんや下咽頭がんでも，喉頭温存を優先する場合や治癒切除が困難な局所進行例には放射線治療が選択される。小線源治療の適応には早期の舌がん，口腔底がんや口蓋がんがある。

[2] 上咽頭がん 頭蓋底に接するため根治手術が困難なことと，放射線感受性が高い低分化型がんであることから，進行度にかかわらずもっぱら放射線治療が主体となる。

[3] 再発リスクの高い術後患者 切除断端陽性例，リンパ節転移の数が多かった症例や節外進展を伴ったリンパ節転移例など，局所ならびに頸部に再発をきたす可能性の高い症例には，術後照射が行われる。

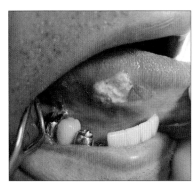

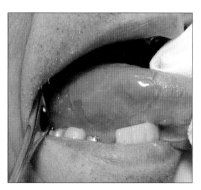

a. 治療前

b. 治療後

舌右側のがん病巣は組織内照射施行後 2 週で完全に消失している。

▶図 10-2　舌がんに対する小線源治療の効果

疼痛を伴った骨転移には，症状の軽快を目的とした緩和的放射線治療が行われる。

治療法 ▶　治療法は外部照射が主体である。照射法は 3 次元原体照射が基本であるが，咽頭がんなどでは唾液腺への平均線量を減らし，唾液腺機能を温存するために強度変調放射線治療（IMRT）が行われる（▶203 ページ，図 8-17）。分割照射法は 2 Gy×週 5 回照射が標準的で，総線量は根治的照射では 60〜70 Gy/6〜7 週，予防的照射として顕微鏡的病巣への照射を行う場合では 45〜60 Gy/5〜6 週程度である。治療期間の延長は腫瘍の再増殖による治癒率の低下をきたすため，休止期間は可能な限りとらない。

声門がんや上顎がん以外では，リンパ節転移がなくても頸部を予防的に照射する。早期がんを除けば全身状態や腎機能がゆるせば化学放射線療法が行われる。化学療法でカギとなる抗がん薬は，シスプラチンである。

一方，口腔がんや咽頭がんの早期例には，組織内照射やモールド照射といった小線源治療がきわめて有効である（▶図 10-2，▶207 ページ，図 8-22）。口腔がんの組織内照射を行う際は，顎骨への線量を減らすために，スペーサーとして舌と顎骨の間にガーゼを挿入したり，専用のプロテーゼを歯肉に装着する（▶図 10-3）。

治療効果・結果 ▶　頭頸部がん全体の治療成績としては，初回治療後の局所制御率が 30〜40％で，5 年生存率が I・II 期で約 70％，III・IV 期で 50％以下とされている。

ヒトパピローマウイルスに関連した中咽頭がんは，タバコに関連したものより放射線治療（化学放射線療法）による治療成績が良好である。

② 有害反応と対処

急性期の有害反応 ▶ [1] **皮膚炎・粘膜炎**　口腔・咽頭では疼痛，喉頭では嗄声・咳が出現する。組

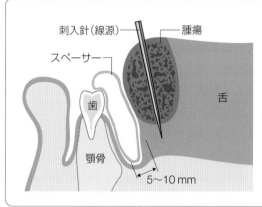

刺入針(線源) ── 腫瘍
スペーサー
歯
顎骨
舌
5〜10 mm

顎骨への線量を減らすために，歯肉(顎骨)と線源を含む舌の間にスペーサーを入れて距離をつくる。スペーサーとしてはガーゼや専用のプロテーゼを用いる。距離が2倍になると線量は1/4になる(距離2乗分の1の法則)。

▶図 10-3　舌がんの組織内照射時のスペーサー

織内照射単独では，治療後1週ぐらいから局所に限局した白い粘膜炎が出現し，疼痛を伴う。対処は，第8章放射線治療総論の「放射線粘膜炎」(▶189ページ)に準じる。

[2] **唾液腺の一過性腫脹**　照射1〜2日目に片側あるいは両側の唾液腺が腫大する。疼痛を伴うことはなく，特別な処置・投薬をしなくても数日で消失する。

[3] **唾液腺の機能障害**　耳下腺などの唾液腺は分裂・増殖が盛んな組織ではないが，間期死がおこり，照射中早期に唾液の分泌低下による口腔乾燥が出現する。照射開始1週で，唾液量は半分に減少する。晩期反応と同様に，照射終了後も回復は遅く不完全である。唾液腺の一部を可能な限り照射範囲から外すか，唾液腺への平均線量を減らすことが重要である。

　対処の基本はこまめに水分を補給することである。人工唾液や唾液分泌促進薬(ピロカルピン塩酸塩)も試みる。唾液の分泌低下により，自浄作用や口腔内の細菌をコントロールする免疫作用，緩衝作用も低下し，照射後は齲歯が生じやすいので，定期的な歯科受診が望ましい。また，照射後の抜歯は顎骨の骨髄炎を引きおこす危険が高いので，照射範囲に抜歯の必要な齲歯があれば，治療開始10日前までに抜歯を行っておく。

[4] **味覚低下**　舌の味蕾の障害と唾液の成分変化により味覚が低下するが，数か月で回復する。

[5] **食事摂取困難**　口腔・咽頭や唾液腺，とくに耳下腺が広く照射される咽頭がんでしばしばおこるが，喉頭がんではまれである。照射後3週で唾液の粘稠化，口腔乾燥，味覚低下，口腔・咽頭の疼痛により，食事摂取制限が出現しはじめ，4〜5週になると食事の摂取が困難になることが多い。補液，ときに経管・経腸栄養が必要となる。治療に先だって胃瘻を造設する場合もある。

晩期の有害反応▶　唾液腺の機能障害，甲状腺機能の低下，軟部組織潰瘍，顎骨の骨髄炎・壊死などがみられる。

③ 放射線治療を受ける頭頸部がん患者の看護

　　　　　　　　　　頭頸部がんの放射線治療では手術療法で生じるような機能喪失はないが，粘膜炎や味覚障害などにより，患者はさまざまな苦痛をかかえる。そのため，治療を完遂するためには，それらの苦痛の軽減と，患者や家族のセルフケア支援が重要になる。以下に，特徴的な有害反応へのケアについて述べる。

口腔粘膜炎 ▶　照射野によって粘膜炎が生じる部位は異なる。症状としては，口腔内の乾燥，味覚障害，粘膜の発赤・紅斑・浮腫・びらん，白苔（はくたい）の付着などがある。疼痛を伴う場合は，経口摂取困難や不眠なども併発するため，栄養状態や睡眠状況もていねいにアセスメントする必要がある。抗がん薬・ステロイド薬などの薬剤，低栄養などのさまざまな要因が症状を増悪させうるため，これらにも注意する。

　　　　　　　　　　セルフケア支援としては，治療前から口腔ケアを促し，治療中・終了後も継続することが第一となる。口腔内の観察の必要性や，刺激となる香辛料や酸味の強いもの，極端に熱い・冷たいものの摂取は避け，禁酒・禁煙をするよう説明することも重要である。また，義歯は食事のとき以外は外すよう伝える。

　　　　　　　　　　口腔粘膜炎が生じた場合には，症状の程度によって推奨されているケアが異なる（▶表 10-2）。粘膜炎に伴う疼痛は，一般的に治療期間中は悪化することはあっても軽減することはほとんどないため，鎮痛薬の使用は積極的に行うことが望ましい。患者や家族がオピオイド系鎮痛薬への抵抗を示す場合には，思いを傾聴しながらも正確な情報を提供し，苦痛症状の緩和を目ざす。

　　　　　　　　　　経口摂取に支障が出てきたら，栄養部や家族と相談・調整し，主食形態を五分がゆなどに変更する，副食も水分を多く含むメニューや嚥下しやすい形態にするなどの工夫を行う。栄養補助食品の導入や，胃瘻や輸液を施行する場合もあるため，医療チームで方向性を共有しながら，患者や家族とかかわる必要がある。

口腔乾燥 ▶　口腔内の乾燥が生じた場合には，保湿薬の使用や，小まめな水分摂取を促す。睡眠を障害される患者もいるため，睡眠薬・保湿薬の使用，リラクゼーションの導入など，対処方法をともに考える必要がある。さらに，唾液分泌減少に伴い，パサパサした焼き魚や繊維の多いイモ類などに飲み込みにくさを感じるなど，食事に関する問題も生じる。そのため，献立や食材選択の工夫に関する知識を提供することも重要である。また，食事に関する問題をかかえている患者は，会話時にも問題をかかえていることが多いため，人工唾液や唾液腺マッサージなどの対処方法についても情報提供する。

味覚障害 ▶　放射線による味覚障害では，基本味（甘味・酸味・塩味・苦味・うま味）に対する感受性が均一に低下・消失するわけではないため，味覚のバランスがくずれる。とくに口腔内の上皮細胞が脱落すると，物理的刺激に対する感受性が高まり，辛味・塩味・酸味を強い刺激として感じるようになる。味覚障害の種類に合ったケアを行う必要がある（▶表 10-3）。また，高齢者や口腔内の清潔が保

▶表10-2　口腔粘膜炎の重症度（グレード〔Grade〕*）と対処方法

Grade 1　症状がない，または軽度の症状；治療を要さない

〔対処〕専門的な治療は必要ないが，咳嗽や口腔ケアの必要性と方法に関する知識を有し，実施しているかを確認し，適宜セルフケア支援を行う。

Grade 2　経口摂取に支障がない中等度の疼痛または潰瘍；食事の変更を要する

〔対処〕咳嗽は局所麻酔薬含有水を使用し，小まめに行う。疼痛に対しては鎮痛薬を開始する。内服のタイミングは口腔ケアに合わせるなど工夫する。歯ブラシはヘッド部が小さく，やわらかいものを使用し，歯肉や頬粘膜に強くあたらないよう注意する。歯みがき剤がしみる場合には使用しないようにする。1本みがき用ブラシやスポンジブラシの使用も検討するとよい。

Grade 3　高度の疼痛；経口摂取に支障がある

〔対処〕咳嗽は局所麻酔薬含有水を使用し，小まめに行う。開口に伴う疼痛が強い場合には，オピオイド系鎮痛薬の使用を検討する，歯ブラシの使用を中止するなどの対応を要する。義歯は粘膜を痛めるため使用しない。

Grade 4　生命を脅かす；緊急処置を要する

Grade 5　死亡

＊Grade は，日本臨床腫瘍研究グループ（JCOG）：有害事象共通用語規準 v5.0 日本語訳 JCOG 版（CTCAE v5.0-JCOG）．（http://www.jcog.jp/doctor/tool/ctcaev5.html）（参照 2019-10-02）による

▶表10-3　味覚障害をもつ患者の食事の工夫

「まずい，味がない・薄い，塩や醤油が苦い」
・塩を控え，だしを濃くする。
・酸味をきかせるために，柑橘類を用いる。
・人肌にさまして食べる。
・旬の新鮮な食材を使用する。
・かおりを出すために，ゴマや柑橘類を使用する。

「なにを食べても苦い」
・汁物の食事をする。
・甘ずっぱいキャンディーやキャラメルをなめる。

たれていない患者は味覚障害がおこりやすいため，注意が必要である。

C｜肺がん

　　肺がんは，発生頻度の高い難治性のがんで，罹患数は3位ながらも死亡数は1位である。男性では，がんによる死亡のうち肺がんによるものが最も多い。タイプは小細胞がんと，扁平上皮がんや腺がんなどの非小細胞がんに大別される。頻度は，小細胞肺がん10〜15%，扁平上皮がん約25%（減少傾向），腺がん約50%（増加傾向，女性の割合が多い）である。

① 放射線治療の適応と治療法

　　[1] 小細胞がん　小細胞がんは進展が速く，リンパ節転移や血行転移をおこしやすい。抗がん薬や放射線に高感受性であるため，転移のない限局例では化学療法4サイクル（EP療法：シスプラチン，エトポシド）と放射線治療の併用が標準である。臨床試験で優位性が示された加速過分割照射（1.5 Gy×2 回/日で総線量 45 Gy/30 回/3 週）が標準的であるが，治療困難な場合には 50〜54 Gy/25〜27 回/5〜5.5 週の通常分割照射を選択する場合もある。

脳転移をきたしやすく，抗がん薬は脳に到達しにくいため，化学療法により奏効が得られた症例には全脳への予防的照射が推奨されている。予防的全脳照射の線量は 25 Gy/10 回/2 週が標準的である。

［2］**非小細胞がん**　腺がんや扁平上皮がんなどの非小細胞がんでは手術が基本であるが，約70%を占める切除不能な進行がんの患者や，高齢で手術のリスクが高い患者には放射線治療が行われる。全身状態が良好であれば，化学療法も併用する。放射線治療は総線量 60 Gy/30 回/6 週が標準であり，化学療法はシスプラチンやカルボプラチンなどの白金製剤を含む 2 剤併用療法が用いられている。2018 年 6 月以降，肺腺がんに対する根治的化学放射線治療後のデュルバルマブによる維持療法の有効性について検討した第三相試験（PACIFIC 試験）の結果を受けて，この治療後に免疫チェックポイント阻害薬であるデュルバルマブを用いて地固め療法を行うことが推奨されている。

［3］**早期がん**　末梢に発生した早期がんには，患者をしっかり固定して呼吸性移動に対する十分な対策（呼吸同期や動体追跡）を行ったうえで，1 回線量 10 〜12 Gy を多方向よりピンポイントで 4〜5 回照射する定位放射線治療が行われている。わが国の多施設試験で，3 年生存率 76% が報告されている。

［4］**転移がん**　骨転移や脳転移には，緩和目的の放射線治療が有効である。

治療効果・結果▶　限局型小細胞がんに対する化学放射線療法の治療成績は，生存期間中央値が 27.2 か月，2 年生存率が 54.4%，5 年生存率が 23.7% である（JCOG 9104 による）。切除不能Ⅲ期の非小細胞がんに対する化学放射線療法の治療成績は生存期間中央値が 22〜30 か月，5 年生存率が 20% である。

② 有害反応と対処

急性期の有害反応▶［1］**食道炎**　照射開始 3 週ごろより胸焼け・嚥下違和感が出現し，化学療法の併用で症状が強くなることもある。嚥下痛が強い場合は，抗潰瘍薬（アルギン酸ナトリウム〔アルロイド G〕）を食事の 15〜30 分前に服用したり，必要に応じて鎮痛薬を併用する。対処は，第 8 章放射線治療総論の「放射線粘膜炎」に準じる（▶189 ページ）。

［2］**皮膚炎**　軽度である（▶187 ページ，「放射線皮膚炎」）。

［3］**放射線肺〔臓〕炎**　照射後 2〜3 か月ごろに，照射野に一致した浸潤影が胸部 X 線写真でみとめられる（まれに照射野外まで広がることもある）。症状としては発熱を伴わない乾性の咳が一般的であるが，無症状なことも少なくない。もともと肺機能が低下している患者では，動作時に息切れが出現する。化学療法の併用で重症化しやすいので注意を要する。肺線維症に移行するが，広範囲でなく二次感染を伴わない場合はとくに治療の必要はない。発熱がみられる場合や咳・息切れが強い場合は，抗菌薬やステロイド薬を投与する。

晩期の有害反応▶　肺線維症による呼吸機能低下，放射線胸膜炎，放射線心膜炎などがみられる。

▶表 10-4　肺臓炎の重症度（Grade）

Grade 1	症状がない：臨床所見または検査所見のみ：治療を要さない
Grade 2	症状がある：内科的治療を要する：身の回り以外の日常生活動作の制限
Grade 3	高度の症状がある；身の回りの日常生活動作の制限；酸素を要する
Grade 4	生命を脅かす；緊急処置を要する（例：気管切開や気管挿管）
Grade 5	死亡

（日本臨床腫瘍研究グループ：有害事象共通用語規準 v5.0 日本語訳 JCOG 版. ＜http://www.jcog.jp/doctor/tool/ctcaev5.html＞＜参照2019-09-27＞による）

③ 放射線治療を受ける肺がん患者の看護

　放射線治療を受ける肺がん患者は，組織型や病期によって化学療法の併用の有無や照射線量などが異なるため，治療計画を十分理解する必要がある。また，咳嗽や疼痛など，肺がんに伴う苦痛をかかえている患者もいるため，治療台上で適切な体位がとれるかどうかのアセスメントも適宜行う必要がある。有害反応としては，食道炎，皮膚炎，放射線肺炎などがあるが，ここでは放射線肺炎のケアの特徴について述べる。

放射線肺炎 ▶　放射線肺炎では，無症状である場合やかぜの症状と似た咳嗽や息切れなどが出現しても，患者が様子をみてしまう場合がある。放置すると重症化することがあるため，早期に医療者へ相談するよう伝えておくことが重要である。とくに化学療法を併用している患者や高齢者は，感染を伴うと重症化しやすい。放射線治療を一時中止するような事態に陥らないよう，禁煙，口腔ケア，外出時のマスク着用，観察項目（発熱・咳嗽・痰の性状など），安楽な体位の指導などの，予防・早期発見のための支援を行う。また，苦痛が強い場合には，酸素消費を抑えるために安静を促す。治療としては，抗菌薬やステロイド薬などによる薬物療法や酸素療法が行われるため，対応して必要なケアを行う（▶表 10-4）。また，治療終了後も半年程度は発症する可能性があるため，十分な感染予防，禁煙を継続しながら，症状の出現時には早期に受診するよう説明することも重要である。とくに，肺気腫の既往がある高齢者は放射線肺炎のリスクが高いため，セルフケア支援とともに家族などにも症状や外来受診のタイミングなどについて説明する。

D 食道がん

　わが国における食道がんの発生率は男性で高く，女性の 5 倍以上である。危険因子として飲酒と喫煙が関係している。食道がんは比較的早期のうちに転

移しやすく，進行した状態で発見されることも多い。進行すると食物の通過障害がみられたり，近接する気管や大動脈にも浸潤しやすい。咽頭がんとの重複が多い。60〜70 歳が発症のピークである。

① 放射線治療の適応と治療法

適応▶　これまで根治的な治療法としては，手術が標準的治療として考えられてきたため，手術適応外の患者に対して放射線治療が行われてきた。しかし近年，化学放射線療法の進歩によって，早期がん(粘膜内にがんがとどまっているもの)から〔局所〕進行がん(粘膜より深く浸潤しているもの)まで，根治的な手術に近い成績が報告されるようになってきている。

　一般に放射線治療は，早期がんから進行がんまで，遠隔転移のない症例であれば適応と考えられている。進行がん患者では一般に活動指標[1]がわるく，全身状態が不良であるため化学放射線療法の適応でもある。そのため，治療中の栄養管理，水分補給や嚥下痛などに対して十分な対応が必要となる。また，転移を有する症例でも通過障害に対する緩和療法として，放射線による単独治療もしばしば行われる。

治療法▶　照射野は，病変の上・下端からそれぞれ 2〜3 cm までとし，粘膜の深部まで病変が達している場合には，転移しやすいリンパ節領域を含めて治療する(▶図 10-4)。通常，前後や斜入方向から 1 日 1 回 2 Gy で，化学療法併用では 60 Gy(30 回)，放射線治療単独では 60〜66 Gy(30〜33 回)まで照射する。外部照射との併用療法として，食道内にアプリケータ[2]を挿入し，高線量率線源のイリジウム 192 を用いた腔内照射が表在がんへの治療に有効であったが，内視鏡的粘膜下層剝離術 endoscopic submucosal dissection(ESD)の出現により使用頻度は減っている。

　化学療法の薬剤としてはフルオロウラシルやシスプラチンの併用が多い。副作用としては，吐きけ・嘔吐，胸痛，食道粘膜炎(びらん)，体重減少，食欲不振がみられる。

治療効果・結果▶　現在では化学放射線療法が主体である。全国のおもだった 9 施設の集計では，5 年生存率は I 期 73%，II〜III 期 40%，切除不能がんでは 18% という報告がある。

---

1) 活動指標 performance status(PS)：患者の日常生活の制限の程度を示す全身状態の指標。「0：まったく問題なく活動できる」から「4：まったく動けない」の 5 段階がある。
2) アプリケータ：密封小線源を，一時的または永久に体内に留置するための装置。まずアプリケータを体内に挿入したあと，これを通して小線源を体内に留置する。

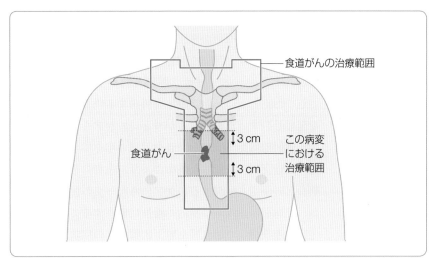

▶図 10-4　食道がんに対する放射線治療の照射野

② 有害反応と対処

急性期の有害反応 ▶ 　放射線食道炎はほぼ必発し，嚥下困難，嚥下痛が生じる。放射線肺〔臓〕炎は食道周囲の肺への照射によって亜急性に発生し，放射線治療後 6 か月以内におこる。咳，呼吸困難，発熱，低酸素などの症状がみられる。症状が重篤な場合には，非ステロイド性抗炎症薬(NSAIDs)やステロイド薬を投与する。

　放射線による気管支炎は，食道に隣接した太い気管支の炎症によって発症し，咳，痰が症状としてあらわれる。鎮咳薬や去痰薬でおおむね対応可能である。

晩期の有害反応 ▶ 　晩期の有害反応としては食道狭窄と穿孔が重要である。

　[1] **食道狭窄**　遅発性の単純な食道壁の拘縮に伴う狭窄が原因のこともあるが，その半数は局所再発が原因である。対処としては内視鏡下でのバルーン拡張術を数回行うことで改善する。

　[2] **食道の穿孔(瘻孔)**　食道がんが周囲組織(器官)に浸潤している場合には，腫瘍の壊死に伴って，治療中に穿孔や瘻孔が発生することがある(〜5%)。食道の穿孔では内視鏡的にステントの留置を行うことが一般的であるが，その後は緩和治療が適応となる。

③ 放射線治療を受ける食道がん患者の看護

　食道がんは，早期は無症状だが，診断時にはなんらかの症状を有する患者が多い。治療前のフィジカルアセスメントを十分に行い，照射開始後の変化をとらえ，有害反応への適切なケアを提供することが重要である。

有害反応へのケア ▶ [1] **食道粘膜炎**　胸やけや嚥下時の疼痛のほか，食思不振も生じやすいため，栄養状態とあわせて観察する。筋肉や脂肪が減少すると，照射中に同一体位を

とることも苦痛になるため，安楽に治療が継続できているかを確認することも重要である。治療前から家族も含めて，症状を悪化させるアルコールやタバコを控えることや，苦痛を悪化させにくいような食事の工夫について説明する必要がある（▶表 10-5）。また，粘膜保護剤や鎮痛薬などの使用も医療チームで検討しておくとよい。化学療法を併用する場合は易感染状態にあり，真菌症などを発症しやすいため，しっかりと口腔ケアを行うように指導する必要もある。

[2] **放射線肺炎**　肺がん患者の看護の項を参照とする（▶233 ページ）。

[3] **気管支炎**　持続的な咳嗽により，患者の苦痛が強い場合には鎮咳薬や去痰薬などの使用も検討する。ケアにあたっての注意点は放射線肺炎と同様であるが，乾燥を防ぐために室内の湿度に留意することも説明するとよい。

[4] **食道狭窄**　つかえ感や嚥下困難などの症状をおこす。急性期にも晩期にもおきうるため，患者自身がモニタリングし，医療者へ報告できるよう指導する。

[5] **食道気管支瘻・食道縦隔瘻**　誤嚥や発熱などの症状をおこす。急性期にも晩期にもおきうるため，食道狭窄と同様に，患者自身によるモニタリングと医療者への報告について指導する。

心理・社会的▶
苦痛へのケア　放射線治療を受ける食道がん患者は，体力の低下などから活動範囲が狭まりやすく，いままでどおりの暮らしを続けることがむずかしくなり，仕事を失うことなどによる心理・社会的苦痛が生じやすい。とくに食行動の変化に起因するものが多いため，看護師は新たな食行動を獲得できるよう支援する必要があるが，これには時間を要する。患者のあせりや希望を理解し，ともに乗りこえようとする姿勢が大切である。患者の状態によっては，経腸栄養などを導入する場合もあり，患者は口から食べることができなくなるのではないかと不安や悩みをもつ。そのため，看護師は，患者の希望を理解し，共同の目標のもとで栄養のマネジメントができるよう医療チームと連携する必要がある。食事摂取量の減少は身近な家族も不安にするため，原因や対処を説明し，患者が新たな食行動を獲得できるまで見まもることの大切さを理解してもらうことも重要である。

▶表 10-5　食道粘膜炎をかかえる患者の食事の工夫

・とうふ・茶碗蒸し・温泉卵・ポタージュスープ・ヨーグルト・プリン・ゼリー・バナナジュースなどのやわらかい食品を摂取する。
・口腔内でつぶれる程度に野菜はやわらかく煮込む。
・料理がのどごしなめらかとなるよう片栗粉やゼラチンなどで粘度をつける。
・食思不振が続く場合には，栄養価の高い経口栄養剤の補食を検討する。
・かゆ・ミキサー食など，形態を工夫する。
・塩分・柑橘類・香辛料・酸味の強い物・かたい物・炭酸飲料・熱すぎる物・冷たすぎる物は刺激になるので避ける。
・ノリ・ワカメ，トマトの皮なども食道にはりつきやすいので避ける。

E 乳がん

乳がんは現在，女性の部位別のがん罹患数で第1位である。乳がんの治療を歴史的にみると，①乳房・大胸筋・小胸筋の一括切除と腋窩のリンパ節郭清を組み合わせた根治的乳房切除術が標準治療であった時代から，②大胸筋や小胸筋などの胸筋を温存する胸筋温存乳房切除術の時代に移行し，③さらには比較的早期の乳がんでは原発巣の周囲2～3cmを含めて切除する部分切除術と乳房照射を組み合わせた乳房温存療法の時代へと移りかわってきた。

検診などの普及と画像診断の進歩により，早期がんが発見されるようになった最近では，乳房温存療法の占める割合がますます高くなってきている。

① 放射線治療の適応と治療法

乳がんは，手術，放射線治療，ホルモン療法，化学療法，分子標的療法を組み合わせて治療する。乳がんの治療における放射線治療の役割は，①乳房部分切除後の乳房照射(乳房温存療法)，②乳房切除後の胸壁・リンパ節領域照射，③リンパ節転移や遠隔転移病巣に対する緩和的放射線治療，の3つに分けられる。①，②は再発リスクを減らす目的で行う。

[1] **乳房温存療法**　腫瘍があまり大きくなく，腋窩リンパ節転移がない症例が，乳房温存療法のよい適応である。術後に残存乳房全体に接線照射を行うが(▶図10-5，▶200ページ，図8-15-c)，原発巣の切除断端にがん細胞をみとめる場合には，その部位へ電子線を追加照射する。全乳房照射への総線量は50Gy/25回/5週，電子線の追加照射線量は10～16Gy/5～8回/1～1.5週が標準である。乳房内再発のほとんどは原発巣近傍におこるので，最近では短期間の部分照射(加速乳房部分照射)も試みられている。

[2] **胸筋温存乳房切除術後の放射線治療**　腫瘍が大きいもの，多発するもの，腋窩リンパ節転移が数個以上のものには，胸筋を温存した乳房切除が行われる。術後に，術創を含めた胸壁(乳房床)と領域(内胸リンパ節[1]〔と鎖骨上リンパ節〕)に予防照射(50Gy/25回/5週)を行う。術後化学療法を併用する場合は，化学療法を先行しその後に照射を行う。内胸リンパ節領域や胸壁の照射には，心臓や肺への線量を減らすために接線照射を行うか，電子線を用いる。

乳房切除後の再建には，自分のからだの一部(筋皮弁)を用いて行う自家組織再建とシリコンインプラントを用いて行うインプラント再建がある。後者はま

---

1) 解剖学用語では，胸骨傍リンパ節とよぶ。ここでは臨床・病理乳癌取扱い規約第18版による表記に従った。

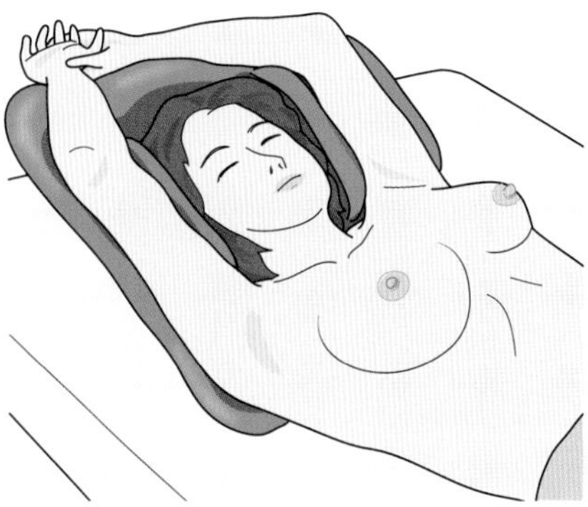

仰臥位で両上肢を挙上させる。

▶図10-5 乳房照射の体位

ず組織拡張器(エキスパンダー)を挿入して，3か月〜半年の間，月に1度エキスパンダーに生理食塩水を注入して皮膚を十分に拡張させてから，シリコンインプラントに入れかえる。また再建を行う時期によって，乳房切除と同時に乳房の再建を行う同時再建と，乳房切除後ある程度期間をおいてから再建を行う2期再建に分かれる。最近ではインプラントを用いた同時再建が増えつつあるが，術後に胸壁照射が必要となった場合に照射関連の有害反応が問題となる。

[3] **転移病巣への緩和的放射線治療**　肺転移・肝転移などを除けば，どの臓器への転移病巣でも放射線治療は有効である。乳がんは転移巣を有していても長期間の生存が可能なことがあるので，とくに単発性転移に対しては根治的放射線治療に準じた照射方法を行う(▶195ページ，「緩和的放射線治療」)。

治療効果・結果▶　乳房温存手術後に乳房照射を行うことにより乳房内再発の頻度(手術のみでは5年以内に20〜30%の再発)を1/3まで減らし，浸潤がんの場合は生存率も向上させる。乳房切除術後に胸壁や領域へ予防照射することにより，局所制御率と生存率を向上させられる。

② 有害反応と対処

急性期の有害反応▶　[1] **皮膚炎**　(▶187ページ，「放射線皮膚炎」)

[2] **発汗障害**　照射中から発汗障害がおこり，照射後も長期間持続する。皮膚が乾燥し，皮膚温は上昇する(▶図10-6)。

[3] **温存乳房照射後の器質化肺炎**　照射後2〜6か月で咳嗽を主訴として出現することが多いが，無症状の場合もある。画像所見としては照射野外に及ぶ肺胞性陰影が特徴で，ときに陰影が移動する。発生頻度はおおよそ2%前後であり，内分泌療法の同時併用と関連があるという報告がある。自然に治癒することも少なくないが，症状が持続する場合はステロイド治療が行われる。

[4] **放射線肺炎**　(▶232ページ，「有害反応と対処」)

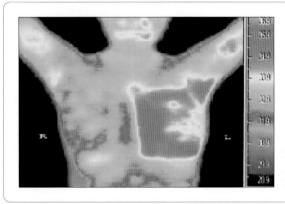

照射野である左の乳房の汗腺機能が低下し，皮膚温度が1～2℃上昇している。

▶図10-6　乳房温存後5年後のサーモグラフィ

▶表10-6　放射線治療と乳房再建

照射と再建の時期	再建素材	特徴・問題点
照射歴のある患者に対する乳房再建	筋皮弁	比較的安全に施行可能であるが，非照射患者に比べれば合併症の頻度が増すことは避けられない。
	インプラント	照射後の皮膚を伸展する必要があるため，術後の皮膚合併症の頻度が増す。
再建乳房に対する放射線療法	筋皮弁	脂肪壊死の増加，整容性の低下などが指摘されているが，皮弁の喪失などの大きな有害事象が増えるとの報告はない。
	インプラント	インプラントの逸脱などの有害事象が増えるが，生存率改善が優先される場合には照射を行う必要がある。

晩期の有害反応▶　乳房の萎縮・硬化，心臓への影響（左側乳がんの場合）などがみられる。

③放射線治療を受ける乳がん患者の看護

　　　乳がんに対する治療は多岐にわたり，比較的長期の経過をたどる患者も多いため，療養プロセスを理解しながら症状緩和や心理・社会的支援を行う必要がある。手術後の患者が両側または患側の上肢を挙上して照射を行う場合には，患側上肢の挙上が十分にできるか，その際に苦痛がないかなどをアセスメントし，治療が完遂できるよう適切なケアを行う必要がある。また，乳房再建については，時期や方法によって照射による影響を受けるため，意思決定支援の際に適切な情報提供を行うことも重要である（▶表10-6）。

有害反応のケア▶　有害反応としては，皮膚炎や放射線肺炎，リンパ浮腫などが生じる。とくに皮膚炎には注意が必要で，他のがんと比較して照射野が広く，接線照射によって皮膚表面の線量が高くなりやすいため，首まわりや放射線が抜ける側（後頭部や肩の後方など）も含めて注意する。基本的なケアは「放射線皮膚炎」の項に準ずる（▶187ページ）。ネックレスやペンダント，締めつけの強い下着（ワイ

ヤー入りのものなど)，着衣の裏地の縫い目が照射野の皮膚にあたると，皮膚炎の増悪につながるため，生活面に関するこまやかな説明を行う。同様の理由から，腋窩への制汗スプレーなども使用しないよう伝える。下着については，照射部位のマーキングが色移りすることもあるため，色移りしても気にならないものや，洗濯しやすいもの(スポーツブラ，ブラトップなど)の着用をすすめるとよい。

　乳房切除後の患者は，手術や腋窩リンパ節郭清の影響で知覚鈍麻をかかえ，痛みを感じにくい場合も多いため，症状の早期発見と悪化予防のためには，照射野の観察をしっかり行うよう指導することが重要である。また，乳房温存療法においては，放射線治療終了後に乳房が萎縮や硬化することがある。徐々に改善される症状ではあるが，ボディイメージやセクシュアリティに変化を生じる患者もいるため，適切な情報提供やパートナーへの支援も必要になる。

F 直腸がん

　腹部の消化器がんで放射線治療が最もよく行われるのは，直腸がんである。肝臓・胆嚢・膵臓がんに対しては補助療法として放射線治療が用いられるものの，これらのがんの治療の主体は手術である。直腸がんでは，その発生部位によって，根治的手術ではしばしば人工肛門(ストーマ)を造設しなければならず，患者の QOL が著しく低下する。このため，近年は化学放射線療法を術前または術後に併用することで，人工肛門を回避する努力がなされている。

① 放射線治療の適応と治療法

適応▶　直腸がんにおける放射線治療の役割は，術前照射と術後照射とに大きく分かれる。

　直腸がんが肛門に近く(3〜5 cm)，肛門の温存がむずかしい場合には，まず術前照射と経口抗がん薬を併用し，3 か月後に手術を行うことが多い。切除不能のⅢ期では，まず化学放射線療法を施行し，手術可能例では手術を施行，さらに化学療法を継続することが多い。手術適応がない患者に対しては，根治的な化学放射線療法が行われることもある。

　直腸がんに対する特殊な放射線治療として，術中照射がある。術中照射は，手術による病巣の全摘出が困難で，断端にがん細胞をみとめる場合や，再発の可能性が高い患者に対して，局所コントロールを目的として行われるが，全身麻酔下の患者を手術中に放射線治療装置のある場所まで移動しなければならないことが多く，一部の施設でのみ行われている。

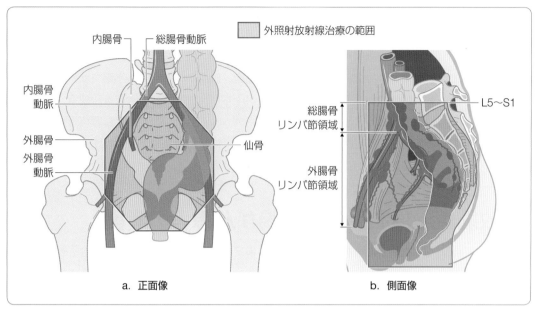

内腸骨 — 総腸骨動脈

内腸骨動脈

外腸骨
外腸骨動脈

仙骨

外照射放射線治療の範囲

L5〜S1

総腸骨リンパ節領域

外腸骨リンパ節領域

a. 正面像   b. 側面像

▶図 10-7　直腸がんの放射線治療の範囲

治療法▶　放射線治療の範囲は，上縁は腰椎 L5〜S1，下縁は腫瘍の下端より 3 cm 下方までを含める。外腸骨リンパ節，総腸骨リンパ節を含めて治療する（▶図 10-7）。後方 1 門と左右 2 門の 3 門照射が一般的である。1 日 1 回 1.8〜2 Gy で，総線量はリンパ節へは 45 Gy 程度，病巣へは 50 Gy（その後，小腸が外せれば 54 Gy まで）を照射する。根治的放射線治療では最大 60 Gy まで照射することが多い。

　　　最近では，術前に 25 Gy を 5 回（1 週）という小数回に分けて照射し，放射線の副作用が出現する前に手術を行ってしまう方法も欧州で行われ，良好な結果が報告されている。

治療効果・結果▶　局所制御率および生存率を 5〜10％上昇させ，良好な結果が得られている。

② 有害反応と対処

　　　直腸がんの治療範囲は広範囲となるため，急性期および晩期に膀胱・消化管の副作用が出現する。

急性期の有害反応▶　放射線は，小腸および大腸の水分を吸収する粘膜の機能を低下させるために，間欠的な下痢状態を引きおこし，脱水の原因となる。軟便や下痢などに対しては，整腸薬や止痢薬の投与を行う。脱水に対しては補液療法を行う。同時に小腸の蠕動運動を亢進させる結果，吐きけや嘔吐がおこることもある。

　　　また，化学療法による白血球減少，貧血，血小板減少が出現しやすい。易感染状態となるため，尿路感染症が生じることもある。血液毒性に対しては

G-CSF 製剤を用いることで対応可能である。

頻尿(夜間頻尿)に対しては，過活動性膀胱に対する薬剤の投与が有効なこともある。尿路感染症に対しては，抗菌薬の投与を行う。

晩期の有害反応 ▶　栄養の吸収障害，蠕動運動の亢進，腹痛がみられる。小腸では，潰瘍，穿孔，消化管の虚血，小腸出血の症状がみられ，大腸では，大腸炎，狭窄，閉塞，潰瘍，瘻孔，大腸出血，虚血，テネスムス(しぶり腹)，ときに膿瘍形成がみられる。下痢や脱水に対しては止痢薬や補液，抗菌薬などで対処する。出血に対しては内視鏡的止血が必要となることがある。

③ 放射線治療を受ける直腸がん患者の看護

直腸がんの放射線治療は，有害反応として消化器症状を伴うことが多い。消化器症状は体力の消耗を伴うため，活動範囲が狭まり，気分が落ち込みやすい。また，治療継続への意欲の減退につながるため，身体的苦痛のみに注目せず，全人的な視点で患者を理解する必要がある。有害反応はセルフケア能力にも影響を及ぼすため，治療中も継続的にアセスメントを行う必要がある。

消化器系の障害は晩期有害反応としても出現する可能性が高いため，症状観察のポイントや日常生活上の注意点を指導する必要がある。ここでは，頻度の高い下痢へのケアについて述べる。

下痢へのケア ▶　照射前からベースラインとなるふだんの排便習慣に関する情報収集を行い，照射後は排便回数や性状，腸蠕動音，栄養状態，腹痛・体重減少・食思不振の有無や程度を観察する(▶表 10-7)。症状の程度について医療チームで共有し，薬物療法(ロペラミド塩酸塩など)の導入・評価を行う必要がある。また，腹部を保温することで症状が緩和される場合もあるため，患者の好みに合わせて着衣や室温を調整する。腸蠕動運動を高める食材(不溶性食物繊維の多いもの)を避け，消化のよい食材(おかゆやうどんなど)を選び，調理法を工夫するなどの対処を伝えることも重要である。

▶表 10-7　下痢の重症度(Grade)

Grade 1	Grade 2	Grade 3	Grade 4	Grade 5
ベースラインと比べて<4 回/日の排便回数増加；ベースラインと比べて人工肛門からの排泄量が軽度に増加	ベースラインと比べて 4～6 回/日の排便回数増加；ベースラインと比べて人工肛門からの排泄量が中等度増加；身のまわり以外の日常生活動作の制限	ベースラインと比べて 7 回以上/日の排便回数増加；入院を要する；ベースラインと比べて人工肛門からの排泄量の高度増加；身のまわりの日常生活動作の制限	生命を脅かす；緊急処置を要する	死亡

(日本臨床腫瘍研究グループ：有害事象共通用語規準 v5.0 日本語訳 JCOG 版. ＜http://www.jcog.jp/doctor/tool/ctcaev5.html＞＜参照2019-09-27＞による)

　下痢に伴い肛門周囲のスキントラブルも生じやすくなるため，やわらかいペーパーや温水洗浄便座などの使用を推奨し，清潔が保たれるように援助する。さらに，脱水予防のために水分摂取を心がけるよう説明することも重要である。水分をとると下痢がひどくなると考え，飲水を控えてしまう患者もいるため，患者の認識を確認し，適温の飲料を少量ずつこまめに飲むよう説明する。

　胃腸のはたらきはストレスの影響も受けるため，下痢が続く患者に対しては，気がかりや不安についててていねいに耳を傾ける必要もある。体力が消耗したなかでも行えるリラクセーションの方法を提案するのもよい。

G 膵がん

　膵がんの発生頻度は7位であるが，死亡者数は4位と完治することがむずかしいがんの代表である。これらの原因は，膵がんの発見時に8割の患者で膵臓周囲への進展や転移が発見され，手術が困難な進行がんであるためである。膵がんでは根治的手術が施行できた場合でも再発が多かったが，近年では膵がんに効果的な抗がん薬が開発された結果，化学放射線治療を施行したあとにがんの範囲が縮小したり，転移が改善する場合には手術を行う例が増えてきている。

① 放射線治療の適応と治療法

適応▶　膵がんに対する放射線治療は，膵がんが周囲にある神経叢や大血管に浸潤しやすく疼痛の原因となるため，これらの部位に進展する場合にはよい適応である。また，手術困難な例では術前化学放射線治療を行い，その後手術を行う場合もある。

治療法▶　膵臓は前方に胃，側方には十二指腸など放射線に比較的弱い臓器が存在するため，CT を用いて3次元原体照射または IMRT を用いて多方向から照射を行うことが一般的である。膵がんは周囲にあるリンパ節，神経叢および大血管を含めた範囲を治療する。1日1回2 Gy で総線量は 50〜60 Gy 照射する。通常は抗がん薬の静脈内投与と併用し，術前や術後に化学放射線治療が施行される。また陽子線治療や重粒子線治療なども近年行われている。

治療効果・結果▶　膵がん手術前に化学放射線治療を受けた患者は，最初から手術をした場合と比較して，無病生存期間が長いことがわかった。また2年生存率も 10% ほど高いことがわかってきた。

② 有害反応と対処

急性期の有害反応▶　膵臓の周囲にある胃や小腸におこる放射線の粘膜炎によって胃炎や腸炎，十二指腸潰瘍による吐きけ・食欲不振・胃もたれ・下痢・だるさなどがおこるため，胃の粘膜保護剤や制吐薬，整腸薬および止痢薬などが処方される。

晩期の有害反応▶　胃潰瘍や十二指腸潰瘍などがおこることがあり，抗潰瘍薬などの内服薬が使用される。放射線が肝臓に照射された場合には肝機能低下がおきることがあり，肝庇護薬などが投与される。

③ 放射線治療を受ける膵がん患者の看護

膵がんの放射線治療は，有害反応として吐きけ・嘔吐，胃部不快感などの消化器症状が出現する。食事摂取量の低下につながるため，治療期間の延長や治療非完遂の原因になることもある。粘膜保護のため，低脂肪で低刺激の高タンパク質食がすすめられるが，食思不振の増悪因子となる場合には，患者の好みに応じて食事内容を検討することが望ましい。晩期有害反応としては，胃・十二指腸潰瘍や出血などがあるため，症状のセルフモニタリングや外来受診の重要性を適宜患者に伝える必要がある。

H｜子宮頸がん

子宮頸がんとその他の婦人科悪性腫瘍▶　子宮頸がんは婦人科悪性腫瘍の 50〜60％を占め，ヒトパピローマウイルス(HPV)が関与するといわれている。子宮頸がんの好発年齢が 30〜60 歳代であるのに対して，子宮体がんは 60 歳代と高齢者に多い。根治的治療の主体は手術である。子宮頸がんと子宮体がんの比は，以前は 8：1 だったが，現在では 1：1 に変化しつつある。子宮頸がんでは 70〜80％が扁平上皮がんであるのに対して，子宮体がんでは 90％が腺がんである。

また，卵巣がんは比較的放射線抵抗性のタイプが多く，広い範囲に播種しやすいことから，放射線治療が第一選択とはならない。

① 放射線治療の適応と治療法

適応▶　子宮頸がんの根治的治療は手術と放射線治療である。わが国では，子宮頸がんの臨床進行期分類において，がんの浸潤が軽度な I 〜 IIb 期の第一選択は手術であるのに対して，欧米では治療効果が同等で形態の温存が可能な放射線治療が第一選択となっている。

　一方，がんの浸潤が重度なⅢ〜Ⅳ期に対しては放射線治療が第一選択となることも多く，最近では化学療法との併用療法も標準的治療となりつつある。

治療法▶　子宮頸がんの放射線治療は，外部照射と腔内照射を組み合わせて進められる。これは，外部照射のみでは，子宮頸がんを根治するのに十分な線量を，重篤な副作用を発生させることなく照射することがむずかしいためである。腔内照射は，子宮の内腔に直接アプリケータを留置し，その中に線源を挿入して，線源近傍のがんに集中的に放射線を照射することができるすぐれた方法であり，子宮頸がんの根治的な治療では欠かせない。

[1] 外部照射　図 10-8 は典型的な全骨盤照射野で，治療範囲に骨盤リンパ節と子宮をすべて含む。通常，前後対向 2 門で照射し，2〜3 週以降は腔内照射の治療範囲と重ならないように中央部分 3〜4 cm 程度をブロックし，最終的に 45〜50 Gy となるように 4〜5 週間照射する。Ⅱa 期以上では化学療法との併用が多い。

[2] 腔内照射　腔内照射はアプリケータとよばれる器具を外子宮口より子宮内腔へ挿入して行われる。アプリケータにはさまざまな型があり，用途に応じて使い分けられている。子宮頸がんの治療では，子宮内腔に留置するタンデムと，外子宮口に留置するオボイドを組み合わせて用いる（▶図 10-9-a）。タンデムとオボイドはそれぞれ線源が格納された本体とチューブで連結され，コンピュータ制御で適切な時間だけ線源が送り込まれる。

　図 10-9-b，c では，棒状のタンデムが子宮腔内に留置され，円形のオボイドが外子宮口の左右両側に留置されている（正面および側面像）。アプリケータが留置されたあとに線量計画を行い，高線量率線源（イリジウム 192）がアプリケータ内を移動する間に治療範囲に放射線を照射する。治療範囲はおおよそ赤

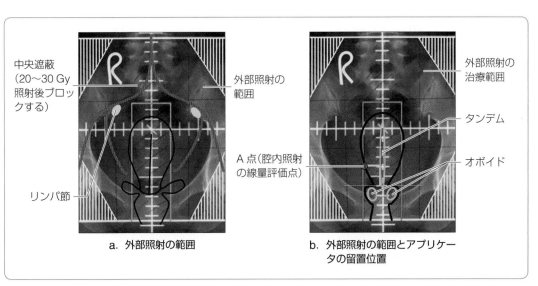

中央遮蔽
（20〜30 Gy
照射後ブロッ
クする）

外部照射の
範囲

リンパ節

A 点（腔内照射
の線量評価点）

a．外部照射の範囲

外部照射の
治療範囲

タンデム

オボイド

b．外部照射の範囲とアプリケー
タの留置位置

▶図 10-8　子宮頸がんに対する外部照射の範囲

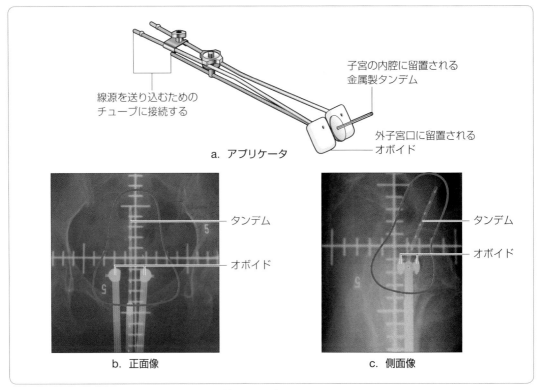

子宮の内腔に留置される
金属製タンデム

線源を送り込むための
チューブに接続する

a.　アプリケータ

外子宮口に留置される
オボイド

タンデム

オボイド

b.　正面像

タンデム

オボイド

c.　側面像

▶図 10-9　子宮頸がんに対する腔内照射の範囲とアプリケータ

線で囲まれた範囲で，A 点（外子宮口から 2 cm 頭側，2 cm 外側，▶図 10-8-b）での線量が 1 回 6 Gy となるように，病期に応じて 2〜5 回照射する。

　腔内照射治療時，医療スタッフは別室でモニターを見ながら治療を監視するので，基本的に医療従事者は被曝しない。最近では，従来の X 線透視を使った治療計画から，CT による 3 次元での治療計画に移行する施設が増えている。CT 画像を用いて，より腫瘍の形に合わせた治療範囲を設計して小線源治療を行う画像誘導小線源治療とよばれる手法が用いられており，今後も移行する施設が増えていくと考えられる。

　[3] **術後照射**　術後照射は，手術後の所見で骨盤内再発リスクが高いと考えられるケースに行われる。治療範囲は根治照射とほぼ同等である。腔内照射併用例では，術後は子宮がないため，オボイドのみが用いられる。

治療効果・結果▶　わが国における放射線治療の 5 年生存率は，I 期 80〜100％（手術 90％），II 期 60〜80％（手術 70〜80％），III 期 30〜70％，IV 期 10〜30％と手術に匹敵する。

② 有害反応と対処

急性期の有害反応▶　放射線腸炎（蠕動運動亢進，下痢，一過性の軽度の下血）などの消化器症状，

生殖器の炎症(腟炎・腟潰瘍・腟カンジダ症)，放射線膀胱炎(排尿障害・血尿・切迫尿・尿閉・頻尿・夜間尿)などが多いが，疲労感，吐きけ(放射線宿酔)，放射線皮膚炎などの症状も出ることがある。

　放射線腸炎による軟便・下痢に対しては，高脂肪食を控え，下痢がひどい場合は果物や野菜も一時的に控える。食事での対応後も増悪するようなら，整腸薬または止痢薬を投与し，脱水があれば補液を行う。頻尿・切迫尿は膀胱炎によるものであり，過活動性膀胱に対する薬剤を投与する。

晩期の有害反応 ▶　腔内照射を施行した患者に，腟の狭小化や狭窄がおこることがある。標準化された現在の治療では高度の障害が出ることはまれであるが，腟の乾燥や線維化，慢性膀胱炎，尿失禁，血便，性機能の低下などが一時的におこりやすい。また，尿管狭窄(3%未満)，腸管閉塞・穿孔(5%未満)，大腿骨頸部骨折(5%未満，大腿骨頸部が照射野内に入るために生じる)などがみられることもある。

　腟の狭小化に対しては定期的な拡張術を施行する。直腸出血は軽度であれば痔疾患に用いる薬剤によって改善することも多い。出血の程度が高度であれば，内視鏡的にアルゴンガスレーザーによる止血を行う。

③ 放射線治療を受ける子宮頸がん患者の看護

　放射線治療を受ける子宮がん患者においては，有害反応のなかでも陰部の皮膚・粘膜障害や性機能障害に伴うセクシュアリティや自己概念の変化，心理・社会的苦痛が特徴的な課題である。また，腔内照射では，腟の中にアプリケータを挿入し，砕石位で治療を受けるため，患者がかかえる羞恥心に対して慎重な対応が求められる。

　ここでは，子宮頸がん患者に特徴的な放射線膀胱炎，腔内照射に伴うケア，陰部の皮膚・粘膜障害，性機能障害に対するケアについて述べる。

腔内照射に ▶
伴うケア

　腔内照射を受ける患者は治療方法について説明を受けると，痛み，孤独，隔離などの負のイメージに動揺し，他の治療法以上に意思決定に苦悩する場合がある。そのため，適切な情報提供のみならず，患者のかかえるイメージを傾聴しながら考えを整理し，意思決定のプロセスを支える必要がある。実際に治療を受ける場合には，十分なオリエンテーションを行い，安全・安楽に治療が受けられるよう支援することが重要である(▶図10-10)。

放射線膀胱炎 ▶　照射開始後からの排尿回数，排尿時痛・残尿感・血尿の有無・程度を患者自身で観察し，変化がみられた場合は医療者へ報告するよう促す必要がある。血尿の程度によっては貧血を伴う場合もあるため，随伴症状についても説明しておくとよい。予防や症状緩和のために水分摂取を促すことも重要である。また導尿をしている患者に対しては，上行性感染の原因とならないよう清潔操作の確認を行うことも重要である。晩期反応を考慮し，治療終了後も数年間は血尿などの観察が必要であることも伝え，適切な受診行動がとれるよう促す。

①治療台へ臥床してもらう。
・治療台では砕石位をとる。患者が安楽に姿勢をとれるよう調整する。
・保温と羞恥心へのケアとして，下腿や陰部は可能な限りバスタオルなどでおおう。

↓

②前投薬(鎮痛薬や鎮静薬など)を行い，膀胱留置カテーテルを挿入する。

↓

③子宮ゾンデ，子宮頸管拡張器により子宮口を拡張させ，アプリケータ，ガーゼ(直腸や膀胱への線量を低減させる)を挿入する。
・口呼吸を促しながら疼痛の有無や程度を確認する。
・声かけやタッチングを行い苦痛の軽減をはかる。

④前処置終了後，照射を開始する。
・「治療時間は30〜40分程度を要する」「照射中は1人になるがすぐそばで観察しているためなにかあれば対応できる」などあらかじめ説明し，不安の軽減をはかる。
・アプリケータの位置がかわってしまうため，動かないよう説明する。
・鎮痛薬や鎮静薬の影響を考慮し，バイタルサイン等の観察も十分に行う。

↓

⑤アプリケータ等を抜去し，退室してもらう。
・治療終了へのねぎらいの言葉をかける。
・出血の有無や程度を観察する。
・鎮痛薬や鎮静薬などの影響を考慮し，転倒・転落に留意する。

▶図10-10　子宮腔内照射の流れと看護のポイント

陰部の皮膚・▶
粘膜障害

　子宮頸がんに対する放射線治療では，会陰部を中心とした外陰部，殿裂部を中心とした肛門部に発赤・色素沈着・皮膚硬化が生じやすく，瘙痒感や疼痛を伴う場合も多い。予防としては陰部の清潔を保つことが第一である。温水洗浄便座の使用(水温・水圧は低めに)や，よごれたらつけかえられるナプキンの使用を提案するとよい。瘙痒感が強い場合には軟膏などの薬物療法の適応となるため，医療者へ相談するよう指導する必要がある。しかし，患者にとっては羞恥心を伴う報告となる可能性があるため，看護師はていねいに問診などを行い，陰部に生じる有害反応を見逃さないようにする。化学療法との併用，消化器症状の併発がある場合は，皮膚障害が治療終了後も続くほど重症化する可能性もあるため，とくに注意する。陰部を医療者に見られることに抵抗を感じて報告せず，適切な処置が遅れることもあるため，患者のかかえている羞恥心を理解し，相談しやすい雰囲気で介入することも重要である。

性機能障害▶

　子宮頸がんでの照射由来の性機能障害は30〜90％とされており，症状としては性交時痛，腟の浸潤性・伸縮性・感覚の低下，腟の狭窄などがある。デリケートな問題であるため，障害の有無や程度に関する情報収集さえ困難になる場合もある。そのため看護師は，患者のQOLの一部であることを認識し，相談しやすい雰囲気で対応する必要がある。他の有害反応と同様に治療前から対処を含めた情報提供をし，治療終了後の回復過程のなかで患者やパートナーがかかえる困難を乗りこえられるよう支援する。

Ⅰ 前立腺がん

　　前立腺がんは，現在，年間4〜5万人が発症し，このうち約半分が進行がんで発見されている。高齢者(60歳以上)に比較的多く，進行すると骨に転移することが多い。前立腺がんは進行するまで30年近くかかるため，高齢者で悪性度の高くないものでは経過観察することが可能である。そのため，患者背景なども治療や看護を行ううえでの重要な因子となる。

① 放射線治療の適応と治療法

適応▶　前立腺がんの進行度は，前立腺特異抗原 prostate specific antigen (PSA)の測定と生検の結果(がんの悪性度：グリソン Gleason スコア〔GS〕2〜10の9段階に分ける)によって決定している。

　　低リスクのがんでは，病巣は前立腺に限局しているが，中リスクになると精囊や前立腺被膜周囲への浸潤の可能性が高まる。中リスクでは3〜6か月間の短期ホルモン療法と前立腺および精囊の放射線治療を行う。高リスクでは2年程度の長期ホルモン療法を併用することが多く，放射線の治療範囲も前立腺，精囊に加え，骨盤リンパ節を治療するのが一般的である。

　　限局した前立腺がんの治療方針はおおむね表10-8のとおりである。

治療法▶　前立腺がんの放射線治療には，外部照射，小線源治療があり，これらとホルモン療法などが併用される。

　　[1] 外部照射　外部照射では，CTなどを用いて前立腺を含めた治療範囲を決定し，からだの表面につけた印を用いて多方向から治療することが一般的であ

▶表10-8　前立腺がんの治療方針と治癒率

リスク	PSAの測定値(ng/mL)，生検の結果〔前立腺がんの状態〕	治療方針	5年の治癒率(%)			10年の治癒率(%)	
			手術	3次元原体照射	小線源治療	小線源治療	小線源治療＋外部照射
低	PSA<10，GS≦6〔前立腺がんは被膜内に局在〕	手術，放射線治療，ホルモン療法，経過観察	85	90	94	87	84
中	10≦PSA<20，GS=7〔前立腺被膜外〜精囊に浸潤〕	・手術(±放射線治療) ・放射線治療(±ホルモン療法)	50〜65	70	82	76	77〜93
高	20≦PSA，8≦GS〔局所進行がん，骨盤リンパ節転移，遠隔転移〕	・手術(±放射線治療±ホルモン療法) ・放射線治療±ホルモン療法	28〜32	47	—	65	46〜57

る（▶200ページ，図8-15-e）。治療にはエネルギーの高い10MVのX線が用いられる。前立腺がんでは，放射線の線量が高くなるにつれて治療効果が増すため，進行度が増すにつれて高線量が必要となる。

　この場合，とくに気をつけなければならないのが前立腺の背側に接する直腸の障害である。直腸障害で最も重要なものは直腸出血であり，この直腸出血を減らしつつ高線量を照射するための工夫として，強度変調放射線治療（IMRT）が行われるようになった（▶図10-11）。78 Gy/39回/8週の照射で，全治療期間は8週間ほどを要する。さらに最近ではIMRTやサイバーナイフを用いて短期間（通常5回で1週間）で治療を行う定位照射も行われつつある。

　IMRTでは毎回の治療時にコンビームCT（リニアックを用いて直接CTが施行できる）によって，位置の修正を行い高精度な放射線治療を行うことが可能となり，その結果高度な直腸出血の頻度を5%以下に抑え，高線量を安全に投与できるようになった（画像誘導放射線治療，▶205ページ）。

　[2] **小線源治療**　小線源治療には，進行がんに対する高線量率のイリジウム192線源を用いた方法と，早期がんに対するヨウ素125線源を用いた方法とがある（▶図10-12）。半減期が長く（60日）ゆっくりと放射線を放出する永久挿入線源ヨウ素125を前立腺内に直接埋め込む方法は，治療効果がIMRTと同等で，かつ治療時間が2時間程度と短く，一度の治療ですみ，患者の身体的な負担が少ない利点がある。進行度が増すと外部照射を併用する。

治療効果・結果 ▶　表10-8にさまざまな治療法による成績を比較したものを示す。低リスク群では，すべての治療法でおおむね良好な結果が得られている。リスクが増加するにつれて前立腺被膜外への浸潤の可能性が高まるため，ホルモン療法と放射線治療が選択されることが多い。前立腺がんの発症年齢が高いことを考慮すると，今後も放射線治療がより普及するものと思われる。

　骨転移に対する治療としては，外部照射，ホルモン療法のほかに，放射性物

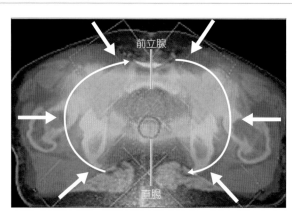

前立腺

直腸

コンピュータ上の治療計画を示す。赤で示された部分が，高線量を照射する部分である。

▶図10-11　強度変調放射線治療（IMRT）

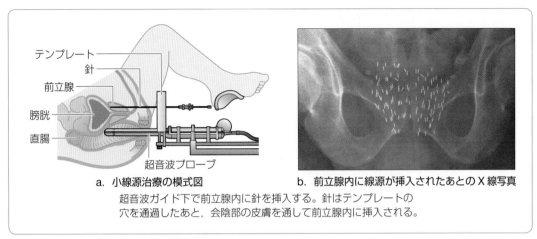

a. 小線源治療の模式図

b. 前立腺内に線源が挿入されたあとの X 線写真

超音波ガイド下で前立腺内に針を挿入する。針はテンプレートの
穴を通過したあと，会陰部の皮膚を通して前立腺内に挿入される。

▶図 10-12　前立腺がんに対する小線源治療

質のラジウム 223 を静脈内に投与して一度に治療する新たな方法も開始され，
患者の QOL をより改善している。

② 有害反応と対処

外部照射開始後 3 週目以降に，軟便，尿勢の低下，頻尿，夜間頻尿，切迫
尿などがおこり，血尿，下痢，疲労感などが出ることもある。また，膀胱炎症
状もみられるが，感染を伴わない場合には症状は比較的軽度である。排尿障害
に対しては α-ブロッカーや消炎鎮痛薬が投与される。膀胱炎症状に対しては，
過活動膀胱に対する薬剤が投与され，症状の緩和が得られる。一般に外部照射
による有害反応は小線源治療に比べ緩徐である。

小線源治療における急性症状として，まず線源の挿入直後に刺入部位の腫
脹・疼痛および前立腺の腫大による排尿困難が出現する。1 か月後にはこれら
にかわり，放射線による尿道炎，前立腺炎による排尿障害，切迫尿，頻尿(と
くに夜間頻尿)，尿勢の低下，排尿時の灼熱感などが出現するが，1〜3 か月
をピークに改善する。この場合も外部照射の場合と同様の薬剤で改善する。

晩期反応には，慢性膀胱炎，尿失禁，勃起障害，排尿障害，消化管(おもに
直腸)出血がみられる。直腸出血は，大量の放射線が照射された直腸粘膜の毛
細血管が拡張するために出現する。

③ 放射線治療を受ける前立腺がん患者の看護

前立腺がんは男性特有のがんであり，患者の多くは 60 歳以上である。既往
歴，社会的役割，家族構成，経済面など患者個々の状況をアセスメントしたう
えで，必要なケアを提供する。治療法は放射線に限ってもさまざまであるため，

▶表10-9 永久挿入ヨウ素125線源による小線源治療を受けた患者への退院指導

- 小線源からの放射線はほとんどが前立腺で吸収され，体外には微量しか放出されないため，通常の日常生活を送ることができる。
- 小線源が排出された場合は直接触れずにびんなどに入れ，治療を受けた病院に連絡する。
- 十分な水分をとり，排尿をがまんしない生活を心がける。しかし，治療後1週間程度はアルコールやカフェイン飲料を避ける。
- 治療後1か月程度は，会陰部を圧迫する自転車やバイクの運転などは避ける。
- 念のため治療後1年ほどは以下のように過ごすとよい。
  ＊子どもや妊婦との長時間の接触を避ける。
  ＊小線源が体内にあることを記したカードを所持・携帯する。
  ＊なんらかの外科的治療を受ける際には医療者に伝える。
  ＊死亡した場合にも，小線源療法の担当医に連絡を入れる。
  ＊小線源はチタン製であるが，ごくまれに空港などの金属探知機に反応することもあるため，海外へ行く場合には，英文の治療証明書を持参する。

意思決定に時間を要する患者や家族もいる。治療期間や治療費などの生活にかかわる内容も含めて十分な情報提供を行い，患者の価値を傾聴し，意思決定のプロセスを支えることが重要である。また，ほとんどの治療法で照射前には膀胱内に尿をためた状態にする必要があるため，排泄機能や認知機能をアセスメントする。たとえば，前立腺肥大がある場合には，排尿をがまんすることが困難となり，認知症を発症している場合にはその必要性を失念することもある。このような患者に対しては，治療を確実なものにするための前処置を検討する必要があるため，医師と連携して対処する。

小線源治療の場合は，砕石位で陰部を露出するため，治療中の羞恥心への配慮が求められる。また，患者は線源を体内に保持したまま退院し，もとの生活を過ごすことになる。患者・家族が被曝について過剰な不安をいだかないための退院指導も必要となる（▶表10-9）。放射線治療に伴う有害事象としては，消化器系・泌尿器系の障害，粘膜障害などがある。とくに，膀胱刺激症状や尿道粘膜炎に伴う頻尿は，不眠や倦怠感につながることがある。また，下痢や頻便などの排便トラブルも生じることもあるため，患者の排泄に関する状態を確認しながら解決策を検討する必要がある。

J｜悪性リンパ腫

リンパ腫は，ホジキンリンパ腫と非ホジキンリンパ腫に大別されるが，いずれも抗がん薬と放射線に感受性が高いため，化学療法や放射線治療，あるいはその併用で治療が行われる。わが国では，非ホジキンリンパ腫のびまん性大細胞型（30〜40％）が最も多く，ついでMALT（粘膜関連リンパ組織）リンパ腫が多い。ホジキンリンパ腫や濾胞性リンパ腫は10％以下である。

① 放射線治療の適応と治療法

[1] ホジキンリンパ腫　以前は，限局期には系統的照射(頸部・縦隔・腋窩へのマントル照射＋脾臓・傍大動脈リンパ節照射)を用いた放射線治療単独が原則であったが，最近ではリスク因子に応じて化学療法2〜6サイクル(ABVD療法：ドキソルビシン塩酸塩，ブレオマイシン塩酸塩，ビンブラスチン硫酸塩，ダカルバジンの併用)後に，限局した放射線治療(治療前に病変が存在したリンパ節を対象に20〜40 Gy/2〜4週)を行う。治療の進歩により長期の生存可能性が高まっているリンパ腫では，放射線治療後の長期経過後の有害事象に注目し，いかに少なくするかが検討されてきた。従来のIFRT(involved-field radiation therapy)では，骨構造を基準としたX線写真による2次元治療計画により，腫瘍が存在した区域(▶図10-13-a，頸部に存在した腫瘤なら大きさにかかわらずその範囲)を治療範囲としていた。しかし，PET/CTや造影CT，造影MRIといった画像診断や放射線治療技術の進歩で，現在では病巣を的確に診断したうえで，3次元での計画により照射範囲を腫瘍に絞り込んだISRT(involved site radiation therapy)を行うことが可能になった(▶図10-13-b)。照射範囲が小さくなり的確に治療できることで，効果は同等でありながら，遅発性有害反応は軽減されることが期待される。

[2] 非ホジキンリンパ腫　進行速度は週単位のもの(高悪性度群)，月単位のもの(中等度悪性度群)，年単位のもの(低悪性度群)まで幅広い。

　限局期の低悪性度群(MALTリンパ腫や濾胞性リンパ腫)では，低線量(24〜30 Gy/12〜15回/3週以下)の放射線治療を単独で行い，中等度悪性度群(びまん性大細胞型)では，化学療法3〜6サイクル(CHOPあるいはR-CHOP療法：〔リツキシマブ〕，シクロホスファミド水和物，ドキソルビシン塩酸塩，ビンクリスチン硫酸塩，プレドニゾロン)後に，限局した放射線治療(30〜50 Gy/15〜25回/3〜5週)を行う。アジアに多い鼻腔NK/T(ナチュラルキラー

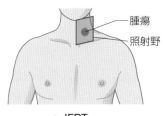

a. IFRT
骨構造を基準とした2次元による照射野。腫瘍を中心とした領域を囲む。

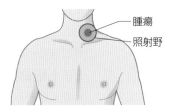

b. ISRT
CT・MRIやPETを参考にした3次元による照射野。より的確に腫瘍に照射できるようになり，照射野が小さい。

▶図10-13　ホジキンリンパ腫の照射野

T)細胞リンパ腫には，化学療法(DeVIC 療法：デキサメタゾン，エトポシド，イホスファミド，カルボプラチン)に加えて放射線治療(50～54 Gy/25～27 回/5～5.5 週)が必要不可欠である。中等度悪性度群の進行期や高悪性度群には化学療法が主体であるが，巨大腫瘍には化学療法後に病巣部への放射線治療を行う。

治療効果・結果▶　5 年生存率は，ホジキンリンパ腫 90～95％以上，限局期中等度悪性度群(びまん性大細胞型中心) 70～85％，MALT リンパ腫 70～90％(無増悪生存率)・97％(局所制御率)，限局期濾胞性リンパ腫 50～80％(10 年生存率)，限局期鼻腔 NK/T 細胞リンパ腫 50～60％程度である。

② 有害反応と対処

急性期の有害反応▶ [1] **放射線宿酔・骨髄抑制・粘膜炎・皮膚炎**　照射野が比較的広く化学療法を併用することが多いため，放射線宿酔や骨髄抑制がおこりやすい。線量が少ないので粘膜炎や皮膚炎は軽度である(▶187 ページ)。

[2] **放射線肺炎**　多剤併用化学療法との併用で増強しやすく，注意が必要である(▶232 ページ，「有害反応と対処」)。

[3] **レルミット徴候**　頭部を前屈すると脊柱に沿って下方へ放散する電撃様のしびれをいう。頸髄あるいは上部胸髄が広く照射されたときに，照射後 2～4 か月で出現することがある。脊髄の一過性の脱髄が原因と考えられており，数か月で消失する。特別な処置は必要ないが，患者に症状は一過性であることを十分に説明する。

晩期の有害反応▶　二次がん，心血管障害などがみられる。

③ 放射線治療を受ける悪性リンパ腫患者の看護

悪性リンパ腫患者に対する放射線治療では，臨床病期や病変部位によって照射方法や併用する化学療法が異なる。そのため，患者の疾患や治療計画を十分に理解し，有害反応へのケアや心理・社会的支援を行う必要がある。

有害反応としては，放射線宿酔や粘膜炎，骨髄抑制などがみられる。これらの看護については第 9 章(▶211 ページ)に記したが，悪性リンパ腫では疾患自体による骨髄抑制もあるため，とくに注意する必要がある。また，初回治療後は短期入院や外来通院というスタイルへと変化することも多いため，有害反応の早期発見や重症化の予防に向けたセルフマネジメント支援も重要になる。

心理・社会的支援としては，患者・家族が血液のがんに対してネガティブなイメージをもちやすいことや，とくにホジキンリンパ腫では若年層の発症など，悪性リンパ腫特有の問題を理解し，患者や家族の全体像をアセスメントしながら必要なケアを提供する。

K 骨転移・脳転移・上大静脈症候群

がんは進行してくるとしばしば骨や脳に転移して疼痛や神経症状をきたし、患者の QOL を著しくそこなう。放射線治療はこれらの症状を緩和するためにも重要である。

① 骨転移

骨転移は、進行した乳がん、肺がん、前立腺がんなどでしばしばみられる。溶骨性(甲状腺がん、腎がん)、造骨性(前立腺がん)、混合型(肺がん、肝がん、乳がん、消化管がん)があり、溶骨性のものは圧壊・骨折をおこしやすい。骨転移に対する放射線治療の役割は疼痛の制御、骨折の予防、脊髄圧迫などの神経症状の改善・予防である。アメリカ放射線腫瘍学会(ASTRO)の 2011 年のガイドラインによれば、適切な有痛性骨転移の管理には、迅速な発見、適切な薬物療法、さらにはデータに裏打ちされた緩和的放射線治療が必要とされる。

分割照射法としては 37.5 Gy/15 回/3 週、30 Gy/10 回/2 週、20 Gy/5 回/1 週、8 Gy/1 回/1 日が用いられ、疼痛緩和率は同等とされるが、局所制御率、無増悪生存率は分割回数が多いほうが良好とされている。

溶骨性の骨転移、とくに大腿骨、脛骨、椎体などの支持骨への転移がみられれば骨折を予防するために放射線治療を行うが、溶骨性の変化が著しければ整形外科的固定が必要である。疼痛が軽減しても、溶骨性の変化が改善するには 2〜3 か月以上を要するので、その間は骨折に十分注意する。

椎体への転移は病的圧迫骨折をおこしやすく、後方にある脊髄を圧迫する可能性が高いので、無症状でも放射線治療を行うことが多い。いったん脊髄症状が完成すると症状の軽快はむずかしい。疼痛はあるが麻痺はない状態で適切な放射線治療を行えば、90％以上の症例で生存期間中の麻痺を回避できる。単発性の椎体転移には定位放射線照射を積極的に行う施設もある。

骨転移を有する去勢抵抗性前立腺がんの治療として塩化ラジウム($^{223}RaCl_2$)による核医学治療が 2016 年 3 月に承認された。

治療効果・結果▶ 疼痛緩和率は、通常の骨転移痛では 70〜90％、神経障害性疼痛では 60％程度である。

有害反応と対処▶ 有害反応は少ないが、胸椎照射では食道炎による嚥下痛が出現する。

患者の看護▶ 骨転移のある患者は、体動や荷重によって疼痛の増強や病的骨折のリスクがあるため、照射室・照射台への移動時に十分な注意が必要である。患者の状態や訴えに合わせ、車椅子やストレッチャーによる移送を検討する。また、治療

中に同一体位をとることが苦痛となる患者では，治療時間に合わせて鎮痛薬を事前に内服するなどのマネジメントが求められる。医師や診療放射線技師などと情報を共有しながら，治療が完遂できるよう支援計画をたてなければならない。

　線量が少ないため有害反応はまれではあるが，照射部位によっては生じる可能性もあるため，継続的な観察が重要となる。

② 脳転移

　予想される生命予後が1〜2か月以内である症例を除けば，放射線治療の適応である。

　予後良好な少数個の脳転移(4個以内，施設によっては10個以下，腫瘍径3 cm以内)には，定位放射線照射を行う(▶図10-14)。全脳照射は待機する。

　全身状態が不良，頭蓋外転移病巣が制御されていない，脳転移病巣数が10個をこえるなど，予後不良と判断される多発性脳転移には，全脳照射による緩

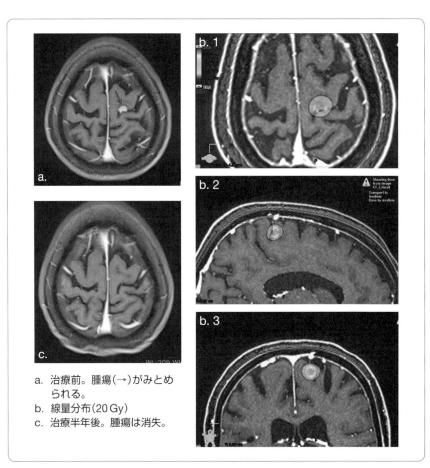

a. 治療前。腫瘍(→)がみとめられる。
b. 線量分布(20 Gy)
c. 治療半年後。腫瘍は消失。

▶図 10-14　脳転移に対する定位放射線照射(1回照射)

和的放射線治療が標準である。全脳照射では 30 Gy/10 回/2 週や 37.5 Gy/15 回/3 週などの線量分割法が用いられる。全脳照射を行いながら肉眼病巣への同時線量追加を定位放射線照射で行うこともある。

治療効果・結果▶　定位放射線照射による腫瘍局所制御率は 80％をこえる。予後不良な多発脳転移例の生存期間中央値は，全脳照射なしで 1〜2 か月，ありで 3〜7 か月である。

有害反応と対処▶　「脳腫瘍」の項に準じる（▶225 ページ）。

患者の看護▶　脳転移のある患者は，局在次第で運動機能や認知機能の低下がみられるため，照射室・照射台への移動時に介助を要する場合がある。患者の状態に合わせ，見守り歩行，車椅子，ストレッチャーなどによる移送を検討する。有害反応としては，定位照射では一時的に脳浮腫や局所的な脳壊死がみられる場合がある。痙攣や顔面神経麻痺，聴力障害などの晩期有害事象は QOL 低下の要因となるため，治療前の説明を十分に行い，意思決定支援を行う必要がある。また，治療費が高額となるため，必要な情報の提供や調整を行い，経済的な負担に伴う社会的苦痛を緩和することも重要である。

③ 上大静脈症候群

肺がん，悪性リンパ腫，胸腺腫などにより，上大静脈が狭窄・閉塞して，顔面・頸部・上肢のうっ血による腫脹をおこした状態が上大静脈症候群である。徐々におこれば側副血行路の発達によって強い症状をきたすことはないが，急速におこると，臥位をとれないこともしばしばである。肺がん，とくに小細胞がんや，悪性リンパ腫では，放射線治療によって比較的早期に症状が改善する。

有害反応と対処▶　「肺がん」の項に準じる（▶232 ページ）。

患者の看護▶　上大静脈症候群の患者は，進行が急速な場合や血流・呼吸障害がある場合に緊急照射となる。看護師は，医師や診療放射線技師と連携をはかりながら，すみやかな治療室への移動，照射時の体位保持に伴う苦痛の軽減，患者・家族への心理的ケアを行うことが求められる。

L｜小児がん

小児がんでは白血病が 1/3 を占め，眼，中枢神経系腫瘍が次いで多くみられる。そのほか放射線治療の対象として，悪性リンパ腫や神経芽腫，ウィルムス腫瘍（腎芽腫），横紋筋肉腫，ユーイング肉腫などがみられる。小児がんは手術，化学療法，放射線治療を組み合わせることで治癒率も向上している。ここでは，放射線治療が行われる代表的な疾患であるウィルムス腫瘍と横紋筋肉腫

について述べる。

治療上の注意 ▶ 児が安静を保つのがむずかしい場合には鎮静を行う。ただし，鎮静は患児にとって負担である。事前に患児に治療計画室や治療機器を見せることで落ち着いて治療を受けられることもあるので，治療環境に慣らすことも重要である。

治療対象部位は，頭から足にかけて多岐にわたる。治療対象部位に応じた観察を行う。たとえば治療対象部位に胃や腸が含まれる場合には，吐きけや便通異常に注目したり，食欲の推移を観察する。患児の意思表示は必ずしも十分でない場合も多いため，治療期間中の症状観察が重要である。

遅発性有害事象として，骨・筋肉発育障害，学習障害，精神発達障害，循環器障害，二次がんなどがある

子どもや家族の心理社会的支援を行うため，教師，保育士，チャイルド-ライフ-スペシャリストなどの専門家も医療チームの一員として支援する(▶261ページ，NOTE)。

① ウィルムス Wilms 腫瘍(腎芽腫)

ウィルムス腫瘍の好発年齢は，片側性では 3〜4 歳で，両側性は 2 歳半である。腫瘍が片側か両側かを判断したうえで，病理検査・画像検査に基づき手術と化学療法を組み合わせる。放射線治療は進行期の手術後の再発リスクを減らす目的で行う。また，肺転移に対する治療でも使用される。

放射線治療の適応や有害反応については，表 10-10 にまとめた。

② 横紋筋肉腫

横紋筋肉腫は，軟部悪性腫瘍としては小児で最も多い。将来骨格筋を形成しようとする胎児の中胚葉または間葉組織に由来する悪性腫瘍であるため，全身のあらゆる部位から発生する。頭頸部が 40％近く，ついで泌尿・生殖器が 30％，四肢と体幹部がそれぞれ 15％程度である。眼窩や頭皮，耳下腺，口腔のものは予後がよいが，鼻腔や膀胱，前立腺由来は予後不良である。また，組織型によっても予後が異なる。手術，抗がん薬，放射線治療を組み合わせて治療する。ごく一部を除きほぼ全例に放射線治療が必要となる。

放射線治療の適応や有害反応については，表 10-10 にまとめた。

③ 放射線治療を受ける小児がん患児の看護

成人のがんと同様，小児がんの治療においても，治療計画の完遂には患児の協力が求められる。したがって，治療の意思決定は親などが行うとしても，患児本人へもその理解力に合わせて病気や治療に対する説明を十分に行う必要が

ある。説明のないまま闘病生活を過ごし，苦痛を伴う治療を受けることは，情緒面の健康へ負の影響を与えかねない。小児がんをかかえる子どもにとっての医療は，後遺症を最小限に抑えながら高い効果をもたらす治療やケアを提供すると同時に，がんを患っていない子どもと同じように心身ともに健康な成長をとげられるよう支援するものでなければならない。そのため，看護師は患児の発達段階を意識しながらかかわることが重要である。たとえば，就学後の患児が長期に入院を必要とする場合には，学業を継続できるような配慮が必要である。院内学級の教師や保育士，チャイルド-ライフ-スペシャリストなどの専門家も医療チームに含まれることが望ましい。

治療前のケア▶　治療前は，治療に伴う不安や緊張を軽減することが第一である。治療室の見学やスタッフとの顔合わせを行い，治療の流れを写真やビデオなどの媒体を用いて説明するなどの配慮をするとよい。治療を鎮静下で行わない場合には，リハーサルを行うと実際の治療をイメージしやすくなり，安心感が増す。照射中に固定具を使用する場合には，治療に支障がない程度に絵を描く，シールをは

▶表 10-10　小児がんに対する放射線治療

	ウィルムス腫瘍	横紋筋肉腫
適応	ウィルムス腫瘍のうち，予後不良群（退形成型や横紋筋肉腫型など），残存腫瘍がある場合，リンパ節転移がある場合などに放射線治療が施行される。	眼窩の腫瘍（眼球摘出を避けるため），切除不能な頭頸部腫瘍，または脳神経症状を伴う腫瘍は，根治的な放射線治療が必要となる。膀胱に発生した場合は，膀胱の温存をはかる目的で化学療法＋放射線治療を行い，腫瘍が残存した場合には手術を行うこともある。
治療法	手術後 9 日以内に放射線治療を開始する必要がある。総線量は 10.8 Gy とし，一般的には前後から照射する。残存腫瘍が大きければ（3 cm 以上）10.8 Gy をさらに追加する。小児の腹部腫瘍では椎体の一部が照射野に入ることも多い。この場合，椎体の一部のみを照射すると，成長後に側彎症が出現するため，椎体はすべて（全幅）照射野に入るようにする。	確実な固定が必要であることから小児用の麻酔を行うことが多い。また，根治的な放射線治療（50 Gy 程度）を行うことから，正常組織への線量を減らすため，IMRT などのより繊細な治療が望ましい。各正常組織の耐容線量をできる限り下まわるようにするとともに，骨盤部の病変では，卵巣移動術や精巣移動術により，正常な卵巣や精巣を照射前に移動させておくことも行う。
治療効果・結果	予後良好群の 10 年生存率は 78〜90％であるが，放射線治療のおもな対象となる予後不良群の 10 年生存率は，放射線治療を行ってもなお 18〜49％と低い。	部位別の 5 年生存率は，眼窩 90％，頭頸部 80％（予後良好部位）・75％（予後不良部位），膀胱・前立腺 80％，生殖器 90％以上，四肢 70％程度である。
急性期有害反応	吐きけ・嘔吐，軟便，下痢，食欲低下，倦怠感がみられる。食事量をつねにチェックし，体重の減少を防ぐために食事の内容にもたえず気を配る必要がある。	頭頸部への放射線治療では，吐きけ・嘔吐，脱毛，口腔粘膜炎，口内乾燥，嚥下痛，脱水がみられる。口腔内を清潔にするとともに，脱水予防のための飲水，補液，栄養管理を行って対処する。また，泌尿器への放射線治療では，頻尿，排尿時痛，下痢，食欲低下，血尿がみられる。肛門部の洗浄，皮膚炎に対するステロイド軟膏の塗布，止痢薬の投与を行って対処する。
晩期有害反応	側彎症，亀背，軟部組織の低形成，骨盤骨の低形成，肝臓・腎臓の低形成，腎不全	正常組織の成長障害，顔面骨の非対称性の成長，骨盤骨の成長不全，膀胱萎縮

るなどの工夫をし，装着時の恐怖感をやわらげるようにかかわる。

　家族へのケアとしては，病気や治療に伴う不安，付き添いに伴う心身の疲労などの軽減をはかる必要がある。また，入院に伴い付き添いをする家族がいる場合には，家族内の役割変化が生じ，全家族員に影響を及ぼすため家族アセスメントを行うことが重要である。家族をシステムとしてとらえながら患児の治療計画が遂行できるよう支援するとよい。

治療中のケア▶　乳幼児や認知機能の発達が未熟な児など，照射中の同一体位の保持が困難な児には，麻酔などの鎮静が行われる。この場合，治療前の過度な飲食を避ける，モニタリングを行い循環・呼吸状態の変化を十分に観察する，緊急時の体制を整えておく，などの対処が必要となる。また，年齢や認知機能にかかわらず，治療室の暗さや孤独をがまんできるか否かを照射前にアセスメントする必要がある。不安の軽減をはかるため，お気に入りのおもちゃの持ち込みを許可する，好きな音楽を流すなどの配慮をするのもよい。緊張が強く，失禁してしまう患児もいるため，照射前に排尿を促す，おむつを準備するなどの注意が必要である。鎮静を行わない場合には，マイクを通してつねに声がけをし，不安を軽減するとよい。可能であれば，親などが直接声をかけられるような調整も行う。

　照射終了後は，治療継続への意欲を維持するために十分なねぎらいをする。患児が治療に対する感情を自由に表出できるような声かけも，照射のたびに行うとよい。可能であれば，好きなシールをカレンダーにはるなどすると，治療の見通しを理解することにもつながる。

　患児が症状を正確に伝えることは困難なため，きげんや活気なども十分に観察することが重要である。皮膚・粘膜障害に対する予防的なケアは家族の協力も得て行う。皮膚障害が悪化すると，瘙痒感に伴い無意識にかいてしまうこともあるため，爪は短く切り，場合によってはミトンの着用も検討する必要がある。

　家族に対しては，治療室までの付き添いを許可する，照射中の患児の様子を伝えるなどし，不安の軽減をはかる。

治療後のケア▶　放射線治療後の患児がかかえる問題には，照射部位や線量によって異なるが，知能の発達障害，骨格の成長への影響，性的機能や生殖能への影響などがある。就学・就職・結婚・妊娠や出産など，発達段階に応じた局面で問題が生じた場合に相談，対処できる体制を整えておくことが重要である。治療成績の向上に伴い小児がん経験者への長期的・包括的なフォローに対する要求が高まっており，さまざまな専門家がその体制の構築に携わっている。

NOTE
チャイルド-ライフ-スペシャリスト

子どもにとって，治療や検査は非日常的なできごとである。チャイルド-ライフ-スペシャリスト(CLS)は，それらを患児の日常に可能な限り近づけることで，治療や検査をうまく乗りこえられるよう心理・社会的支援を行う専門職である。わが国には教育課程がなく，資格の取得にはアメリカやカナダへの留学が必要である。現在国内の 33 施設で，47 名の CLS が勤務している(2022 年 11 月現在)。

放射線治療は，大型の機械や固定具などの見慣れないものが多く，リニアック室では 1 人にならなければならない。放射線治療が患児の日常になることで，鎮静の必要がなくなる場合もある。結果として，患児の肉体的・精神的負担が軽減され，医療スタッフ側の負担の軽減にもつながる。

そのためには CLS だけでなく，医師や看護師，放射線技師が連携することが欠かせない。

●放射線治療への導入

患児のもとを訪問し，好きな遊びや好きなものなど日常を理解するところから支援を始める。放射線治療は，患児にとって非日常の体験である。はじめての放射線治療が患児にとって苦手なもの，こわいものとならないよう配慮しながら，写真を用いて治療の説明を行う。病棟からリニアック室まで訪問するツアーは，患児の日常を参考に 1 人ひとりに合わせて計画する。たとえば，ツアーの道中に患児が好きなキャラクターを探すイベントを用意する，新しい環境に慣れるのに時間がかかる患児には複数回のツアーを計画し，リニアック室の中に前回のツアーと違う箇所を用意して医療スタッフを交え間違い探しをするといった工夫ができる。

●固定具への工夫

患児にとって固定具は，ふだん目にしないものであり，顔への装着に不安を感じることも多い。固定具に絵を描いて用意したり，一緒に描くことで，固定具が自分のものであるという感覚を生み，不安を軽減する効果がある。患児のベッドサイドなど，患児がリラックスできる環境で，おしゃべりしながら患児が好きな動物，乗り物，キャラクターなどを描くと，固定具そのものへの抵抗感が軽減され愛着がわきやすい。

●放射線治療中の声かけ

治療中は別室からマイクで声かけを行う。事前に，患児がふだんどのように時間の見通しをもっているかをさぐる。数を数えられるか，歌を歌うことで時間の見通しをもてるかなどを検討し，具体的な支援につなげる。

●放射線治療後の支援

治療が日常化したあとも，自身のがんばりを可視化することでより前向きに取り組める患児には，治療終了ごとにシールをはる「がんばりカード」を作成する。がんばったことを示すシールが増えていくことを病棟の看護師がねぎらうことで，患児にとって広くがんばりをみとめられた経験となり，さらに達成感・自己肯定感が得られる。また，事前に治療が終わったらやりたい遊びを聞いておき，治療後に一緒に遊ぶことで，自然に患児の緊張をほぐし，安心できる日常へと戻る支援も行う。

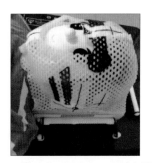

▶図　キャラクターの絵を描いた固定具

参考文献

1) 井上俊彦ほか編：がん放射線治療と看護の実践——部位別でわかりやすい！最新治療と有害事象のケア．金原出版，2011.

2) 大西洋ほか編著：がん放射線療法 2017，改訂第 7 版．学研メディカル秀潤社，2017.

3) 久保敦司・木下文雄：核医学ノート，第 5 版．金原出版，2009.

4) 鈴木志津枝，・小松浩子監訳：がん看護 PEP リソース——患者アウトカムを高めるケアのエビデンス．医学書院，2013.

5) 関根広：放射線治療の副作用とその対策．北原規・相場恵介編：化学放射線療法プラクティカルガイド．pp.33-37，南江堂，2009.

6) 辻ゆきえ：主体的な闘病生活の促し——情報提供を受ける小児がんの子どもに対する看護師の働きかけ．日本看護科学会誌 25(2)：65-74，2005.

7) 日本小児血液・がん学会編：小児がん診療ガイドライン 2016 年版．金原出版，2016.

8) 日本乳癌学会編：乳癌診療ガイドライン ①治療編 2018 年版．金原出版，2018.

9) 日本肺癌学会編：肺癌診療ガイドライン 2018 年版 悪性胸膜中皮腫・胸腺腫瘍含む．金原出版，2018.

10) 久田欣一監修：最新臨床核医学，改訂第 3 版．金原出版，1999.

11) 森恵子・秋元典子：食道切除術後の回復過程において補助療法を受けた患者の術後生活再構築過程．日本がん看護学会誌 26(1)：22-31，2012.

12) 山口建監修：症状で選ぶ！がん患者さんと家族のための抗がん剤・放射線治療と食事のくふう(がんよろず相談 Q&A シリーズ)．女子栄養大学出版部，pp.162-169，2007.

第 3 部

放射線防護

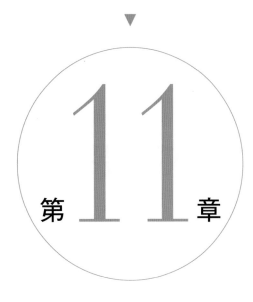

臨床放射線医学

第**11**章

放射線による障害と防護

本章で学ぶこと│□放射線治療をはじめ，単純 X 線検査，CT，核医学検査は，放射線被曝と切り離すことができない。障害をきたす線量についての正確な知識を得ることで，安全な医療が実践可能であることを学び，患者に説明できるようにする。また，その障害の種類と程度について学ぶ。

A｜放射線障害

　　　　　放射線による影響は**図 11-1** のように分けられる。放射線の影響は，まず放射線を受けた身体そのもの（母体および胎児も含む）への影響と，次世代（子孫）へ影響を与える遺伝的影響に二分される。また，放射線の影響の出現の仕方により確定的影響と確率的影響に分けられる。本項では，放射線による身体的影響と確定的影響，遺伝的影響と確率的影響，発がんへの影響をみていく。

① 放射線の身体への影響

　　　　　放射線の身体への影響については，大きく分けて 3 つの特徴がみられる。

　[1]**症状の非特異性**　放射線障害に特有の症状はみられない。すなわち放射線障害として出現する症状のほとんどが，白内障，皮膚炎，発がんなど自然に発生する症状（身体的影響）であり，その頻度が放射線によって増すだけである。

　[2]**潜伏期の存在**　一般的に大量の放射線被曝でない限り，放射線の被曝から

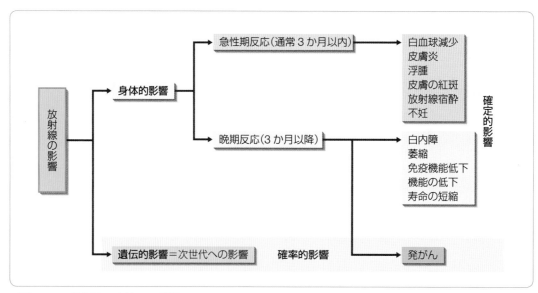

▶**図 11-1　放射線の身体への影響**

症状の出現まで，ある一定の時間がかかる。放射線によって細胞内におこった変化が，臨床的な症状として出現するまでには時間がかかるためである。一般的に潜伏期の長さは，線量の大きさとは関係しないと考えられている。

[3] **難治性**　放射線による障害が一度発生してしまうとそのほとんどは難治性である。

1 早期におこる影響

放射線によって早期におこる影響は，放射線による急性期反応によって引きおこされる。潜伏期は被曝後2〜3週間で，その後に急性期反応が出現する。代表的な症状には，放射線宿酔，皮膚の紅斑，脱毛などがある。これらの症状は数か月でほとんどが回復してくる（▶表11-1）。

2 晩期におこる影響

放射線によって晩期におこる影響は，放射線による晩期反応によっておこるが，急性期反応をおこした細胞の炎症が長引くことによって晩期反応がおこるのではなく，現在では，これとは別の細胞の炎症が，被曝後3か月以降におこると考えられている。また，骨髄移植前の全身照射など比較的大量の被曝を受けた場合に発生する。このような影響の代表的なものとしては，白内障，白血病，皮膚潰瘍，放射線脊髄炎，小児の成長障害などがある（▶表11-1）。

3 代表的な臓器の障害と線量限度

線量限度とは，放射線被曝による死亡確率が自然死亡率の増加に有意に影響を与えない限度をいう。一般に線量限度は死亡率への寄与を問題としているが，実際の被曝に際して重要となるのは，被曝によって形態および機能の回復が期待できなくなる晩期反応である。以下に代表的な臓器における急性期反応と晩期反応についてあげる。

[1] **中枢神経系**　中枢神経系は晩期反応の代表的臓器である。一般に放射線感受性は低い。放射線感受性は，脊髄，橋・延髄，小脳，大脳の順に高く，中枢

▶表11-1　早期におこる影響と晩期におこる影響の特徴

影響の区分	潜伏期の長さ	例
早期の影響（急性期反応）	・被曝後，2〜3週間の潜伏期ののちあらわれる影響	放射線宿酔 皮膚の紅斑 脱毛
晩期の影響（晩期反応）	・被曝後，3か月以降にあらわれる影響 ・比較的大量の被曝を受けた場合に発生（全身被曝では1.5Gy/回）	白内障 白血病 皮膚潰瘍 放射線脊髄炎 成長障害

神経系では脊髄が最も障害を受けやすい。

中枢神経系におこる障害は，ほとんどが血管障害による。脳血管には細い血管が多く，内皮細胞が障害を受けて比較的細い血管が閉塞することが，神経障害の原因になる。脊髄では晩期に発症する放射線脊髄炎が重要である。

[2] **水晶体**　高線量で水晶体は白濁する(閾値は 1.5〜2 Gy/回)。網膜，視神経は感受性が低い。頭頸部(上顎および眼窩)の放射線治療において晩期反応が比較的よくみられる。

[3] **肺**　おもに毛細血管や小血管の障害により放射線肺炎が発生する。乳がんや肺がんの治療などで比較的よく出現する晩期反応である。

[4] **肝臓**　3 週で 30 Gy をこえると肝実質の障害が発生する。照射 2〜6 週後より発生し，肝腫大・腹水が出現する。急性期反応によって出現する。

[5] **消化器**　最も感受性が高いのは小腸である。2〜3 週で 20〜30 Gy の照射を受けると腸管蠕動は亢進する。高線量で晩期反応がおこる。消化管の晩期反応は，狭窄や腸管壊死などが代表的である。

[6] **骨**　放射線感受性が低いが，小児は例外である。成人では骨壊死，小児では成長障害(骨端部)が生じる。骨壊死および小児における成長障害は代表的な晩期反応である。

[7] **造血器(骨髄)**　0.25 Gy でリンパ球は減少する(被曝後 48 時間目のリンパ球数が有害事象の目安となる)。1 Gy 以上の全身被曝で好中球が減少し，3 Gy 以上では血小板が減少する。血中のリンパ球数が 1,000/μL 以下で易感染性となる。骨髄は放射線感受性がきわめて高く，急性期反応の代表的な臓器である。

4　確定的影響

通常，発がん以外の放射線の身体への影響は，ある一定以上の線量をこえないと出現してこない。この最小線量を**しきい(閾)線量**という。このしきい線量は臓器・器官に固有のもので，水晶体などでは低く，骨や筋肉などでは高い。しきい線量を有する放射線の影響を確定的影響という(▶図 11-2-a)。

いずれの確定的影響も放射線被曝部位にある臓器・器官のしきい線量をこえると身体にあらわれ，症状として出現する。

② 放射線の遺伝的影響

1　遺伝的影響

放射線による遺伝的影響とは，妊娠していないときに放射線の被曝を受け，その後の妊娠によって生まれた子どもにおこる遺伝的な影響をさす。したがって妊娠中の母体が被曝した場合に出現する胎児の奇形などは，骨格形成中の胎児そのものが被曝したことになるため，遺伝的影響とは異なる。

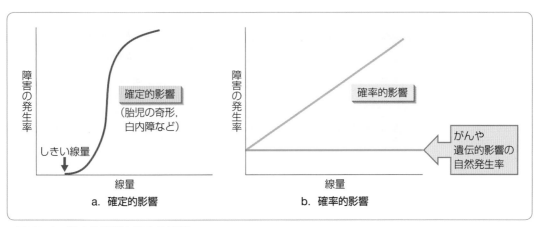

▶図 11-2　確定的影響と確率的影響

2　線量と確率的影響

　　障害が発生するのに最低限必要となる線量をしきい線量というが，確率的影響ではしきい線量は存在しないと仮定されている（▶図 11-2-b）。つまり，確率的影響は，どんなに少ない線量でも影響が出現する可能性があることになる。ただし，実際にはおおよそのしきい線量が推定されている（▶271 ページ，NOTE）。確率的影響は，放射線誘発がんと遺伝的影響の 2 つのみである。前述の確定的影響と確率的影響の違いについて表 11-2 にまとめた。

　　なお，一般に遺伝性疾患の放射線による誘発率は 1×10^{-5} 程度，遺伝性疾患の自然発生率は 7×10^{-2} 程度であり，自然発生で出現する奇形のほうが放射線の影響によるものよりもはるかに多い。また，これまでに確認されている遺伝的影響は小頭症のみである。

　　確率的影響は線量の増加とともに発生率が増加するが，影響の重篤度は線量に無関係と考えられている。

③　放射線の発がんへの影響

1　放射線誘発がんのリスク

　　放射線によって誘発されるがんは確率的影響の 1 つであり，いかに少ない線量であってもがんの発生は否定できない。しかし，これまでの疫学的な検討から，おおよそのしきい線量が推定されており，その線量は 200 mSv 程度とされている。200 mSv とは腹部単純 X 線撮影で 100 回，CT では 6〜7 回程度に相当する。ただし，放射線誘発がんの発生リスクは一般的に 5×10^{-5} 程度，通常のがんの自然発生率は 27×10^{-2} 程度であり，放射線誘発がんは自然発生率の 1/5,000 程度である。

▶表 11-2　確定的影響と確率的影響の特徴

影響の区分	線量との関係	例
確定的影響	・しきい線量が存在する ・しきい線量をこえた場合には，線量が増加するにしたがい発生率が増加し，重篤度も高くなる	放射線皮膚炎 急性放射線症候群 胎児の奇形 白内障　など
確率的影響	・しきい線量は存在しないと仮定されている ・線量の増加に伴って発生率が増加する ・重篤度は線量に無関係である	放射線誘発がん 遺伝的影響

▶表 11-3　放射線誘発がんの発病までの潜伏期

がんの種類	潜伏期
白血病	2〜3 年
甲状腺がん	20 年
乳がん	22 年
皮膚がん	24 年

2　放射線誘発がんの種類と潜伏期

　　ヒトにおける放射線誘発がんには，白血病，甲状腺がん，乳がん，皮膚がんなどがあるが，白血病と甲状腺がんがそれぞれ 1/3 を占める。発病までの潜伏期はおよそ表 11-3 のとおりである。

B｜放射線防護

① 健康管理と放射線防護

1　放射線防護の基本と考え方

● 放射線の安全性について

　　放射線は直接目で見ることができず，また被曝直後でも放射線を感じることはできない。このような特性は，放射線に対する漠然とした不安を引きおこしうる。実際，レントゲン博士やキュリー博士らが放射線を発見した当時には，過剰の被曝による障害の記録が残されている。日常診療において，単純 X 線検査，CT などの放射線を用いた検査は不可欠なものであるが，100 年に及ぶデータの蓄積によって，現在では，放射線を安全に扱い，十分な防護を行うことが可能となった。

ICRP による勧告▶　放射線を安全に取り扱うための国際放射線防護委員会 International Commission on Radiological Protection (ICRP) による 1990 年の勧告では，以下の項目がうたわれている。

(1) 不必要な被曝を行わない。

(2) 合理的な方法によってできる限り被曝量を最小限に抑える。

　　これらを実現するための原則は，以下の 3 点からなる。

(1) 適切な放射線診療行為を行うための防護基準を作成する。

(2) 確定的影響を発生させない。

(3) 確率的影響の誘発を最小限に抑える。

外部被曝防護の ▶ 　一般的な外部被曝防護の 3 原則は以下のとおりである。
3 原則

[1] **時間**　放射線を受ける時間を最小限にする。

[2] **距離**　線源(または放射線発生装置)と人体との距離をできる限り遠ざける。

[3] **遮蔽**　線源(または放射線発生装置)と人体との間に遮蔽物(防護エプロンなど)を置く。

NOTE
低線量被曝の定義と発がんリスク

　低線量被曝の定義には，ICRP の定める 100 mGy 以下や，放射線生物学の計算から得られた 200 mSv などの値が用いられている。腹部 X 線写真(2〜5 mSv)や CT(20〜50 mSv)などによる被曝も，この対象となる。一般的にこのような低線量域の被曝によって身体的な症状が出ることはない。

　低線量被曝の影響に関する知見のほとんどは，広島・長崎での約 12 万人の原爆被爆者の研究から得られたものである。集団被曝した線量が低線量域(<100 mSv)である場合，発がんリスクは小さすぎて，統計学的に有意差を検出できる調査はこれまでなかった。さらに同じ 100 mSv の被曝であっても，1 回で被曝する場合と少しずつ被曝する場合の違いが，がんの発生リスクについての不確定要素の 1 つと考えられている。また体内被曝の場合には，体内に取り込まれた放射性物質の体内での分布や物理的な半減期，体内からどれくらいの時間で排出されるかを示す生物学的半減期などによってリスクが決まってくる。

　被曝線量と放射線誘発がんの関係は，一般的に 50〜100 mSv をこえると直線的な関係にあると考えられているが，それより低い線量についてもその直線的な関係が維持されると推定する「**しきい線量なし仮説** linear no-threshold model(**LNT モデル**)」が ICRP および米国科学アカデミー BEIR 委員会によって提唱されている。一方，フランス科学アカデミーは異なる見解を示している(▶図)。

①**LNT モデル**　低線量域の放射線の影響を過小評価しないように安全側に配慮した放射線防護のためのモデルである。広島・長崎の被爆者の疫学調査から得られた中

線量以上のデータおよび動物実験データなどをもとに，100 mSv 以下の低線量被曝のリスクを 100 mSv 以上の結果から推定するものである。

②**フランス科学アカデミーの見解**　100 mSv 以下の低線量では直線的な線量-反応関係ではなく，下に凸な曲線を描き，実質的に 1〜10 mSv に実質的なしきい線量が存在することを示唆している。

　従来の考え方は LNT モデルであったが，近年の解析結果では，低線量被曝においては必ずしも LNT モデルの証拠は十分ではない。しかし管理のうえでは，放射線の影響を過小評価することのないように，わが国も LNT モデルを取り入れている。ICRP は，「LNT モデルでは集団における発がんリスクを計算上予測しうるが，これらの値は集団線量の防護の最適化を目的として用いるべきであり，個人の被曝における発がんリスクの推定や全体のリスクの推定に用いるべきでない」と述べている。

　なお，低線量被曝による母親から子どもへの遺伝的影響は，広島・長崎の調査でも報告されていない。

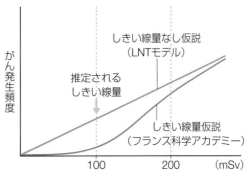

▶図　低線量被曝とそのリスクの考え方

● 放射線管理

すべての病院では，病院独自の放射線障害予防規程が定められており，これにそった運営・管理が施行されなければならない。また，医療従事者は患者への不必要な被曝を低減させる義務があるとともに，自身の被曝量を記録し，正確に把握しておくことが重要である。

管理区域 ▶　管理区域とは，放射線を利用したり，放射性物質を貯蔵する施設において，線量がある一定限度をこえる可能性のある場所を指定したものである。管理区域では，その扉の外側に標識を付けて，業務に携わる人以外が入らないように注意を促す（▶図 11-3，▶表 11-4）。

放射線取扱主任者 ▶　放射線取扱主任者とは，放射性同位元素（放射性物質）等を扱う際に，国の定める放射性同位元素等の規制に関する法律（RI 規制法）をおのおのの施設でまもるために，各施設に合った放射線障害予防規程を策定して，これらを遵守・管理する者をいう。

放射線診療従事者
の線量限度 ▶　2007（平成 19）年の ICRP の勧告を受け，2019（令和元）年に改正「放射線同位元素等の規制に関する法律」（RI 規制法）が施行され，放射線診療従事者の線量限度が改定された（▶表 11-5）。女性従事者の被曝管理については，100 mSv/5 年，50 mSv/1 年，5 mSv/3 か月，1.7 mSv/月などいくつかの表現があり，どれを優先すべきかについて多少判断に迷う点があるが，妊娠中である女子については，本人の申し出などにより管理者が妊娠の事実を知ったときからの計算とされている。

胎児については一般公衆と同等とみなし，妊婦の内部被曝で 1 mSv，外部被曝（皮膚表面）で 2 mSv とこれまでより厳しくなっている。

また，緊急時の線量限度は 100 mSv が適応される。水晶体については 300 mSv，皮膚については 1 Sv となっている。

医療従事者の被曝
の管理 ▶　ガラスバッジは，医療従事者個人の被曝量を測定するものとして安価なため最も日常的に用いられる。ガラスバッジの中には高感度のガラス素子が入って

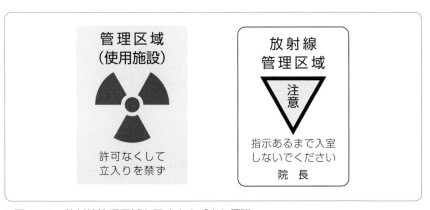

▶図 11-3　放射線管理区域を示すさまざまな標識

▶表11-4 放射線管理区域の立ち入りの条件

1. 管理区域に出入りする人：放射線業務従事者
2. 管理区域の出入り時に被曝量を測定する（確率的影響の発生を制限するため）
3. 個人用モニターをつける
4. 放射線業務従事者は健康診断を受ける（原則として年に1回受診する）
5. 障害が発生すれば立ち入りを制限する
6. 女性の放射線業務従事者は被曝線量が3月間につき5mSvをこえないようにする

▶表11-5 放射線診療従事者の線量限度

職業被曝	100mSv/5年 かつ50mSv/年
水晶体	100mSv/5年 かつ50mSv/年
皮膚	500mSv/年
その他の臓器	500mSv/年
生殖可能な女性の腹部	5mSv/3か月
妊婦の外部被曝（皮膚表面）	2mSv/妊娠期間
妊婦の内部被曝	1mSv/妊娠期間

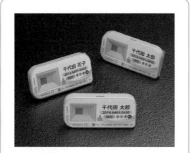

（写真提供：株式会社千代田テクノル）

▶図11-4 ガラスバッジ

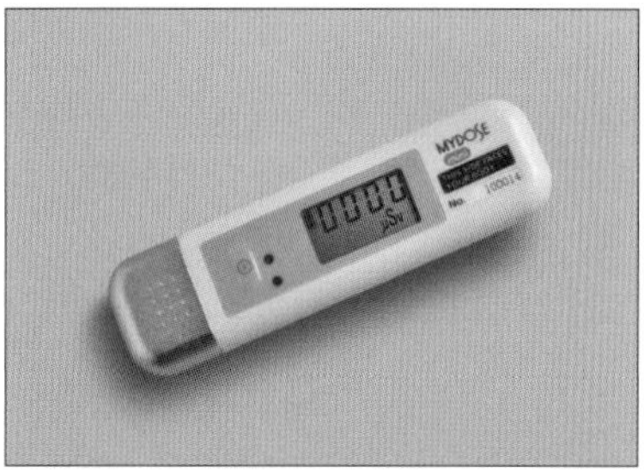

（写真提供：日立製作所）

▶図11-5 ポケット線量計

いる。紫外線励起で発する蛍光は吸収線量に比例するので，蛍光の強さを測定して，被曝線量を評価する。毎月交換し，月単位の管理に通常用いられる（▶図11-4）。

一方ポケット線量計は，比較的短時間の作業による被曝を測定する際に用いられる（▶図11-5）。

放射性物質の管理を適切に行うとともに，線源による被曝を受けるすべての人の記録をとり，保管する法律上の義務がある。また，医療従事者の健康管理も必須である。健康管理としては，RI規制法で義務づけられた定期的な健康診断を行い，眼，皮膚および血液検査（おもに白血球など）によって，放射線被曝による身体への影響を管理することを目的とする。

2 放射線被曝の分類

被曝の分類には，被曝した時間による分類，被曝線量による分類，および被曝した部位（範囲）による分類，さらに被曝の原因による分類などがある。なお，単位時間あたりに受けた線量を**線量率**という。

対象者による分類▶　被曝は**医療被曝**，**職業被曝**，**公衆被曝**の3つに分けられる。公衆被曝には医療目的でない健康診断による被曝も含まれる。医療被曝とは，患者が放射線

を用いて診断・治療を受ける際の被曝である。また，職業被曝とは放射線業務に携わる医療提供者の被曝をさし，公衆被曝と区別している。

　なお，職業被曝と公衆被曝については線量限度が定められているが，医療被曝には線量限度が定められていない。これは，①医師をはじめとする医療提供者は患者の被曝をできる限り最小限に抑える努力をはらっていること（防護の最適化），また，②患者はさまざまな医療被曝を上まわる利益を得ている（行為の正当化）ことによる。したがって医療提供者はつねにむだな医療被曝の低減に細心の注意をはらう必要がある。

　各国の医療被曝量を比較すると，わが国の医療被曝量は欧米諸国の 2〜3 倍と多く，1 年間の 1 人あたりの被曝量は 2 mSv 程度である。放射線被曝の最も一般的なものとしては CT によるものがある。また，患者の付き添いや介護者の被曝も医療被曝として扱われるが，一般にその限度は患者本人よりかなり低く設定されている。

線量率による分類▶
［1］**急性被曝**　医療被曝などを含む人工の放射線などによって，短時間に被曝した場合をいう。

　［2］**慢性被曝**　自然放射線（宇宙線や大地放射線）による被曝のように，非常に長い時間（期間）にわたり少量ずつ被曝した場合をいう。

　身体が受ける被曝の線量が同じ場合には，原則として急性被曝のほうが影響が大きい。これには放射線によるダメージを受けてから生体が修復（回復）する機構が関係すると考えられている。

部位による分類▶
［1］**被曝部位による分類**　全身被曝（全身照射）と**局所被曝**（CT や局所の放射線治療など）に分けられる。

　［2］**線源部位による分類**　CT や外部照射などからだの外部からの被曝（**外部被曝**）と甲状腺のヨウ素 131 のように，いったん体内に取り込まれてから体内に蓄積して放射線を放出する**内部被曝**に分けられる。

被曝の原因による分類▶
［1］**自然放射線による被曝**　一般公衆における被曝のおよそ半分を自然放射線（▶3 ページ）が占めるが，そのなかで宇宙線，大地からの放射線，体内に取り込まれたカリウムなどを合わせると 50％ 程度となる（▶図 11-6）。

NOTE
ヨウ素 131 による内部被曝

　ヨウ素 127（^{127}I）は私たちの健康に不可欠なもので，これが不足すると甲状腺機能低下を引きおこす。しかし，チョルノービリ（チェルノブイリ）や福島などの原発事故で問題となったヨウ素 131（^{131}I）は ^{127}I の不安定な同位体で，放射能をもっている。

　ガスか粒子のかたちで放出された ^{131}I は風に乗って移動し，直接肺内に取り込まれたり，大地に降ったのち食べ物を通して体内に入る。甲状腺が ^{127}I によって満たされていないと体内に取り込まれた ^{131}I が甲状腺に集まってしまうため，緊急的な対応は①汚染された地域でとれた食物を避けることと，②ヨウ化カリウム（^{127}I を含む）を ^{131}I にさらされる前に服用することである。また子供は大人に比べからだの大きさに対して甲状腺が大きいため，影響も 5〜30 倍受けやすいとされている。

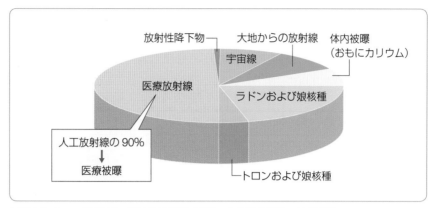

▶図11-6　一般公衆における自然放射線・人工放射線による被曝

▶表11-6　放射線被曝による不妊

	不妊の種類	1回急性照射	慢性照射
男性	一時不妊	0.15 Gy	0.4 Gy/年
	永久不妊	3.5〜6 Gy	2.0 Gy/年
女性	一時不妊	0.65〜1.5 Gy	
	永久不妊	2.5〜6 Gy	0.2 Gy/年

　　[2] **人工放射線による被曝**　一般公衆の受ける被曝の残りの半分は, 人工放射線によるものであるが, このうち90%を占めるのが健康診断などの医療放射線による被曝である(▶図11-6)。したがって全体の半分近くを占める医療放射線による被曝を最小限にすることが重要である。

3 放射線の母体と胎児への影響

●放射線被曝と不妊

　　生殖器官への放射線被曝による不妊には, 一時不妊と永久不妊とがあり, それぞれ急性被曝と慢性被曝のいずれでも発生する。急性被曝による一時不妊は, 女性に比べ男性では少ない線量で生じるが, 逆に女性における慢性被曝による永久不妊は, 比較的少ない線量でも発生するという特徴がある(▶表11-6)。

一時不妊▶　男性では, 精巣の精子のもととなる精原細胞が0.15 Gy程度の被曝によって分裂を停止し, 結果として精子減少症をきたし, 一時不妊にいたる。女性では, 卵巣の卵原細胞から二次卵母細胞または卵胞細胞の被曝(1.5 Gy程度)によって一時的に無月経をきたし, 不妊にいたる。

一時不妊の期間▶　女性の場合, 2.0 Gy程度の被曝によって一般的には1〜2年間の不妊状態が生じる(1.0 Gy未満では一過性の受精能の低下)。男性では3.0 Gy程度の被曝によって3年程度(線量が少ない場合には1年半程度)の一時不妊にいたる。

▶表11-7　胎児期の分類と確定的影響

胎生期	被曝の時期(胎齢)	特徴	確定的影響の様式
着床前期	受精から9日	受精から子宮壁に着床するまでの胞胚期まで	胎芽死亡
器官形成期	受精から2~8週(妊娠10週に相当*)	おもな臓器の原基ができる時期	奇形(ヒトで観察されているのは小頭症のみ)
胎児期	受精から8週~出生(とくに~15週)	臓器・組織が発育・成長する時期	大脳の発達遅滞(精神発達遅滞)

＊日本産科婦人科学会：産科婦人科用語集・用語解説集，改訂第4版．では，妊娠10週未満を胎芽期，12週未満を器官形成期としている。

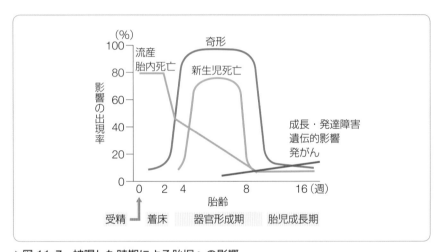

▶図11-7　被曝した時期による胎児への影響

永久不妊▶　女性では2.5Gy，男性では3.5Gyをこえる被曝によって永久的な不妊にいたることが多い。

● 放射線被曝の胎児への影響

　　母体内で放射線被曝をした胎児への影響は前述したとおり，確定的影響でありしきい線量が存在する。したがってこの線量をこえなければさまざまな奇形をはじめとする影響は出ない。

胎児の放射線被曝▶
　　の特徴
　　胎児には，放射線被曝について，いくつかの特徴がみられる。
(1) 放射線感受性が高い。
(2) しきい線量がある(確定的影響)。
(3) 被曝した時期によって胎児に出現する影響がそれぞれ異なる。

被曝時期▶　被曝した時期による胎児への影響は表11-7，図11-7のとおりである。

被曝胎児の人工▶
妊娠中絶の適応
　　胎児の被曝線量が100mSvをこえた場合には，人工妊娠中絶の適応について検討する。

② 日常診療における放射線防護

1 放射線検査における放射線防護

　一般的な放射線検査における被曝線量は**表 11-8** のとおりである。ただし，これらの線量は皮膚面における線量であり，実際のからだの中心ではこの 1/5 〜1/10 の線量となる。腰椎の側面像や CT での被曝線量が比較的高く，妊婦では骨盤の CT 3 回ほどで，時期によっては奇形などのしきい線量に達するため，とくに注意が必要である。また，病室内でのポータブル X 線装置による撮影に際し，2 m 離れた場所における被曝線量は，胸部撮影で 0.1 μSv 以下，腹部撮影で 0.5 μSv 以下（宇宙線による 1 日の被曝線量は 1 μSv）であり，待避は不要である（▶図 11-8）。過度の反応は周囲の患者の不安を引きおこす原因となる。

　画像診断で用いられる放射線のエネルギーは比較的低く，このため通常の単純 X 線検査（胸部や腹部など）や CT などでは，プロテクターの着用で放射線をほぼ防護することができる。検査時に不穏などの理由で患者の体動が懸念される場合や乳幼児の場合は，プロテクターを着用することで被曝の問題を回避しながら検査に付き添うことが可能となる。プロテクターの着用に際しては，放射線の直進性に留意し，放射線の発生源に対して必ずプロテクターを正対させることが重要である。これが困難な場合には，骨盤を全周性に防護できるタイプのプロテクターの装着が望ましい（とくに妊娠可能な女性の場合）。

2 放射線治療における放射線防護

　放射線治療においては，1 回の投与線量は通常 2 Gy（2,000 mSv）に達する。

▶表 11-8　典型的な放射線検査におけるガイダンスレベル（成人）

検査			入射面の線量（1 撮影あたり）
単純 X 線検査	胸部	正面	0.4 mGy
		側面	1.5 mGy
	腹部	正面	2〜5 mGy
	腰椎	正面	10 mGy
		側面	30 mGy
	骨盤	正面	10 mGy
X 線透視	通常		25 mGy/分
CT	頭部		50 mGy
	腹部		25 mGy
	骨盤		30 mGy

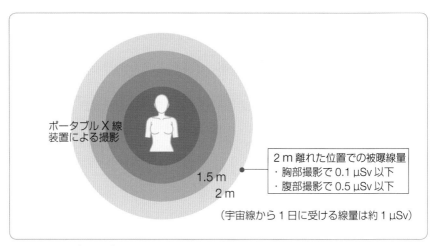

ポータブル X 線
装置による撮影

2 m 離れた位置での被曝線量
・胸部撮影で 0.1 μSv 以下
・腹部撮影で 0.5 μSv 以下

1.5 m

2 m

（宇宙線から 1 日に受ける線量は約 1 μSv）

▶図 11-8　ポータブル X 線装置による撮影での被曝線量

したがって 1 回の骨盤部の治療によって一時不妊がおこりうる。治療前に不妊などに関しての十分な説明と同意が必要である。

　また，放射線治療における X 線のエネルギーは高く，通常の放射線防護エプロンでは防護できない。このため，医療従事者が外部照射（リニアック）の治療室で治療中，患者に付き添うことは，被曝の原因となるので行わない。小児など，患者が治療中に安静を保てない場合には，治療前に睡眠薬を用い，さらに治療中に体位を保つために身体の固定を行うなどの工夫を行い，患者の安全を確保する。

③ 小線源治療における放射線防護と家族への影響

　小線源治療は，金属によって密封された放射性線源（イリジウム 192〔^{192}Ir〕，コバルト 60〔^{60}Co〕，ヨウ素 125〔^{125}I〕，セシウム 137〔^{137}Cs〕など）を一時的または永久的に体内の臓器・器官に挿入し，放射線を照射するものである。

1　一時的挿入小線源治療における放射線防護

　短時間に大量の放射線を照射することのできる高線量率小線源（^{192}Ir，^{60}Co）では，アプリケータを最初に体内に挿入し，あとから線源を送り込む遠隔操作式後装填法（ラルス RALS，▶図 11-9）が一般的であり，線源の挿入は一時的に行う。放射線治療中，医療従事者は治療室の外から観察することが可能であるため，被曝は伴わない利点がある。一般的には子宮頸がんや前立腺がんに用いられる。

　一方，舌がんの治療で用いられる ^{137}Cs は，低線量率線源であるため 1 週間ほど連続的に治療するが，放出される放射線のエネルギーが高いため，厚い鉄や鉛でつくられた防護衝立（ついたて）が必要となる（▶図 11-10）。^{137}Cs や ^{192}Ir などの線源

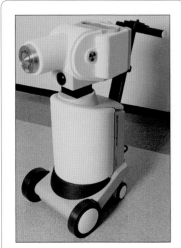

（写真提供：株式会社千代田テクノル）

▶図11-9 RALS装置

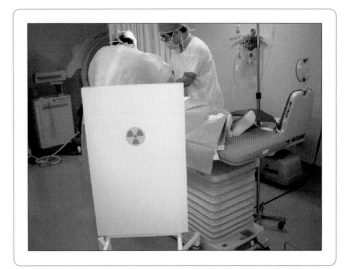

▶図11-10 防護衝立

は，半減期がそれぞれ約15年および約80日と長く，また線源から放出される放射線の身体の透過性も高いため，退院時には線源を身体から抜去する。このため退院後の家族などへの影響はまったくない。

2 永久挿入小線源治療における放射線防護

近年盛んに行われている前立腺がんに対する永久線源（^{125}I）を用いた小線源治療においては，線源から放出されるエネルギーがきわめて低いため，線源からの直接的な被曝はほとんど無視できる。治療の際に用いられる透視による被曝を避けるために，放射線防護エプロンが使用される。

一方，患者に埋め込まれた線源の半減期は60日と長く，約6か月間は体外に微量な放射線が放出されるため，妊婦や乳幼児とからだが接する時間については十分な配慮が必要となる旨を患者に説明する必要がある。一般的には2か月間は，抱っこや隣り合うなどの近接した状況は避けたほうがよい。

参考文献

1) 江島洋介・木村博編：放射線生物学(放射線技術学シリーズ)，第2版．オーム社，2011．
2) 辻本忠・草間朋子：放射線防護の基礎，第3版．日刊工業新聞社，2001．
3) 西谷源展・鈴木昇一編：放射線安全管理学(放射線技術学シリーズ)，第2版．オーム社，2011．
4) 日本アイソトープ協会編：医学における放射線の防護と安全(ICRP Publication)．日本アイソトープ協会，1998．
5) 日本アイソトープ協会編：放射線・アイソトープを取扱う前に―教育訓練テキスト．日本アイソトープ協会，2005．

用語解説

3次元(3D)CT画像　連続したスキャンデータを画像処理し，物体の形状の凹凸を視覚的に近い状態で立体的に表示した画像。造影剤を注入し，関心領域の造影剤の初回循環を撮像し，血管像を構築した画像は 3D-CTA(CT-angiography)という。

β線　β壊変によって放出される電子の運搬状態で，陰電子である $β^-$ 線と陽電子である $β^+$ 線(ポジトロン)とがある。

γ線　原子の壊変に伴って生じる波長の長い電磁波で，物質の透過力が大きく，核医学検査や小線源治療に利用される。

Ai　autopsy imaging オートプシー・イメージング，死亡時画像診断。死亡時に撮像した CT や MRI などの画像を使って死因を検証する画像診断。

Bq　⇒ベクレル

B-RTO　balloon occluded retrograde transvenous obliteration ⇒バルーン下逆行性経静脈的塞栓術

B モード　エコーの発生した部位ごとに，エコーの強さをグレースケールにより輝度変調して表示したもので，超音波像の基本である。B は brightness(輝度)を意味する。

CR　computed radiography 従来のフィルム・スクリーンを用いたアナログ X 線撮影と異なり，イメージングプレートを用いたデジタル X 線撮影。

CT　computed tomography 多方向から X 線を照射することで収集されたデータをコンピュータで計算し，断層像をつくり出す画像検査。

CT 値　透過した X 線の減衰により算出された線減弱係数に比例する数値で，個々の物質で特有の値を示す。単位はハンスフィールドユニット(HU)。

DSA　digital subtraction angiography デジタル撮影を利用して，血管のサブトラクション(引き算)像を得る方法。血管造影前後の X 線吸収値を引き算して濃淡にかえ，モニター上にリアルタイムに表示することにより，骨などの造影の前後で変化のない構造物は消去され，造影された血管だけが描出される。

Gy　⇒グレイ

halo　一般に，腫瘍性病変の境界に存在する低エコー帯を halo とよび，被膜や，腫瘍により圧迫された周囲の正常組織に相当することが多い。なお，乳がんの超音波像においては，腫瘍境界部の高エコー帯を halo とよぶ。がんの周囲脂肪織への直接浸潤と，反応性膠原線維の増生によるものと考えられている。

HIS　hospital information system 診療情報，診療予約，医事会計，検査，薬剤など各部門の情報などを包括する病院情報システム。

IGRT　image-guided radiotherapy ⇒画像誘導放射線治療。

IMRT　intensity modulated radiotherapy ⇒強度変調放射線治療

IVR　interventional radiology X 線透視や超音波検査を行いながらカテーテルなどを病巣部まで誘導し，外科的手術をすることなく侵襲性に治療を行う手技。

LET　linear energy transfer ⇒線エネルギー付与

MIP　maximum intensity projection 最大値投影法。3 次元に投影されたデータに対し，最大値を投影面に表示する方法。

MLC　multileaf collimator ⇒マルチリーフコリメータ

MPR　multi-planar reconstruction 多断層再構成法。3 次元的に構築された CT 値の情報を任意断面で表示する方法。

MRA　MR angiography MRI の撮像法の1つで，動脈や静脈の血流のみを選択的に描出させた画像のこと。CT と異なり造影剤を用いずに血流画像を得られることは MRI の利点の1つである。

MRCP　MR cholangiopancreatography MRI の撮像法の1つで，極度に水(自由水)を高信号として強調する撮像法を用いて，3次元的にデータを取得することにより胆汁や膵液を選択的に高信号

に描出させた胆管膵管画像のこと。

MRI magnetic resonance imaging 磁気共鳴画像。磁場におかれた人体に電磁波を照射することで，人体から発生する微弱なエネルギーを検出し，コンピュータで計算して得る画像。

MR 血管画像 ⇒MRA

MR 胆管膵管画像 ⇒MRCP

M モード 超音波検査法において，動きのある反射体の経時変化を見る画像表示法。M は motion（動き）を意味する。

PACS picture archiving and communication system X 線写真，CT，MRI などの画像をデジタル管理・保管し，いつでもどこでも画像の検索や観察ができるシステム。

PET positron emission tomography ^{18}F などの陽電子（ポジトロン）を放出する核種を標識し，消滅放射線を検出して画像化する核医学検査法。臓器の機能や代謝状態を知るのに適している。

PTBD percutaneous transhepatic biliary drainage ⇒経皮経肝的胆管ドレナージ

RALS remotely controlled after-loading system ⇒遠隔操作式後充填法

RBE relative biological effectiveness ⇒生物学的効果比

RIS radiology information system 放射線診療部門における検査予約，照射録，画像診断報告書，医事会計などの情報管理システム。

RI radioisotope ⇒放射性同位元素

SPECT single photon emission computed tomography ^{99m}Tc などの単光子放出核種を利用し，放出される γ 線をさまざまな方向から計測して画像化する核医学検査法。

SRS stereotactic radiosurgery ⇒定位手術的照射

SRT stereotactic radiotherapy ⇒定位放射線治療

STI stereotactic irradiation ⇒定位放射線照射

Sv ⇒シーベルト

T1 強調像 MRI において各組織間での縦緩和（T1）の速度による信号の強度差を画像にしたもの。

T2 強調像 MRI において各組織間での横緩和（T2）の速度による信号強度の差を画像にしたも

の。

TAE transcatheter arterial embolization ⇒動脈塞栓術

UFE uterine fibroid embolization ⇒子宮筋腫塞栓術

VMAT volumetric modulated arc therapy ⇒回転型強度変調放射線治療

X 線 CT ⇒CT

X 線写真 X 線の透過作用，蛍光作用，写真作用を利用して生体の投影像を写真撮影したもの。

アーチファクト 呼吸や体動，金属などによる虚像，人工産物。

アブスコパル（遠達）効果 放射線照射部位から離れた病巣に腫瘍縮小効果がみとめられること。

位相 MRI 装置のような磁場においてプロトンの回転する方向。

遺伝的影響 妊娠していないときに放射線被曝を受け，その後の妊娠によって生まれた子どもにおこる遺伝的な影響。

医療被曝 被曝を放射線防護の観点で，医療被曝，職業被曝，公衆被曝の3つに分類したうちの1つ。治療や診断を受ける際の被曝。医療被曝には線量限度が定められていない。

陰性造影剤 X 線吸収値の小さな物質であり，画像の濃度を低下させる造影剤。二酸化炭素が代表的である。

インターベンショナルラジオロジー ⇒IVR

ウインドウ CT 画像の階調（濃淡）を設定する機能であり，目的とする病変に合わせ，ウインドウ幅とその中心の CT 値であるウインドウレベルを設定する。

ウインドウレベル CT 画像の濃淡を設定する機能であり，中心の CT 値をいう。

エコー 超音波が反射して戻ってきたものをエコー（山びこ）という。しばしば反射エコーという用語も用いられるが，エコーという用語自体に反射の意味が含まれているために，エコーとだけ記載すればよいという意見も少なくない。

エコーレベル echo level, echogenicity エコーレベルは相対的なものであり，一般に同一深度の隣接する臓器や組織と比較して表現する。高エコーレベル（high echo level, hyperechoic）とは相対的により高いエコーレベルを呈する場合であ

り，周囲と同じ場合は等エコーレベル(isoechoic)，周囲よりも低い場合は低エコーレベル(hypoechoic)などと表現する。

遠隔操作式後充填法(RALS) 高線量率の小線源の出し入れを遠隔操作で行う方法。

オートプシー・イメージング ⇒Ai

音響インピーダンス 音響インピーダンスは，音の通りやすさをあらわす物質固有の変数(パラメータ)で，物質の密度と音波の伝搬速度との積であらわされる。超音波ビームは，音響インピーダンスの異なる物質の境界面で一部反射し，残りは透過する。物質間の音響インピーダンスの差が大きければ大きいほど，反射する超音波ビーム(エコー)は強くなる。

解像度 X線写真上の隣り合った2点を分離し識別できる尺度。黒化度・コントラスト・鮮鋭度などを総合的に加味したものが解像度である。解像度が高いほどよいX線写真といえる。

カウ ⇒ジェネレータ

化学放射線療法 化学療法と放射線治療を同時併用して，より効果的に腫瘍の根絶を目ざす方法。

核医学検査 放射性医薬品(放射性核種を含む薬剤)を投与し，シンチレーションカメラなどの装置で臓器の形態や機能を検査すること。患者の血液や尿などの試料と放射性核種を含む試薬をまぜて，ホルモンなどの微量の物質を調べる試験管内計測法(インビトロ検査法)も核医学検査に含まれる。

確定的影響 放射線による身体への影響のうち，一定以上の線量をこえないと出現しない影響。線量が増加するにしたがい発生率が増加し，重篤度も高くなる。

確率的影響 放射線による身体への影響のうち，しきい線量が存在しないと仮定されているもの。確率的影響は，遺伝的影響と放射線誘発がんの2つのみである。線量の増加にしたがって発生率は増加するが，重篤度は線量とは無関係である。

画像誘導放射線治療(IGRT) 照射直前あるいは照射中に取得した画像と治療計画時の画像とを重ね合わせて照射位置や範囲を定量的に比較し，ズレがあれば補正したのちに照射する方法。

寡分割照射 標準分割照射(1回線量2Gy)と比べて1回線量を大きくして照射回数を減らす照射法。

カラードプラ法 探触子から照射した超音波の周波数と，血球に反射したエコーの周波数とが，ドプラ効果により異なることを利用して，血流をカラー表示したものをカラードプラ法という。速度モードとパワーモードがあり，狭義のカラードプラ法は前者をさし，後者はパワードプラ法ともよばれる。

間期死 放射線による細胞死のうち，分裂せずに死にいたるもの。間期死をおこすには一般に高線量を必要とする。

感光作用 ⇒写真作用

間接作用 放射線がDNAにもたらす損傷のなかで，フリーラジカルとの化学反応によるもの。放射線治療で頻用されているX線やγ線では，この作用が大部分である。

肝動脈塞栓術 肝動脈を塞栓することにより，肝細胞がんを壊死させる方法。肝細胞がんはほとんどが動脈から栄養を受けているのに対し，正常な肝組織は動脈と門脈から1:3の割合で栄養を受けているため，動脈を塞栓しても壊死に陥らないことを利用している。

ガントリー CT本体であり，内部にX線管や検出器などが内蔵されている。

ガンマカメラ ⇒シンチレーションカメラ

ガンマ線 ⇒γ線

管理区域 放射線を利用したり，放射性物質を貯蔵する施設において，ある一定限度の線量をこえる可能性のある場所を指定したもの。

緩和 MRI装置において，ラジオ波が切られたあとに磁化が安定状態に向かって位相をバラバラにし，縦磁化方向に戻ろうとする過程。

吸収線量(Gy) すべての放射線で用いられる放射線の基本単位で，組織1kgが吸収したエネルギー量をいう。1Gy=1J(ジュール)/kg。放射線によってもたらされる生物効果の大きさは，吸収されたエネルギー量に依存するので，治療線量の単位に適している。

急性期反応 放射線による正常組織の反応のうち，照射後3か月までの間にみられる反応。

強度変調放射線治療(IMRT) 照射野内の部分ごとに線量の強弱をつけた照射を多方向から繰り返すことによって，病巣の3次元形状への線量集中度を高める照射方法。

共鳴現象 MRI装置のような磁場に置かれた原子

核にラジオ波を与えると，原子核がこのエネルギーを吸収し励起状態となること。

グレイ（Gy） 吸収線量の単位。

蛍光作用 物質に衝突したときにその物質に特有な波長の光を放出する作用。X線が蛍光物質にあたると蛍光を発生する。蛍光作用は写真作用を補い，少ないX線量でよい写真を得る目的で，増感紙としてX線撮影に応用されている。

経皮経肝的胆管ドレナージ術（PTBD） 肝内胆管を穿刺し，ドレナージチューブを留置して胆道の減圧をはかる方法。

血管形成術 狭窄した血管をバルーンカテーテルなどにより拡張する手技。

血管造影 血管内に周囲の組織とはX線吸収値の異なる造影剤を注入して，X線撮影を行う方法。

血流解析インデックス 代表的なものはPI（pulsatility index）とRI（resistance index, resistive index）である。いずれも計測部位より末梢の血流インピーダンス（血流抵抗）を示す指標であり，血管の狭窄を示唆する。しばしば悪性腫瘍では，腫瘍血流のPI値やRI値が上昇する。

公衆被曝 被曝を放射線防護の観点で，医療被曝，職業被曝，公衆被曝の3つに分類したうちの1つ。医療被曝，職業被曝以外のすべての被曝。

高精度3次元放射線治療 CTシミュレータによる3次元治療計画を用いた高精度な3次元的照射手法によって腫瘍に選択的に高線量を照射し，周囲の重要臓器への影響を最小限にする放射線治療の総称。

歳差運動 MRI装置のような磁場にプロトンが置かれた際におこる，磁場の方向を軸とした倒れかけているコマのような回転運動（コマのみそすり運動）。

再酸素化 毛細血管から離れた細胞は一般に放射線感受性が低い低酸素細胞であるが，放射線照射によって毛細血管に近い細胞が死にいたる結果，低酸素細胞が毛細血管に近づき，酸素に富んだ細胞になること。酸素に富んだ細胞は放射線感受性が高い。

最大値投影法 ⇒MIP

細胞周期の再分布化 細胞周期により放射線感受性は異なる。放射線照射によって感受性の高い周期にある細胞が死滅する結果，照射直後には，放射線感受性の低い細胞周期の細胞が優勢になるが，時間が経過するとともに照射前と同じ細胞周期分布に戻ること。

散乱X線 X線は直進性を有するが，人体を通過する際に細胞内の原子との相互作用によって，あらゆる方向に散乱する。これが散乱X線である。散乱X線は，X線写真の画質を低下させるだけでなく，患者のX線被曝を増加させる原因にもなる。

シーベルト（Sv） 等価線量・実効線量の単位

ジェネレータ 比較的半減期の長い親核種を適当な物質に吸着させ，親核種より壊変して生じる短い半減期の娘核種を分離・溶出させる装置。医療領域では ^{99}Mo-^{99m}Tc ジェネレータが代表的である。カウともよばれる。

シェル 脳や頭頸部の放射線治療を行う際に作成する頭頸部固定具。照射野のマーキングはシェル表面に行うため，皮膚にマーキングせずにすみ，毎回の照射の再現性もよい。

磁化 MRI装置のような磁場の中で，バラバラなプロトンの回転軸が磁場の方向にそろって並ぶことにより大きな力が生じること。

しきい（閾）線量 放射線の影響が身体にあらわれる最小線量。

磁気共鳴画像 ⇒MRI

子宮筋腫塞栓術（UFE） 過多月経・月経困難症・腫瘤感など，子宮筋腫による症状の緩和を目的として，子宮の栄養血管である子宮動脈を塞栓する方法。

実効線量（Sv） 等価線量に組織・臓器ごとの相対的放射線感受性（組織荷重係数）で重みづけした線量を全身について合計したもの。

写真作用 感光乳剤で処理をしたフィルムを感光させる作用。感光板であるX線フィルムは，X線にあたると黒く変色する。X線が人体で吸収されないでフィルムに多くあたったところは黒く，人体で吸収されて少ししかあたらなかったところは白く写し出される。人体の部位によって異なるX線の透過度を，フィルム上に白黒のコントラストとしてあらわしたものがX線写真である。

職業被曝 被曝を放射線防護の観点で，医療被曝，職業被曝，公衆被曝の3つに分類したうちの1つ。職業上受ける被曝。

シンチレーションカメラ　核医学検査で放射性医薬品の体内分布を画像として検出する装置。

生物学的効果比(RBE)　対象となる放射線の生物効果の強さをあらわす尺度。RBE＝ある生物効果を与える X 線・γ 線の吸収線量／同一の生物効果を与える対象放射線の吸収線量。

線エネルギー付与(LET)　電子，あるいは陽子線や重イオン線などの粒子線は，物質内での飛程に沿ってエネルギーを付与しながら最終的に停止する。飛程に沿ったエネルギーの付与は一定でないが，付与された全エネルギーを飛程距離で割った平均値を線エネルギー付与(LET)という。

線量限度　放射線被曝による死亡確率が自然死亡率の増加に有意に影響を与えない限度。職業被曝，公衆被曝には線量限度が定められているが，医療被曝には定められていない。

造影 X 線撮影　造影剤を使用して X 線撮影をする方法。単純 X 線撮影では診断に必要なコントラストが得られない場合に行う。通常の消化管造影ではおもに硫酸バリウムが，それ以外の検査にはおもにヨード造影剤が使用される。

増感紙　X 線の写真作用を増強する目的で使用される。X 線を有効に利用するため，蛍光物質を塗布した増感紙を X 線フィルムの前後に密着させ，少量の X 線でよい X 線写真を得る目的で使用される。

ダイナミック CT　造影剤を急速に静注し，病変部の造影効果を経時的に画像化する方法。

耐容線量　晩期反応などの回復不能な正常組織の障害の発生率が数％(1〜5％)にとどまる線量。

多断層再構成法　⇒MPR

多分割照射　1 日 2 回以上の照射を行う照射法。放射線損傷からの回復のために 6 時間程度の照射間隔をおく。その目的から過分割照射と加速照射に分かれる。

単純 X 線撮影　造影剤を使用せず X 線撮影をする方法。人体の各臓器のもつ固有の X 線吸収の差だけをあらわす。コントラストがつきやすい胸部や骨の検査では第 1 選択の画像診断法である。

探触子　プローブともよばれる。超音波を発生し送信するとともに，戻ってきたエコーを受信する装置である。対象臓器により異なる周波数のものが用いられ，形状や素子の並び方などにより，電子

リニア探触子，コンベックス型探触子などさまざまなものがある。また，さまざまなアプリケータとの組み合せや形状により，経腟プローブ，超音波内視鏡なども開発されている。

超音波検査　超音波を照射し，その反射波(エコー)の状態を画像化して診断を行うこと。エコー検査ともよばれる。

超音波造影剤　現在普及している超音波造影剤はマイクロバブルである。バブルをおおう被膜や気体の違いによりさまざまなものがあり，副作用がきわめて少なくかつ高感度であるため，さまざまな臓器での応用が期待されている。

超音波ドプラ法　⇒ドプラモード

直接作用　放射線が DNA にもたらす損傷のなかで，DNA のイオン化によるもの。

治療可能比　周囲の正常組織の耐容線量を腫瘍の治癒線量で割ったもの。放射線治療によって障害を残さずに治癒できるかの指標となる。

定位手術的照射(SRS)　定位放射線照射を 1 回で行うもの。

定位放射線照射(STI)　病巣に対し多方向から放射線を集中させてピンポイント照射を行うもの。1 回照射で行う定位手術的照射と複数回に分割して行う定位放射線治療に分かれる。

定位放射線治療(SRT)　定位放射線照射を複数回で行うもの。

デジタルサブトラクション血管造影　⇒DSA

電離作用　原子の軌道電子を原子から自由電子として分離させる作用。

透過作用　物質を突き抜ける作用。

等価線量(Sv)　吸収線量(Gy)に線質に基づく影響の強さ(放射線荷重係数)を乗じたもの。

動脈塞栓術(TAE)　動脈に塞栓物質を入れて目的とする動脈を閉塞させる手技。肝細胞がんに対する肝動脈塞栓術が代表的である。

ドプラ効果　音の発生源と観測者との相対的な速度により，本来と異なる周波数の音としてとらえられる現象。音の発生源が近づくと，音波の振動がつめられ，高い周波数(高音)としてとらえられ，音の発生源が遠ざかると，音波の振動は引きのばされ，低い周波数(低音)としてとらえられる。

ドプラモード　ドプラ効果を利用し，血流速度や血管の走行などの情報を得て，診断に応用するこ

と。

内部照射 β 線や α 線を放出する放射性医薬品を内服もしくは静注し，腫瘍などの放射線治療を行うこと。

乳房撮影 乳房を均一な薄さになるように圧迫しながら撮影すること。乳腺を薄くすることによって X 線被曝を減少し，乳腺を押し広げることによって重なりを少なくする。内外斜位方向撮影（MLO）と頭尾方向撮影（CC）が基本的な撮影法である。

バルーン下逆行性経静脈的塞栓術（B-RTO） 胃静脈瘤に対する塞栓術。胃腎シャントをバルーンで閉塞して硬化薬を注入し塞栓を行う方法。

パワードプラ法 ⇒カラードプラ法

晩期反応 放射線による正常組織の反応のうち，照射後 3 か月以降にみられる反応。

半減期 壊変により放射性同位元素の原子数が半分になるまでの時間を物理的半減期という。放射能は原子数に比例するので，放出される放射能と原子数の半減期は同じである。これに生物学的代謝を加味したものが有効半減期である。

ハンスフィールドユニット ⇒CT 値

ピクセル デジタル画像を構成する最小の正方形の単位。

プローブ ⇒探触子

分裂死 放射線による細胞死のうち，照射後数回の分裂を経てから死にいたるもの。放射線治療に用いる通常の 1 回線量でおきるのは，ほとんどが分裂死である。

ベータ線 ⇒β 線

ベクレル（Bq） 放射能の単位。放射性核種毎秒 1 個の壊変を 1Bq とする。

ヘリカル CT X 線管と検出器が被検者周囲を連続的に回転すると同時に，被検者が乗る寝台も連続移動する装置。

放射性同位元素 陽子の数が同じで中性子の数が異なる，すなわち原子番号が同じで質量数の異なるものを同位元素（アイソトープ）といい，原子核内のエネルギーが不安定で，余分なエネルギーを放出して安定しようとする性質のあるものを放射性

同位元素（ラジオアイソトープ，RI）という。

放射線 運動エネルギーをもち，物質と衝突したときに電離をおこすものを電離放射線とよぶ。広義には電離をおこさない紫外線や可視光線などの非電離放射線も放射線に含まれるが，通常使われる「放射線」という言葉は電離放射線をさす。電離放射線は，電離作用，励起作用，透過作用，蛍光作用，写真作用といった特性をもつ。

放射線取扱主任者 放射性物質を扱う際に，国の定める放射線障害防止法をおのおのの施設でまもるために，各施設に合った放射線障害予防規程を策定して，これらを遵守・管理する者。

ボクセル 断層像を形成する最小の均一な大きさの体積。

ポジトロン β 壊変の陽電子壊変では陽子が中性子にかわり陽電子（ポジトロン）を放出する。陽電子は近くの陰電子と結合し消滅するが，このとき 180° の方向に 2 本の消滅放射線を放出する。PET 検査ではこの陽電子壊変で放出される消滅放射線を利用している。

マルチスライス CT 検出器が複数個ある CT 装置であり，2 列，4 列，16 列，32 列，64 列，320 列などのものがある。

マルチリーフコリメータ（MLC） 2.5〜10 mm 幅の複数の遮蔽金属板。コンピュータ制御で MLC を 1 本単位で駆動させ，照射野の形状を自在に変化させる。

マンモグラフィ ⇒乳房撮影

門脈側副血行路塞栓術 門脈圧亢進症により，側副血行路に静脈瘤を生じた症例に施行される塞栓術。胃の噴門部から穹窿部（底部）の静脈瘤で適応となることが多い。

陽性造影剤 X 線吸収値の大きい物質であり，画像の濃度を上昇させる造影剤。ヨード造影剤が代表的である。

ラジオアイソトープ radioisotope ⇒放射性同位元素

らせん CT ⇒ヘリカル CT

励起作用 原子の軌道電子を原子から分離せずに外側軌道に移動させる作用。

索引